AF534535

IMPRESSUM

Autor

Patrick Hartmann
Email: kontakt@hpphysio.pro
Website: https://www.hpphysio.pro

Hinweis

Die medizinische Entwicklung schreitet permanent fort. Neue Erkenntnisse, was Medikation und Behandlung angeht, sind die Folge. Autor und Verlag haben alle Texte mit großer Sorgfalt erarbeitet, um alle Angaben dem Wissensstand zum Zeitpunkt der Veröffentlichung anzupassen. Dennoch ist der Leser aufgefordert, Dosierungen und Kontraindikationen aller verwendeten Präparate und medizinischen Behandlungsverfahren anhand etwaiger Beipackzettel und Bedienungsanleitungen eigenverantwortlich zu prüfen, um eventuelle Abweichungen festzustellen.

Aufgrund der besseren Lesbarkeit verzichten wir auf die weibliche Form. Es ist selbstverständlich, dass wir alle Geschlechter in Einzahl, wie Mehrzahl ansprechen.

Urheber- und Nutzungsrechte

Cover

Victoria 1 / shutterstock.com

Druck

Westermann Druck Zwickau GmbH

ISBN

978-3-9482-7709-3 (Print)
978-3-9482-7733-8 (E-Book, PDF)

Bibliografische Information

Die Deutsche Nationalbibliothek verzeichnet diese Publikation in der Deutschen Nationalbibliografie; detaillierte bibliografische Daten sind im Internet über http://dnb.d-nb.de abrufbar.

PRAXISHANDBUCH KINDER- UND JUGENDTRAINING

Sichere Trainingskonzepte mit Spaß und Methodik

Patrick Hartmann

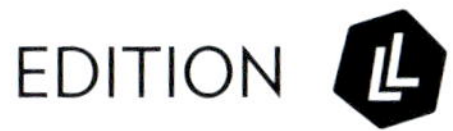

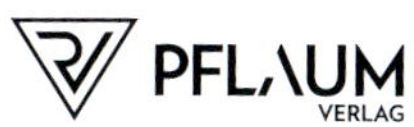

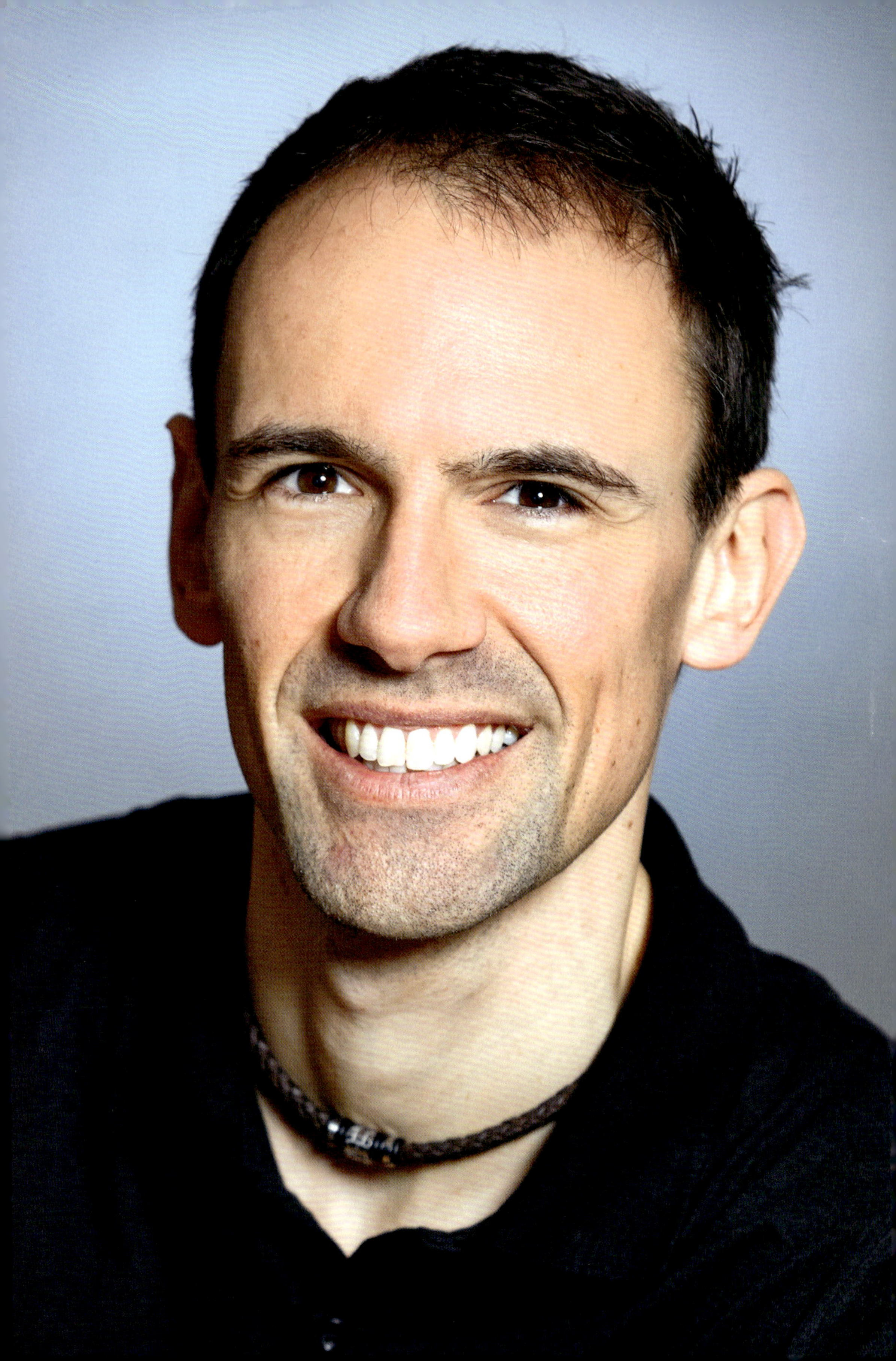

DER AUTOR

Patrick Hartmann

Er ist Sport- und Physiotherapeut mit Leidenschaft – sowohl bei der Arbeit mit seinen Patienten und Klienten, bei der Lehre von Aus-, Fort- und Weiterbildungen im In- und Ausland als auch beim Schreiben von Beiträgen und Artikeln für Blogs, Fachzeitschriften und Büchern.

Seine Kompetenzen hat er durch eine fundierte Ausbildung und zahlreiche Fort- und Weiterbildungen erworben. Darüber hinaus liest er regelmäßig nationale und internationale Fachliteratur, um sein Wissen stetig zu erweitern und aktuell zu halten.

Spezialisiert ist er in den Bereichen Orthopädie/Traumatologie, Sportphysiotherapie und Trainingswissenschaften.

2003 begann er mit der Ausbildung zum Sport- und Gymnastiklehrer mit der Zusatzqualifikation Sporttherapie am Berufskolleg in Waldenburg. Direkt im Anschluss absolvierte er dort zusätzlich die Ausbildung zum Physiotherapeuten, die er 2008 abschloss. Mit dem Ziel, sich im sportphysiotherapeutischen Bereich mit wissenschaftlichem Hintergrund weiterzubilden, besuchte er später den Studiengang „Master of Science in Sports Injury Management“ an der University of Brighton in England, den er 2018 erfolgreich abschloss.

Seit 2010 ist er bei DIGOTOR (Fortbildungen für Orthopädische Medizin und Manuelle Therapie) als freiberuflicher Referent für Fort- und Weiterbildungen in den Bereichen Training, Trainingstherapie und Sportphysiotherapie tätig.

Zum Schreiben von Fachbeiträgen und Büchern kam er eher zufällig. Über die Jahre entwickelte er dabei jedoch eine große Begeisterung. So kam es, dass er nun auch dieses Buch in seinem seit einiger Zeit fokussierten Interessensgebiet schrieb. Begleitend steht sein Blog Train to Develop (https://www.hpphysio.pro/train-to-develop/) in den Startlöchern.

Im beruflichen Kontext sammelte er seine ersten Erfahrungen mit Kindern und Jugendlichen bei der Betreuung von Sportmannschaften und -teams. Er war mehrere Jahre als Konditions- und Athletiktrainer für verschiedene Landes- und Nationalkader im Bereich Volleyball tätig. Dazu betreute er Motocross-Fahrer auf nationaler und internationaler Ebene.

Er hat zwei Kinder, mit denen er zusammen gern sportlich aktiv ist. Zu seinen persönlichen Leidenschaften in der Freizeit gehören das Krafttraining und sämtliche sportliche Aktivitäten in den Bergen.

https://www.hpphysio.pro

INHALT

Der Autor 5
Danksagung 10
Vorwort 11

1. Exercise-Deficit Disorder 13

1.1 Kinder und Jugendliche bewegen sich zu wenig 14

1.2 Ursachen, Untersuchung und Diagnostik 16
Ursachen 16
Untersuchung und Diagnostik 17

1.3 Empfehlungen für körperliche Aktivität 18
Empfehlung der Weltgesundheitsorganisation 18
Empfehlungen des Bundesministeriums für Gesundheit 19

1.4 Gesundheit und körperliche Aktivität 20

1.5 Studie zur Gesundheit von Kindern und Jugendlichen 21

1.6 Wo sind Kinder und Jugendliche körperlich aktiv? 23

1.7 Zeugnis für körperliche Aktivität 24

1.8 Übergewicht und Fettleibigkeit als Folgen 25

1.9 Was hilft? 27
Sitzverhalten ändern 28

2. Youth Physical Development Model 31

2.1 Leitlinie zur Festlegung von Trainingsschwerpunkten 34

2.2 Trainingsanpassungen 37

2.3 Trainingsschwerpunkte 37
Fundamentale Bewegungsfähigkeiten 37
Sportspezifische Bewegungsfähigkeiten 38
Beweglichkeit 39
Schnelligkeit 39
Agility 39
Kraft 40
Hypertrophie 40
Power 41
Ausdauer 41

2.4 Jugendliche Unbeholfenheit 41

2.5 **Individualisierung des YPDM** 42
Geschlechtsspezifische Individualisierung 42
Entwicklungsbedingte Individualisierung 43
Individualisierung nach Trainingsalter 43

Interview mit Magdalena Neuner 46

3. Peak Height Velocity 55

3.1 **Was ist die Peak Height Velocity?** 57

3.2 **Bedeutung der Peak Height Velocity** 58

3.3 **Individueller Entwicklungsstand** 59

3.4 **Bestimmung des PHV-Alters** 60
Formel nach Mirwald 60
Berechnung für Nichtmathematiker 65

4. Fundamentale Bewegungsfähigkeiten 67

4.1 **Im Zusammenhang mit körperlicher Aktivität** 69

4.2 **Was sind fundamentale Bewegungsfähigkeiten?** 70

4.3 **Entwicklung der fundamentalen Bewegungsfähigkeiten** 72

4.4 **Testung der fundamentalen Bewegungsfähigkeiten** 73
Athletic Skills Track 74
AST nach Hoeboer et al. (2016) 76
AST nach Hoeboer et al. (2018) 78

4.5 **Training der fundamentalen Bewegungsfähigkeiten** 83
Exemplarische Trainingseinheiten 83
Parameter 90

4.6 **Lernprozess** 90
Feedback 90
Drei Phasen des Lernens 91

4.7 **Sportspezifische Bewegungsfähigkeiten** 94

5. Beweglichkeit 97

5.1 **Verbesserung der Beweglichkeit** 99

5.2 **Dehnen** 100
Statisches Dehnen 101
Dynamisches Dehnen 102
Vorteil des statischen Dehnens 105
Parameter 105
Beispielübungen 107

5.3	**Foam Rolling**	110
	Foam Rolling im Vergleich zum Dehnen	110
	Parameter	111
	Beispielübungen	113
6.	**Kraft**	119
6.1	**Leitlinien internationaler Verbände**	121
6.2	**Kraftfähigkeiten**	122
	Maximalkraft, Schnellkraft und Kraftausdauer	122
	Reaktivkraft	123
6.3	**Wirkungen des Krafttrainings**	124
	Wirkungen auf die Gesundheit	124
	Reduktion von Übergewicht und Fettleibigkeit	124
	Prävention von Verletzungen und Überlastungsschäden	124
6.4	**Ist ein Krafttraining sicher?**	125
6.5	**Ist ein Krafttraining effektiv?**	126
6.6	**Krafttraining – ab wann?**	127
6.7	**Trainingssteuerung nach der ASCA**	128
	Stufenplan	128
	Altersgruppen	128
	Funktionelle Kriterien	129
6.8	**Trainingsprogramme der ASCA**	138
	Parameter	138
	Trainingsprogramm Stufe 1	139
	Progression und Regression	143
	Trainingsprogramm Stufe 2	144
	Trainingsprogramm Stufe 3	147
6.9	**Übungsauswahl und -reihenfolge**	155
	Progression	155
7.	**Schnelligkeit**	159
7.1	**Schnelligkeit in Spielsportarten**	161
7.2	**Sprintfähigkeit**	161
	Entwicklung der Sprintschnelligkeit	162
7.3	**Spezifische Trainingsformen**	163
	Unspezifische Trainingsformen	165
	Stufenplan	166
	Parameter	168

7.4 **Agility-Leistungsfähigkeit** 169
Entwicklung der Agility-Leistungsfähigkeit 169
7.5 **Training der Agility-Leistungsfähigkeit** 170
Interview mit Bernhard Kröll 174

8. Ausdauer 183
8.1 **Aerobe Fitness** 185
Aerobe Fitness und die körperliche Gesundheit 185
Aerobe Fitness und das Gehirn 186
Maximale Sauerstoffaufnahme 186
Entwicklungsbedingte Veränderungen 187
Trainierbarkeit 187
Testung der aeroben Fitness 188
20-Meter-Shuttle-Run-Test 188
Training der aeroben Fitness 195
8.2 **Moderate-Intensity Continuous Training** 195
Parameter 195
8.3 **High-Intensity Interval Training** 197
Parameter 199
8.4 **Small-Sided Games** 204
Parameter 204
Spiele 206
8.5 **Training der geistigen Leistungsfähigkeit** 208

9. Schlussbemerkung und Ausblick 211

10. Anhang 214
10.1 **Abkürzungen** 216
10.2 **Literaturverzeichnis** 217
10.3 **Bildverzeichnis** 245

DANKSAGUNG

Allen voran danke ich meiner Freundin Sabrina und Fabio. Sie mussten für die Realisierung dieses Buches auf viel Zeit unseres Privatlebens verzichten. Des Weiteren möchte ich meinen beiden Kindern Lynn und Lucy danken, ohne die sich vermutlich mein Interesse für das Training mit Kindern und Jugendlichen nicht so stark ausgeprägt hätte. Zudem möchte ich meinen Eltern einen Dank aussprechen, die mich stets unterstützt haben und ohne deren Hilfe ich heute nicht da wäre, wo ich bin.

Die Zusammenarbeit mit Frank, Volker und Nedi, den Inhabern von DIGOTOR, hat mich stark geprägt sowie persönlich und fachlich wachsen lassen. Dafür danke ich ganz besonders. Ohne deren Einfluss würde ich wahrscheinlich heute nicht das machen, was ich tue. Vermutlich wäre ich ohne sie nicht als Dozent und Referent tätig und würde auch keine Fachartikel und -bücher schreiben.

Danken möchte ich zudem Samuel, Hannah und Tim, die mir als Model für die Bilder im Buch zur Verfügung standen. Ein Dank geht auch an Sebastian und Julia, die mich unterstützt haben, das Fotoshooting zu organisieren. Beide sind die Gründer des Vereins SV Camp2Race e. V., wodurch sie den Nachwuchs im Ski- und Snowboardrennsport ausbilden (www.camp2race.com).

Herzlich bedanken möchte ich mich dazu bei Magdalena und Bernhard, die sich bereit erklärten, mit mir die beiden Interviews im Buch zu führen. Es waren jeweils interessante Gespräche, die ich noch stundenlang hätte weiterführen können.

Zum Schluss möchte ich auch dem Pflaum Verlag für die gemeinsame Umsetzung dieses Buches danken – allen voran Christian und Michelle, mit denen ich am engsten in Verbindung stand, mit dem ich am engsten in Verbindung stand. Darüber hinaus geht ein Dank an die Lektorin Susanne Wiedl.

Viel Spaß beim Lesen!

VORWORT

Es begann mit den Fragen meiner Kursteilnehmer. In meinen Kursen für Training und Trainingstherapie für Erwachsene wurde ich oft gefragt, worin sich das Training von Kindern und Jugendlichen unterscheidet und worauf besonderes Augenmerk gelegt werden muss. Darauf konnte ich nicht immer eine für mich zufriedenstellende Antwort geben. Also begann ich zu recherchieren und wurde von diesem Thema gefesselt.

Seitdem habe ich unzählige Stunden damit verbracht, nationale und internationale Studien zu lesen und auszuwerten. Dadurch habe ich mir einen umfassenden Überblick über den aktuellen Stand der Wissenschaft erarbeitet, den ich mit diesem Buch teilen möchte.

Überrascht wurde ich einerseits dadurch, dass sich einige Aspekte des Trainings mit Kindern und Jugendlichen kaum von denen mit Erwachsenen unterscheiden. Andererseits war ich erstaunt, dass gewisse Mythen aus der Vergangenheit kaum mehr eingehalten werden können. Allen voran zählt hierzu, dass ein Krafttraining während des Wachstums schädlich sei. Das ist aber nicht grundsätzlich der Fall, denn die Sicherheit beim Krafttraining ist zum größten Teil von der Kompetenz des Trainers abhängig. Ein anderer Mythos ist, dass ein Ausdauertraining gerade bei Kindern nicht effektiv sei. Aber auch das ist nicht korrekt. Kinder benötigen einfach nur eine höhere Intensität als Erwachsene, um entsprechende Trainingsanpassungen zu erfahren.

Mit diesem Buch möchte ich Trainer, Physiotherapeuten, Lehrer und all jene ansprechen, die ein körperliches Training mit Kindern und Jugendlichen durchführen. Ich möchte damit fundierte Anregungen geben, wie ein Training über alle Entwicklungsphasen hinweg, gesteuert, geplant und absolviert werden kann. Dazu möchte ich einige der in Gesprächen immer wieder aufkommenden Fragen zu diesem Thema beantworten. Aufgrund der Komplexität des Trainings, mit all seinen verschiedenen Methoden und Maßnahmen, erhebt dieses Buch jedoch keinen Anspruch auf Vollständigkeit.

Ich hoffe, dass dir das Buch bei deinem Training mit Kindern und Jugendlichen eine Unterstützung bietet und dass auch deine Fragen dazu beantwortet werden. Andernfalls freue ich mich über deine Nachricht.

Dein Patrick Hartmann

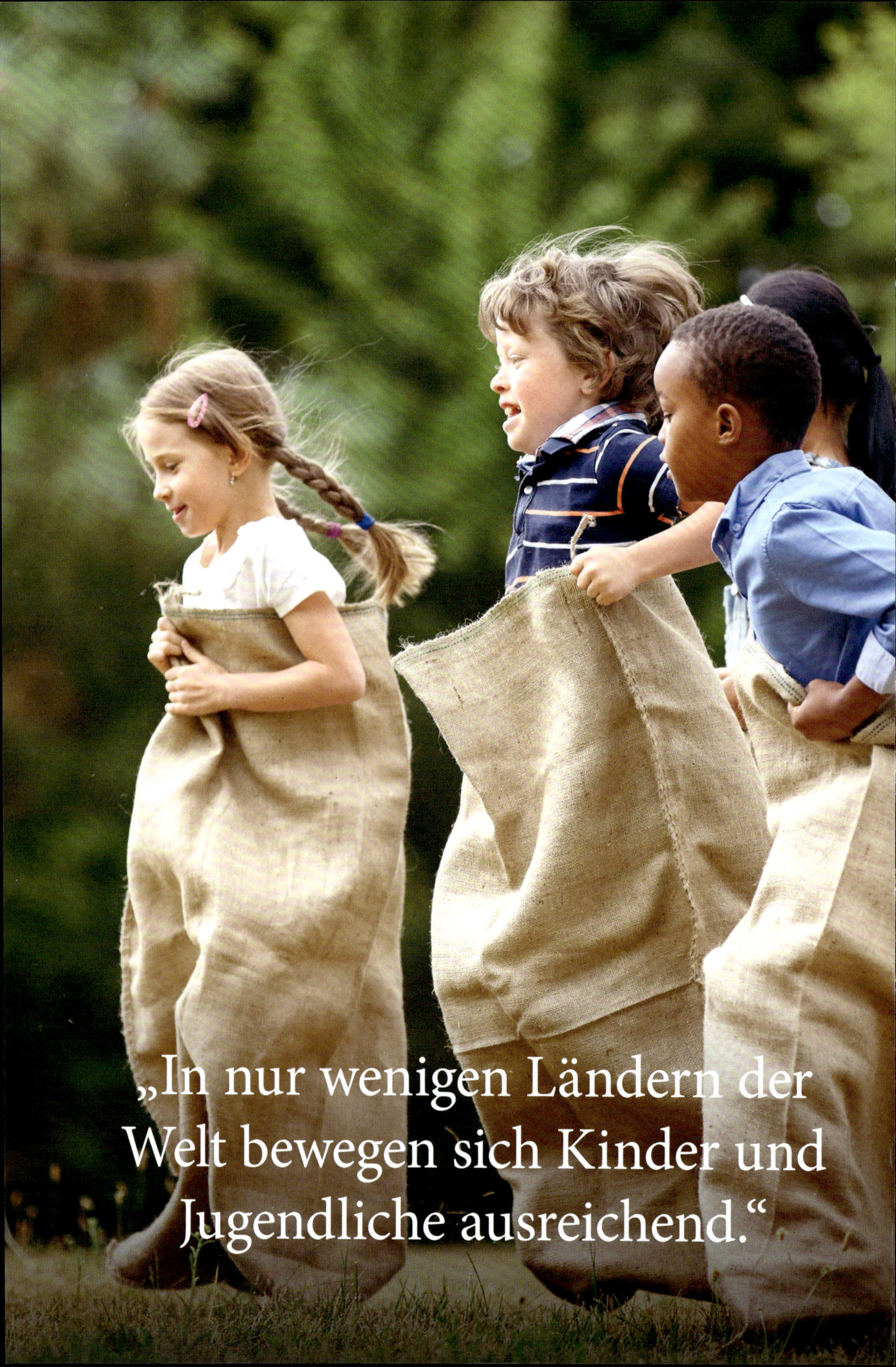
„In nur wenigen Ländern der
Welt bewegen sich Kinder und
Jugendliche ausreichend.“

1. Exercise-Deficit Disorder

1.1	Kinder und Jugendliche bewegen sich zu wenig	15
1.2	Ursachen, Untersuchung und Diagnostik	16
1.3	Empfehlungen für körperliche Aktivität	18
1.4	Gesundheit und körperliche Aktivität	20
1.5	Studie zur Gesundheit von Kindern und Jugendlichen	21
1.6	Wo sind Kinder und Jugendliche körperlich aktiv?	23
1.7	Zeugnis für körperliche Aktivität	24
1.8	Übergewicht und Fettleibigkeit als Folgen	25
1.9	Was hilft?	27

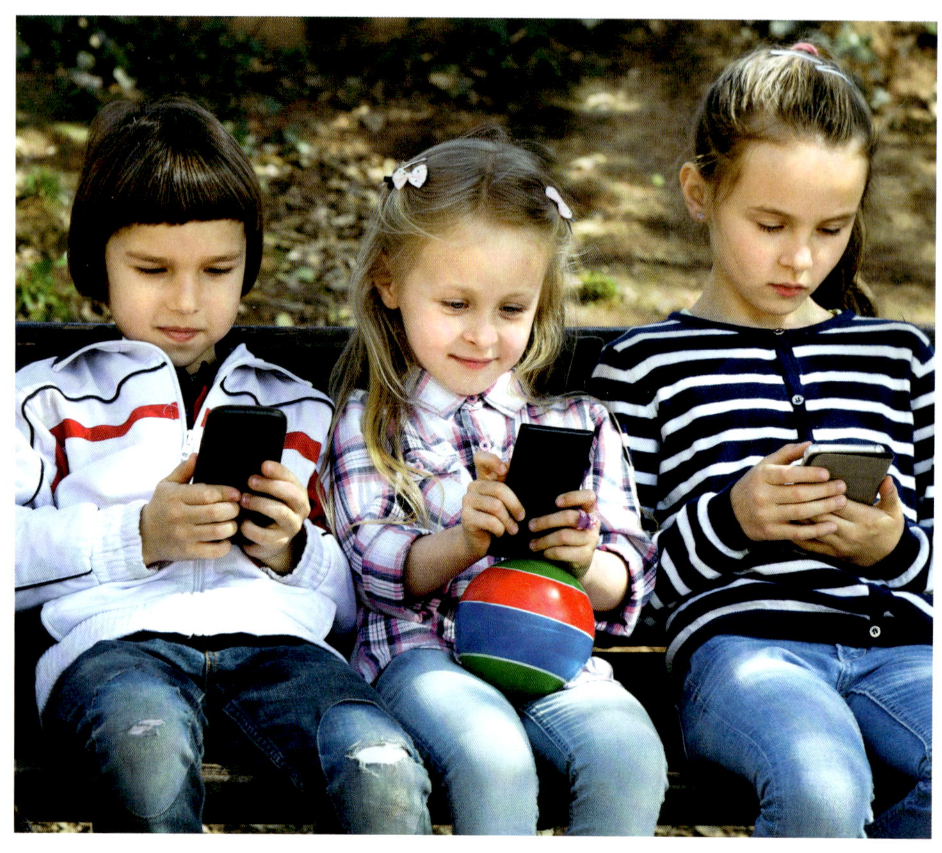

„Laut der Weltgesundheitsorganisation ist körperliche Inaktivität der vierthäufigste Risikofaktor für die Sterblichkeit.“

Wissenswertes vorab

- Kinder und Jugendliche sollten sich täglich mindestens 60 Minuten mit mäßiger bis hoher Anstrengung bewegen.
- Weltweit bewegen sich Kinder und Jugendliche zu wenig. Dies hat bedeutende Langzeitfolgen – vor allem für die Gesundheit.
- Exercise-Deficit Disorder ist die von Dr. Faigenbaum benannte medizinische Diagnose für Bewegungsmangel.
- Exercise-Deficit Disorder sollte mit der gleichen Ernsthaftigkeit untersucht, diagnostiziert und behandelt werden wie die Erkrankungen, die daraus entstehen.

1.1 KINDER UND JUGENDLICHE BEWEGEN SICH ZU WENIG

In nur wenigen Ländern der Welt bewegen sich die Kinder und Jugendlichen ausreichend. Dazu gehört beispielsweise Neuseeland [91]. 60-79 Prozent erreichen dort den von der Weltgesundheitsorganisation empfohlenen täglichen Bewegungsumfang von 60 Minuten bei mittlerer bis anstrengender Intensität [103]. In vielen anderen Ländern schaffen dies hingegen weniger als 20 Prozent [36].

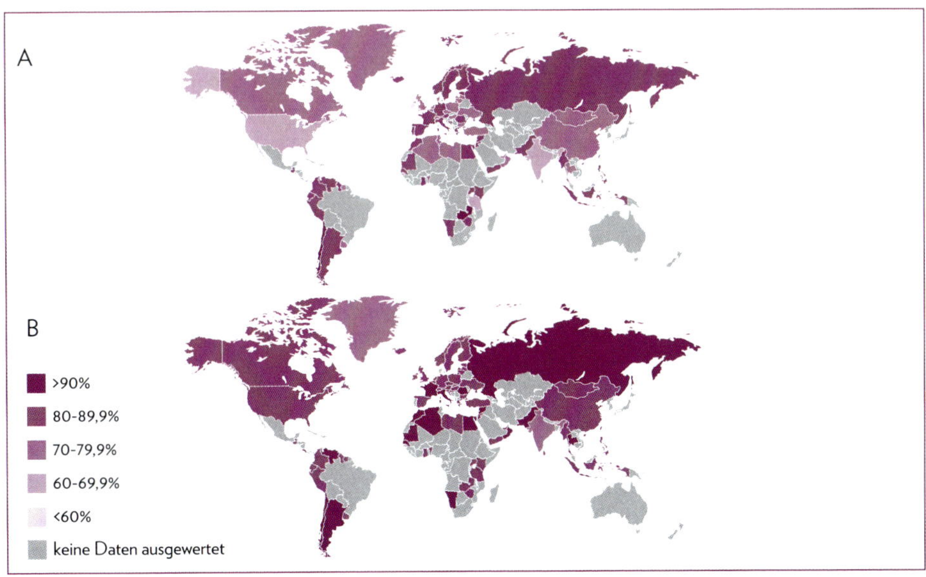

Abbildung 1: Anteil der 13-15-jährigen Jungen (A) und Mädchen (B), die nicht den empfohlenen Bewegungsumfang von täglich 60 Minuten bei mittlerer bis anstrengender Intensität erreichen [36]

Der Bewegungsmangel bei Kindern und Jugendlichen zeigt bedeutende Langzeitauswirkungen. Anhand des Bewegungsverhaltens von erst Drei- bis Sechsjährigen lässt sich vorhersagen, wie aktiv ihr Lebensstil in der Jugend oder im Erwachsenenalter sein wird; ein inaktiver Lebensstil ist mit gesundheitlichen Risiken verbunden [86]. Laut der Weltgesundheitsorganisation ist körperliche Inaktivität der vierthäufigste Risikofaktor für die Sterblichkeit.

1.2 URSACHEN, UNTERSUCHUNG UND DIAGNOSTIK

Exercise-Deficit Disorder (EDD) ist die von Dr. Faigenbaum (Professor des Fachbereichs „Health and Exercise Science" am College of New Jersey, USA) benannte medizinische Diagnose für Bewegungsmangel bei Kindern und Jugendlichen [20-24, 57, 85]. Diese Diagnose tritt dann auf, wenn der von der Weltgesundheitsorganisation empfohlene Umfang an täglicher körperlicher Aktivität von 60 Minuten mit einer mäßigen bis hohen Anstrengung nicht erreicht wird. Dies gilt als Mindestmaß für den Erhalt der Gesundheit und des Wohlbefindens sowie zur Entwicklung eines aktiven Lebensstils [103].

Er möchte mit dieser medizinisch klingenden Diagnose das Bewusstsein für die Problematik des Bewegungsmangels und der gesundheitsbeeinträchtigenden Folgen in der Bevölkerung steigern, aber auch bei Medizinern und allen anderen, die mit Kindern und Jugendlichen arbeiten. Dr. Faigenbaum ist der Ansicht, dass EDD mit der gleichen Ernsthaftigkeit untersucht, diagnostiziert und behandelt werden sollte wie andere Erkrankungen im Kindes- und Jugendalter.

> Exercise-Deficit Disorder ist die medizinische Diagnose für Bewegungsmangel.

Ursachen

Der zunehmende Konsum von Fernseher, Computer, Videospielen, Tablet und Smartphone hat bei Kindern und Jugendlichen das Verlangen nach körperlicher Bewegung stark reduziert. Die Inaktivität resultiert aber auch aus gelernten Verhaltensmustern, beeinflusst von Familie, Freunden und Umwelt. Gerade die Kindheit stellt hierfür eine sensible und prägende Phase dar.

Untersuchung und Diagnostik

Die exakte Diagnostik von EDD gestaltet sich oftmals als schwierig, da die betroffenen Kinder und Jugendlichen keine Symptome aufweisen. Bis dato gibt es keinen Goldstandard. Laborwerte, bildgebende Verfahren oder ähnliches helfen hier nicht weiter. Einzig das Gespräch mit den Kindern, vor allem aber mit ihren Eltern, kann einen Aufschluss über den Bewegungsmangel geben. Daher sollten alle, die mit Kindern und Jugendlichen in irgendeiner Weise arbeiten, regelmäßig gezielte Fragen zur Aktivität und Inaktivität stellen, die einen Rückschluss auf den täglichen körperlichen Bewegungsumfang und dessen Intensität zulassen. Denn Kinder und Jugendliche mit EDD sollten möglichst früh identifiziert werden. Nur so können Maßnahmen eingeleitet werden, die der Kaskade an gesundheitlichen Beeinträchtigungen entgegenwirken.

Fragen zur Aktivität

- Was machst du in deiner Freizeit am liebsten?
- Was macht ihr in der Familie an einem freien Tag am liebsten?
- Hast du Zuhause einen Garten oder kennst du die Spielplätze in der Nähe deines Zuhauses?
- Treiben deine Eltern Sport?
- Erzähl mir vom Aufstehen bis zum Bettgehen, wie bei dir ein gewöhnlicher Schultag abläuft.
- Wie sieht hingegen ein gewöhnlicher schulfreier Tag bei dir aus?
- Was machst du, wenn du dich mit Freunden triffst?
- Was machst du am liebsten, wenn du im Freien spielen kannst?
- Was gefällt dir am Sportunterricht in der Schule?
- Bist du in einem Sportverein?

Fragen zur Inaktivität

- Hast du einen eigenen Fernseher in deinem Zimmer?
- Besitzt du ein eigenes Smartphone, Tablet oder einen Computer?
- Welche Fernsehserien kennst du?
- Welche Spiele auf dem Smartphone, Tablet oder Computer kennst du?
- Was ist für dich das Besondere am Wochenende?
- Was machst du am liebsten, wenn du in der Wohnung/im Haus spielst?
- Was machst du am liebsten zuhause an einem Regentag?
- Was macht ihr in der Familie am liebsten zu Hause an einem Regentag?
- Was machst du, wenn dir langweilig ist?
- Was steht auf deinem Wunschzettel?

1.3 EMPFEHLUNGEN FÜR KÖRPERLICHE AKTIVITÄT

Weltweit haben verschiedene Organisationen Empfehlungen für den Umfang und die Intensität an körperlicher Aktivität bei Kindern und Jugendlichen ausgesprochen. Sie unterscheiden sich jedoch nur marginal. Die am häufigsten zitierte ist die der Weltgesundheitsorganisation. Speziell für Deutschland gibt es die nationale Empfehlung für Bewegung und Bewegungsförderung des Bundesministeriums für Gesundheit. Beide werden im Folgenden detailliert vorgestellt.

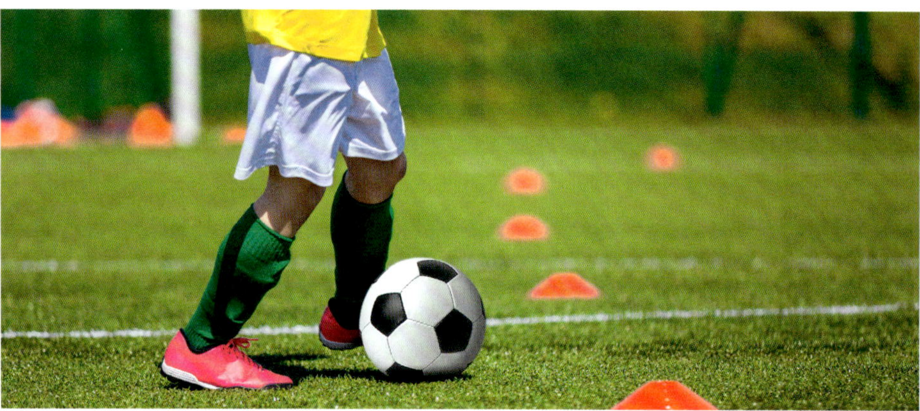

Empfehlung der Weltgesundheitsorganisation

Zur Erhaltung und Förderung der Gesundheit empfiehlt die Weltgesundheitsorganisation (WHO) Kindern und Jugendlichen im Alter zwischen fünf und 17 Jahren, sich mindestens 60 Minuten pro Tag mit mäßiger bis hoher Anstrengung körperlich zu bewegen [103]. Gewöhnliche alltägliche Tätigkeiten werden nicht hinzugezählt. Die möglichst vielseitigen Aktivitäten sollen die natürliche Entwicklung fördern, Spaß bereiten und sicher sein. Sie können in Form von freiem Spielen, organisierten Sport- und Bewegungsangeboten in der Schule und Freizeit sowie innerhalb der Familienzeit stattfinden. Darüber hinaus sollten Wegstrecken – wann immer möglich – zu Fuß oder mit dem Fahrrad zurückgelegt werden.

> Eine mäßige Anstrengung ist definiert als drei- bis sechsmal höher verglichen mit körperlicher Ruhe oder einer Anstrengung von fünf oder sechs auf einer Skala von null bis zehn. Eine hohe Anstrengung ist hingegen mindestens sechsmal höher als körperliche Ruhe oder eine Anstrengung von sieben oder acht auf der beschriebenen Skala.

Längere und intensivere Aktivitäten gehen mit deutlicheren gesundheitlichen Vorteilen einher. Allen voran ist hier die Gesundheit des Bewegungsapparates und Herz-Kreislauf-Systems zu nennen. Aber auch der Stoffwechsel und die Psyche werden positiv beeinflusst. Zudem wird das Risiko für Übergewicht und Fettleibigkeit bedeutend reduziert.

Empfehlung der WHO

- Kinder und Jugendliche im Alter zwischen fünf und 17 Jahren sollten sich täglich mindestens 60 Minuten mit mäßiger bis hoher Anstrengung körperlich bewegen.
- Ein Bewegungsumfang von mehr als 60 Minuten täglich führt zu weiteren gesundheitlichen Vorteilen.
- Der größte Teil der täglichen körperlichen Aktivität sollte aerob und daher mit mäßiger Anstrengung stattfinden. Aktivitäten mit hoher Anstrengung sollten mindestens dreimal pro Woche integriert werden, vor allem solche, die Muskeln und Knochen stärken.

Empfehlungen des Bundesministeriums für Gesundheit

Nachdem die Empfehlung der WHO weltweit ausgerichtet ist, hat die nationale Empfehlung für Bewegung und Bewegungsförderung des Bundesministeriums für Gesundheit das Ziel, eine wissenschaftliche Orientierung speziell für Deutschland auszusprechen [71]. Sie basiert auf den britischen [62], US-amerikanischen [80] und kanadischen Empfehlungen [53, 89, 90]. Informationen aus aktuellen Übersichtsarbeiten [33, 41, 96] wurden zudem ergänzt.

- **Säuglinge und Kleinkinder (0 bis 3 Jahre)** sollten sich so viel wie möglich bewegen und so wenig wie möglich an ihrem natürlichen Bewegungsdrang gehindert werden.
- **Kindergartenkinder (4 bis 6 Jahre)** sollten eine tägliche Bewegungszeit von 180 Minuten und mehr erreichen, bestehend aus angeleiteter und nicht angeleiteter Bewegung.
- **Grundschulkinder (6 bis 11 Jahre)** und **Jugendliche (12 bis 18 Jahre)** sollten eine tägliche Bewegungszeit von 90 Minuten und mehr bei mäßiger bis hoher Anstrengung erreichen. 60 Minuten davon können durch Alltagsaktivitäten, wie zum Beispiel mindestens 12.000 Schritte pro Tag, abgedeckt werden. Zusätzlich sollten sie an zwei bis drei Tagen pro Woche eine höher-intensive Beanspruchung aller großen Muskelgruppen erfahren, jeweils unter Berücksichtigung des individuellen Entwicklungsstandes.

Kinder und Jugendliche mit Bewegungsarmut sollten schrittweise an den empfohlenen Bewegungsumfang und die Bewegungsintensität herangeführt werden. Generell sollten vermeidbare Sitzzeiten auf ein Minimum reduziert werden, insbesondere die während des Medienkonsums am Bildschirm (Fernseher, Computer, Tablet, Smartphone etc.). Säuglinge und Kleinkinder sollten keine Zeit vor Bildschirmen verbringen; Kindergartenkinder, Grundschulkinder und Jugendliche so wenig wie möglich. Bei ihnen wird ein Maximum von 30, 60 beziehungsweise 120 Minuten pro Tag empfohlen.

1.4 GESUNDHEIT UND KÖRPERLICHE AKTIVITÄT

Körperliche Aktivität ist definiert als jede Art von Bewegung, die durch die Skelettmuskulatur erzeugt wird und zu einem erhöhten Energieverbrauch führt [9]. Unzureichende körperliche Aktivität ist in Deutschland aufgrund der damit einhergehenden Erkrankungen an einer beachtlichen Anzahl der Todesfälle beteiligt: rund zwölf Prozent durch die koronare Herzkrankheit, acht Prozent durch Schlaganfall, drei Prozent durch Diabetes mellitus und Darmkrebs sowie zwei Prozent durch Brustkrebs [39].

Die Teilnahme am Schulsport und die körperliche Aktivität in der Freizeit führen zu einem reduzierten Risiko, psychische Erkrankungen zu erleiden [101]. Zudem beugt die Förderung der körperlich-sportlichen Aktivität im Kindes- und Jugendalter Übergewicht und Fettleibigkeit vor [47, 55] und hat einen präventiven Einfluss auf die Entwicklung einer Aufmerksamkeitsdefizit-/Hyperaktivitätsstörung [61]. Außerdem trägt es zu einer gesunden Entwicklung [6], guten kognitiven und schulischen Leistungen [50] sowie zu einem stärker ausgeprägten Bewegungsverhalten im Erwachsenenalter [69] bei.

> Körperliche Aktivität trägt zur physischen, psychischen, sozialen und kognitiven Gesundheit bei.

Eine umfangreiche körperliche Aktivität in Verbindung mit möglichst geringen sitzenden Tätigkeiten ebnet bereits in den ersten Lebensjahren den Weg für eine gesunde Entwicklung von Kindern und Jugendlichen [8, 66, 87]. Das Ausmaß im Vorschulalter beeinflusst die spätere Bewegungszeit im Erwachsenenalter [86].

> Das Bewegungsverhalten von Kindern entspricht häufig dem im späteren Erwachsenenalter.

Eine gute muskuläre Fitness geht mit einem geringeren Auftreten von Übergewicht und Fettleibigkeit sowie mit einem reduzierten Risiko für Herz-Kreislauf- und Stoffwechselerkrankungen einher. Zudem fördert sie die Gesundheit des Skelettsystems und das Selbstvertrauen [31, 83].

Bereits ein geringer Umfang an körperlicher Aktivität bringt gesundheitliche Vorteile bei Kindern und Jugendlichen mit einem erhöhten Risiko für Erkrankungen mit sich. Dazu zählt beispielsweise auch Übergewicht. Je höher der Bewegungsumfang, desto größer ist die positive Wirkung auf die Gesundheit [40].

Sitzendes Verhalten (gleichzusetzen mit körperlicher Inaktivität) ist mittlerweile ein eigenständiger Risikofaktor für die Entwicklung von Übergewicht und psychosozialen Auffälligkeiten. Es ist definiert durch einen Energieverbrauch, der kaum höher liegt als bei körperlicher Ruhe [88]. Eine erhöhte Medienzeit am Bildschirm von zwei bis drei Stunden täglich steht in einer Verbindung mit Übergewicht und Fettleibigkeit, einer geringeren körperlichen Fitness, weniger Selbstbewusstsein, schlechteren schulischen Leistungen und Verhaltensauffälligkeiten. Die Ausprägung dieser Symptome ist umso größer, je häufiger und länger die Zeit vor dem Bildschirm ist [7].

Sitzendes Verhalten erhöht das Risiko für Übergewicht und psychosoziale Auffälligkeiten. Zudem geht es mit schlechteren schulischen Leistungen einher.

1.5 STUDIE ZUR GESUNDHEIT VON KINDERN UND JUGENDLICHEN

Das Robert Koch-Institut führt eine derzeit noch andauernde Langzeitstudie zur Gesundheit von Kindern und Jugendlichen in Deutschland durch [70]. Dabei werden Entwicklungstrends der gesundheitlichen Lage ermittelt und die gesundheitliche Entwicklung der Heranwachsenden bis ins Erwachsenenalter analysiert. Verschiedene Themen werden dabei berücksichtigt, weshalb sich die Studie aus verschiedenen Modulen zusammensetzt. Folgend werden die bis dato zur Verfügung stehenden Ergebnisse des Motorik-Moduls (MoMo) des Karlsruher Instituts für Technologie betrachtet [42]. Dabei geht es um die motorische Leistungsfähigkeit und die körperlich-sportliche Aktivität sowie deren Einflussfaktoren.

Bei der Datenerhebung gaben mehr als 70 Prozent der Drei- bis 17-Jährigen an, Sport zu treiben [46]. Jungen zeigen im Vergleich zu den Mädchen ein etwas höheres Bewegungspensum und die Altersgruppe von elf bis 17 Jahren bewegt sich mehr als die von drei bis elf Jahren. Nur 54 Prozent der Mädchen und 63 Prozent der Jungen bewegen sich jedoch mehr als 90 Minuten pro Woche. Mehr als 180 Minuten schaffen lediglich 31 beziehungsweise 45 Prozent. Elterliches Sporttreiben und eine bewegungsfreundliche Umgebung stehen im Zusammenhang mit dem Sporttreiben von Kindern und Jugendlichen. Diese beiden Einflussfaktoren wurden auch in anderen Studien nachgewiesen [18, 19, 27, 44, 79].

> Nur etwas mehr als die Hälfte aller Jungen und Mädchen bewegt sich mehr als 90 Minuten pro Woche.

Durchschnittlich erreichen lediglich rund 22 Prozent der Mädchen und 29 Prozent der Jungen die Empfehlung für tägliche 60-minütige körperliche Aktivität der WHO [26]. Mit steigendem Lebensalter nimmt die Dauer kontinuierlich ab. Wenn rund 43 Prozent der drei- bis sechsjährigen Mädchen und 49 Prozent der gleichaltrigen Jungen die Empfehlung erfüllen, sind es bei den 14- bis 17-Jährigen nur noch acht beziehungsweise 16 Prozent. Hier ist der geschlechtsspezifische Unterschied besonders groß.

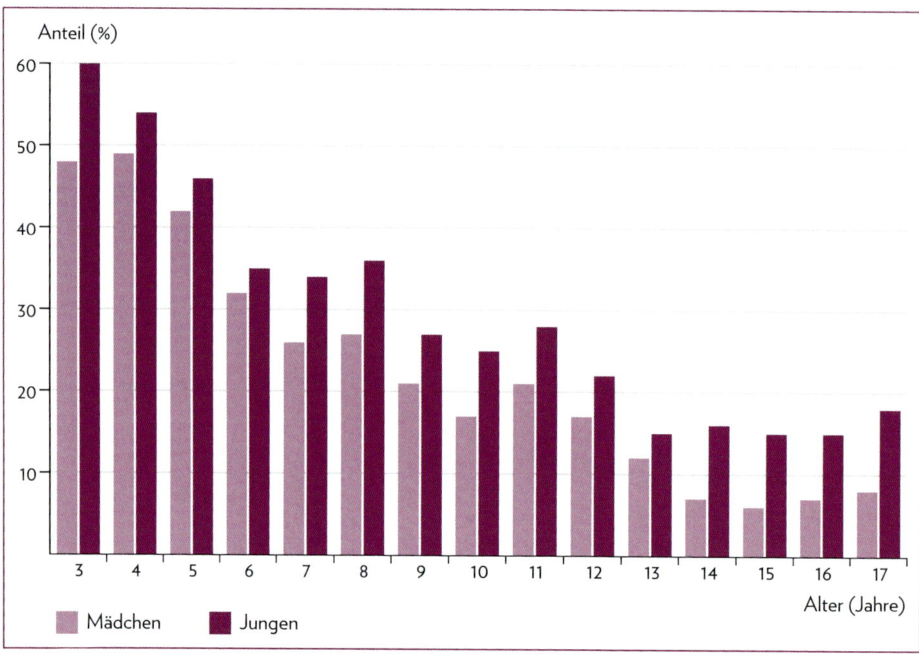

Abbildung 2: Anteil der Mädchen und Jungen, welche die Empfehlung für tägliche 60-minütige körperliche Aktivität der WHO erfüllen, eingeteilt in die Altersgruppen von drei bis 17 Jahren

Etwa elf Prozent der Mädchen und sieben Prozent der Jungen erreichen die WHO-Empfehlung an weniger als zwei Tagen pro Woche. International sind die Zahlen sehr ähnlich. Die deutliche Mehrheit der Kinder und Jugendlichen erreicht nicht die aktuellen Empfehlungen für eine tägliche 60-minütige körperliche Aktivität mit mäßiger bis hoher Anstrengung [35, 36, 92]. Jugendliche sind im Allgemeinen weniger aktiv als Kinder [5, 58, 95, 96]. Bereits ab dem Alter von sechs Jahren nimmt das Interesse an körperlicher Bewegung ab [37, 95]. Ein- bis Sechsjährige verbringen durchschnittlich rund 51 Prozent im Sitzen – Jungen etwas weniger als Mädchen. Es ist kaum ein Unterschied zwischen Wochentagen und Wochenende zu erkennen [65].

1.6 WO SIND KINDER UND JUGENDLICHE KÖRPERLICH AKTIV?

Während des Sportunterrichts sind Kinder und Jugendliche durchschnittlich 74 Minuten pro Woche körperlich aktiv [77]. Bei schulischen Sport- und Bewegungsangeboten außerhalb des regulären Unterrichts kommen nochmals elf Minuten hinzu. Etwas mehr als 60 Prozent sind in Sportvereinen aktiv. Dort erreichen sie einen durchschnittlichen wöchentlichen Bewegungsumfang von rund 112 Minuten. 45 Prozent sind zudem beim freien Spielen mit Freunden oder bei anderen unorganisierten Aktivitäten in der Freizeit körperlich aktiv. Hierdurch erhöht sich der Bewegungsumfang um weitere 62 Minuten pro Woche.

Organisierter Sport allein reicht demnach nicht aus, um den empfohlenen Umfang an täglicher körperlicher Aktivität zu erreichen – häufig, weil zu viele Aktivitätspausen vorkommen [34, 49].

Wöchentlicher Aktivitätsumfang von Kindern und Jugendlichen

74 Minuten Sportunterricht

+ 11 Minuten schulische Sport- und Bewegungsangebote

+ 112 Minuten Sportverein

+ 62 Minuten Freizeit

= 259 Minuten Aktivität

Es gilt jedoch zu bedenken, dass bei der aktiven Freizeitgestaltung die Intensität häufig niedrig und der gesundheitliche Nutzen dadurch begrenzter sind [40, 91]. Ein Drittel der deutschen Schüler und Schülerinnen gibt an, dass auch im Schulsport die Intensität zu niedrig ist. 44 Prozent empfinden zudem den Schwierigkeitsgrad als zu gering [38]. Am höchsten wird die Intensität im Vereinssport wahrgenommen [102]. Kinder und Jugendliche, die im Kindes- und Jugendalter konstant daran teilnehmen, zeigen die beste motorische Entwicklung [2].

1.7 ZEUGNIS FÜR KÖRPERLICHE AKTIVITÄT

Indikatoren	Deutschland	Internationaler Durchschnitt	Länder mit den Bestnoten
Körperliche Aktivität	D–	D	Slowenien (A–)
Organisierter Sport und organisierte körperliche Aktivität	B	C	Dänemark (A–)
Aktives Spielen	D–	D+	Niederlande, Äthiopien (B)
Aktives Wegstrecken	C–	C	Zimbabwe, Japan, Nepal (A–)
Sitzendes Verhalten	D–	D+	Bangladesch (A–)
Körperliche Fitness	Keine Note ermittelt	C–	Japan (A)
Familie und Spielkameraden	B–	D+	Nepal (A)
Schule	B+	C	Slowenien, Finnland, Portugal (A)
Gemeinde und Umwelt	B+	C	Schweden (A)
Regierung	Keine Note ermittelt	C	Slowenien (A)
Durchschnittsnote aus 1-6 (= körperliches Verhalten)	C–	C–	Keine Note ermittelt
Durchschnittsnote aus 7-10 (= Einflussfaktoren auf das körperliche Verhalten)	B	C	Keine Note ermittelt
Durchschnittsnote aus 1-10	C	C–	Slowenien (B)

Tabelle 1: Zeugnis für körperliche Aktivität

Die Organisation *Active Healthy Kids* hat im November 2018 die aktuellen Ergebnisse einer Untersuchung veröffentlicht, die in 49 Ländern auf sechs Kontinenten durchgeführt wurde [1, 3]. Kindern und Jugendlichen wurde dabei ein Zeugnis für ihre körperliche Aktivität ausgestellt. Es wurde nach dem Notensystem in den USA bewertet, das die Noten A, B, C, D und F beinhaltet. A steht hierbei für sehr gut und F für durchgefallen. 75 Prozent der Länder hätten bei einer schulischen Leistungsüberprüfung schlecht abgeschnitten oder wären durchgefallen.

Deutschland war in diese Untersuchung eingebunden und erreichte für den Umfang und die Intensität der körperlichen Aktivität von Kindern und Jugendlichen im Land die Note D [16]. Das ist die schlechteste Note vor dem Durchfallen. Das einzige Land, das eine A-Note erhielt, war Slowenien. Das zweitbeste Land war mit der Note C+ Zimbabwe. Neun Länder erreichten die gleiche Note wie Deutschland, nur sechs Länder waren schlechter. Die Durchschnittsnote aller Länder war die Note D [1, 3].

1.8 ÜBERGEWICHT UND FETTLEIBIGKEIT ALS FOLGEN

In den vergangenen Jahrzehnten nahm weltweit die Zahl der übergewichtigen und fettleibigen Kinder und Jugendlichen zu [104]. Seit 1960 hat sich die Prävalenz im Alter zwischen sechs und elf Jahren mehr als verdreifacht [28]. Aktuell stabilisiert sich die Zahl der Betroffenen auf einem verhältnismäßig hohen Niveau [60, 75, 76].

Nach den Referenzwerten der WHO sind in Deutschland mehr als 26 Prozent der fünf- bis 17-jährigen Kinder und Jugendlichen übergewichtig, knapp neun Prozent davon fettleibig [63, 64, 74]. Zwischen Jungen und Mädchen gibt es keinen bedeutenden Unterschied. Jedoch sind Kinder und Jugendliche mit geringerem sozioökonomischem Status, der sich aus Bildung, Beruf und Einkommen der Eltern zusammensetzt, häufiger betroffen. Generell steigt die Zahl mit zunehmendem Alter. Am häufigsten ist die Altersgruppe zwischen elf und 13 Jahren betroffen.

Mehr als 25 Prozent der deutschen Kinder und Jugendlichen sind übergewichtig.

Übergewichtige und fettleibige Kinder und Jugendliche bewegen sich deutlich weniger als normalgewichtige. Dies führt zu einer reduzierten Lebensqualität und vermehrtem Mobbing durch das Umfeld [67, 93]. Zudem gehen Übergewicht und Fettleibigkeit mit muskuloskelettalen Beschwerden, einem Anstieg des Blutdrucks, Störungen des Zucker- und Fettstoffwechsels und Diabetes mellitus Typ 2 einher [30]. Im Erwachsenenalter entstehen daraus häufig Bluthochdruck, Diabetes mellitus Typ 2 und Herz-/Kreislauferkrankungen [15, 52, 59, 82].

Zudem bleibt das erhöhte Körpergewicht häufig bestehen oder verstärkt sich im weiteren Lebensverlauf [4, 32, 81]. Etwa 55 Prozent der übergewichtigen Kinder sind noch im Jugendalter übergewichtig, rund 80 Prozent der übergewichtigen Jugendlichen sind noch im frühen Erwachsenenalter übergewichtig und ungefähr 70 Prozent davon sind noch mit über 30 Jahren übergewichtig. Zahlen aus Deutschland ergeben ein ähnliches Bild [73]. 24 Prozent der übergewichtigen Zwei- bis Sechsjährigen sind auch noch mit zwölf bis 17 Jahren übergewichtig. Bei 29 Prozent ist eine Fettleibigkeit entstanden. Zu einer Abnahme des Körpergewichts, von der Fettleibigkeit im Kindesalter zum Übergewicht in der Jugend, kommt es bei nur elf Prozent. 65 Prozent bleiben fettleibig. Normalgewichtige Kinder sind in 86 Prozent der Fälle auch noch im Jugendalter normalgewichtig.

Je kürzer Kinder und Jugendliche übergewichtig sind, desto besser sind deren Behandlungsergebnisse [13]. Idealerweise beginnt die Zunahme des Bewegungsumfangs bevor Übergewicht entstanden ist, denn dies geht häufig mit Koordinations- und Bewegungsschwächen einher. Eine Studie zeigte, dass diese Defizite den Body-Mass-Index (BMI) vorhersagen können [17]. Übergewichtige sind im Allgemeinen unter Gleichgesinnten aktiver, vor allem wenn diese Beziehungen positiv und bereichernd sind [72].

Verglichen mit normalgewichtigen haben übergewichtige Kinder und Jugendliche eine fünfmal höhere Wahrscheinlichkeit, auch im Erwachsenenalter übergewichtig zu sein [81].

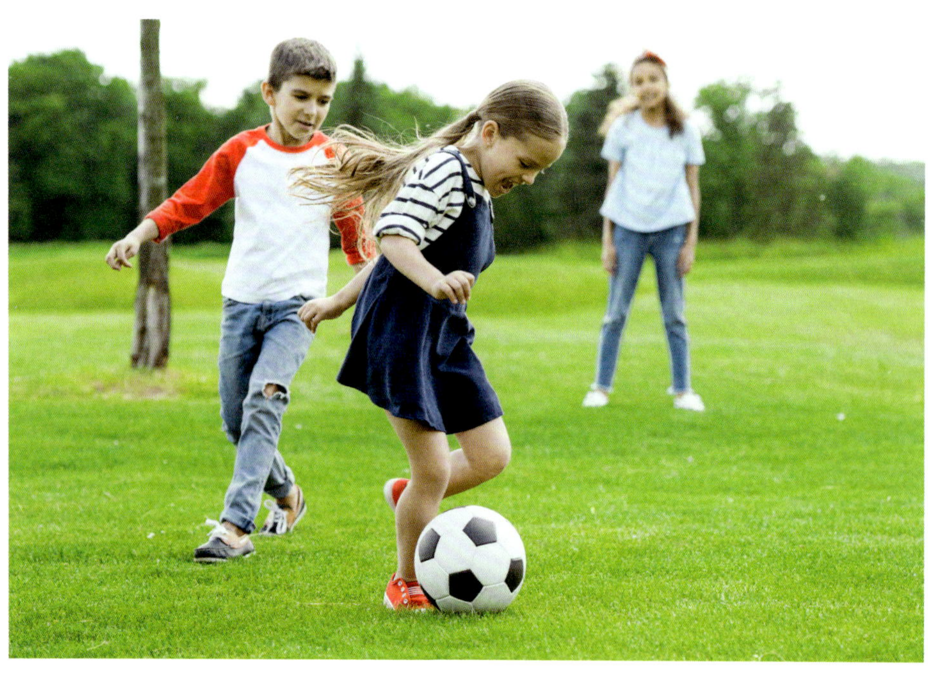

1.9 WAS HILFT?

Gegen Bewegungsmangel und eingeschränkte körperliche Fitness gibt es kein Medikament. Nur die Folgen können pharmazeutisch behandelt werden. Die einzige wirkungsvolle Maßnahme ist körperlich aktiv zu werden.

Da es sich bei dieser Diagnose in erster Linie um Kinder und Jugendliche handelt, die nur eingeschränkt eigenverantwortlich handeln können, liegt die Pflicht bei den Eltern. Viele haben jedoch nicht das Bewusstsein und kennen die internationalen und nationalen Empfehlungen für körperliche Aktivität nicht [11, 14]. Oft glauben sie sogar, dass ihre Kinder ausreichend aktiv sind. Dies trifft vor allem auf Eltern aus niedrigeren sozioökonomischen Schichten zu [43]. Dementsprechend müssen Eltern speziell auf die Problematik von EDD hingewiesen und darüber aufgeklärt werden.

Gegen Bewegungsmangel hilft kein Medikament – nur Bewegung!

Bewegungsförderung

In den nationalen Empfehlungen für Bewegung und Bewegungsförderung bezieht sich der Begriff Bewegungsförderung auf gezielte Maßnahmen, um das Bewegungsverhalten von Menschen zu verbessern [71]. Bei Kindern und Jugendlichen müssen dabei die Familie und das häusliche Umfeld, Kindergärten und Kindertagestätten, Schulen und Freizeitorganisationen, wie zum Beispiel Sportvereine, miteingeschlossen werden.

Familie und häusliches Umfeld

In den ersten Lebensjahren sind die Familie und das häusliche Umfeld für Kinder ein wichtiger Impulsgeber für Bewegungsaktivitäten. Explizit die Eltern spielen eine zentrale Rolle. Sie sollten die Bewegungsimpulse ihrer Kinder erkennen und fördern sowie ihnen Materialien zur Verfügung stellen, die zur Bewegung animieren. Darüber hinaus wird empfohlen, dass sie sich gemeinsam mit ihren Kindern bewegen und dadurch eine wichtige Vorbildfunktion einnehmen [71]. Kinder von Eltern, die zur körperlichen Aktivität ermutigen und diese unterstützten, bewegen sich deutlich mehr [54, 105]. Zudem verbringen sie weniger Zeit vor Bildschirmen, auch wenn dies von den Eltern vorgelebt wird [105].

Kindergärten und Kindertagesstätten

In Einrichtungen für die Betreuung und Bildung von Kindern sollten Möglichkeiten vorhanden sein, die zur Bewegung animieren. Dazu zählen beispielsweise geeignete Räumlichkeiten und Materialien. Qualifizierte pädagogische Fachkräfte sollten zudem in regelmäßigen Bewegungsstunden die Bewegung gezielt fördern [71]. Dies steigert den Umfang, in dem die Kinder körperlich aktiv sind, sowie dessen

Intensität. Der freien Bewegungszeit sollte trotzdem eine hohe Bedeutung beigemessen werden. Insgesamt entwickeln dadurch die Kinder in hohem Maße ihre motorischen Fertigkeiten [51, 56, 100].

Schulen

Die Schulen stellen einen zentralen Ansatzpunkt für die Bewegungsförderung von Kindern und Jugendlichen dar. Den Schülern und Schülerinnen sollte für ihre körperliche Entwicklung ein notwendiges Maß an Bewegungszeit zur Verfügung stehen, beispielsweise durch Sportunterricht und weitere Bewegungsangebote. Auch Bewegungspausen können hier miteinbezogen werden. Die Bewegungszeit sollte aber auch qualitativ hochwertig gestaltet sein. Dies ist durch moderne Angebote und Lehrmethoden sowie durch qualifizierte Sportlehrer zu ermöglichen. Des Weiteren wird empfohlen, die Bewegungsförderung fester im Lehrplan zu verankern und die Eltern in diese mehr einzubeziehen, eine bewegungsfreundlichere Schulumwelt zu schaffen und einen bewegungsaktiveren Schulweg zu unterstützen. Letzteres kann zusammen mit den Eltern und Gemeinden realisiert werden. Durch die Summe aller Maßnahmen erhöht sich die körperliche Aktivität der Kinder und Jugendlichen, die zu einer gesunden Entwicklung beiträgt [10, 12, 45, 48, 68, 71, 98, 99].

Sportvereine

Zur Wirksamkeit des Sportvereins zur Bewegungsförderung von Kindern und Jugendlichen liegen bis dato noch keine wissenschaftlichen Zusammenfassungen vor [71].

Sitzverhalten ändern

Dr. Kelly Starrett hat sogar ein Buch über das schädliche Sitzverhalten geschrieben [84]. Aus verschiedenen Studien wird erkenntlich, dass sich Kinder und Jugendliche in vielen Fällen einen sitzenden Lebensstil angewöhnt haben. Dies ist stark den neuen Medien geschuldet. Weniger als 40 Prozent erreichen gleichzeitig das empfohlene Aktivitätspensum und Limit an Zeit vor Bildschirmen [25].

„Sitzen ist das neue Rauchen." (Dr. Kelly Starrett, 2016)

Das empfohlene Aktivitätspensum wird mit einer höheren Wahrscheinlichkeit erreicht, wenn Kinder und Jugendliche weniger als zwei Stunden pro Tag im Sitzen verbringen [94]. Schon schulbedingt ist das häufig nicht möglich. Daher ist zumindest auf eine aktive Freizeitgestaltung mit reduzierter Bildschirmzeit (zum Beispiel Fernseher, Computer, Videospiele, Tablet und Smartphone) zu achten. Die Dauer im Kindesalter ist ein Prädikator für das Bewegungsverhalten im Jugendalter [29]. Etwa ein Drittel der Highschool-Studenten spielt an durchschnittlichen Schultagen für drei Stunden und mehr Video- oder Computerspiele [97] – und dies im Sitzen.

Kinder und Jugendliche sollten idealerweise weniger als zwei Stunden pro Tag im Sitzen verbringen – schon schulbedingt ist das in der Regel jedoch nicht möglich.

Kinder, die die Möglichkeit haben, im Freien zu spielen, vor allem ohne direkte Aufsicht durch die Eltern, sind im Allgemeinen aktiver und zeigen ein geringeres sitzendes Verhalten [78].

Zusammenfassung

Weltweit bewegen sich Kinder und Jugendliche nicht ausreichend. In den meisten Fällen ist dies im Erwachsenenalter fortführend. Exercise-Deficit Disorder ist die hierfür benannte medizinische Diagnose von Dr. Faigenbaum. Er ist der Meinung, dass Exercise-Deficit Disorder mit der gleichen Ernsthaftigkeit untersucht, diagnostiziert und behandelt werden sollte wie körperliche und psychische Erkrankungen, die oftmals daraus entstehen. Die Ursache für Exercise-Deficit Disorder ist häufig der zunehmende Umfang, den Kinder und Jugendliche sitzend und vor Bildschirmen verbringen. Die Eltern tragen hierfür eine hohe Verantwortung, denn sie wirken als Vorbild. Allein Schul- und Vereinssport reichen häufig nicht aus, um das von der Weltgesundheitsorganisation empfohlene Bewegungspensum zu erreichen. Gegen Exercise-Deficit Disorder hilft kein Medikament, sondern einfach nur Bewegung.

In diesem Buch wird aufgezeigt, wie durch ein gezieltes Training aller Komponenten der körperlichen Fitness der Problematik des Exercise-Deficit Disorder entgegengewirkt werden kann. Neben der gesundheitsförderlichen Wirkung hat dieses einen leitungssteigernden Effekt. Dieser ermöglicht es Kindern und Jugendlichen, an Aktivitäten und Sportarten teilzunehmen, die sie zuvor nicht ausüben konnten. Zudem hilft es ihnen, in Sportarten, die sie bereits ausführen, eine höhere Leistung zu erzielen.

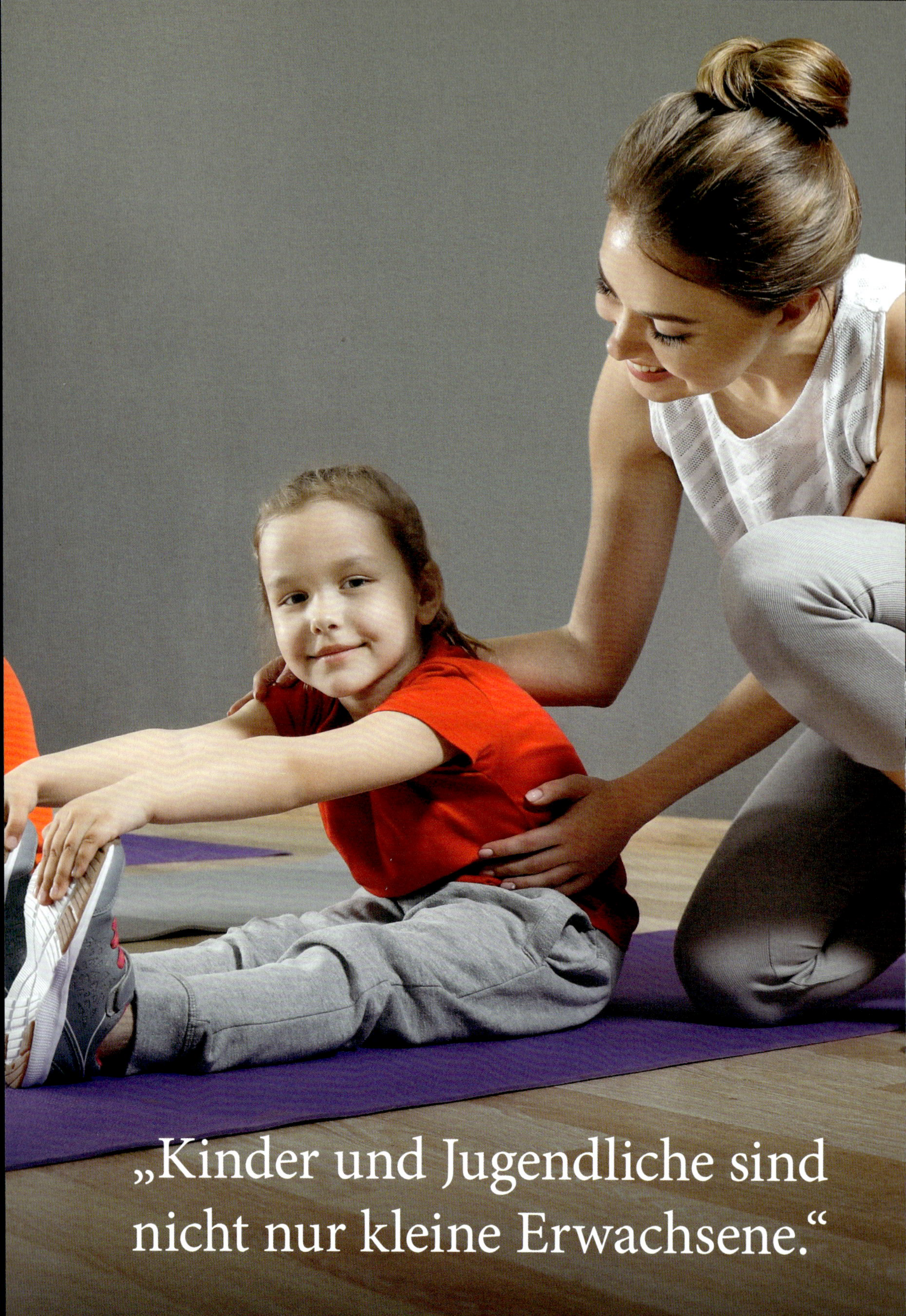
„Kinder und Jugendliche sind
nicht nur kleine Erwachsene."

2. Youth Physical Development Model

2.1	Leitlinie zur Festlegung von Trainingsschwerpunkten	33
2.2	Trainingsanpassungen	37
2.3	Trainingsschwerpunkte	37
2.4	Jugendliche Unbeholfenheit	41
2.5	Individualisierung des YPDM	42

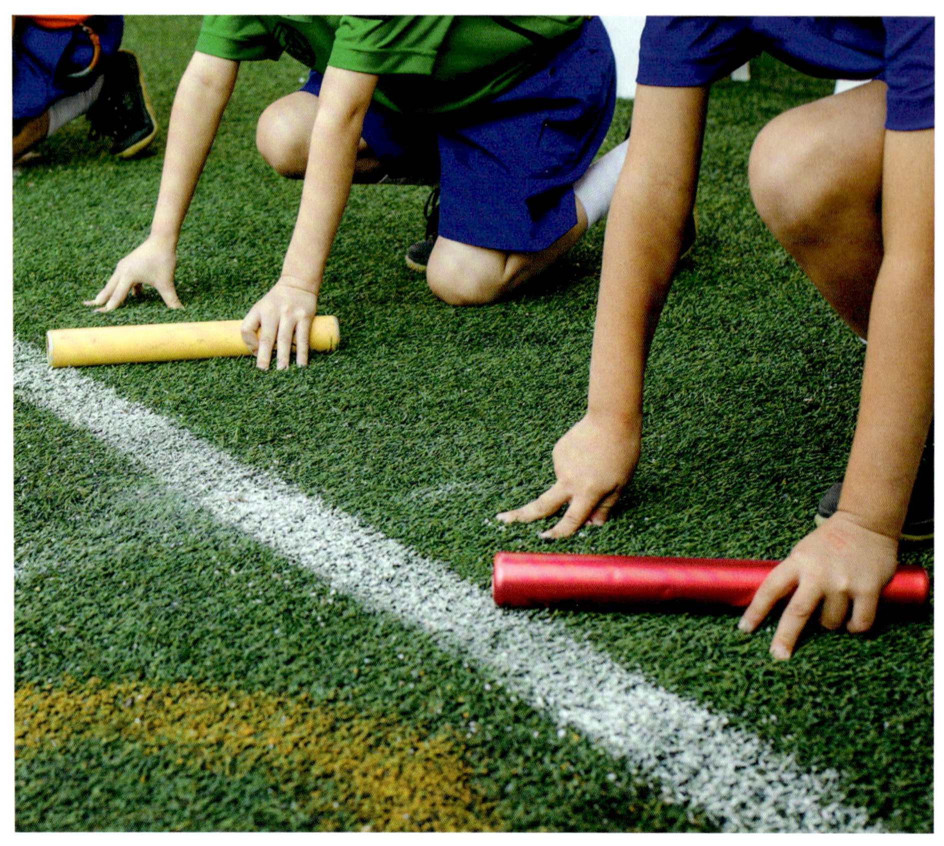

„Positive Erfahrungen im Sport sind sehr wertvoll, da sie eine hohe Übertragbakeit in andere Lebensbereiche aufweisen."

Wissenswertes vorab

- Die körperliche Fitness setzt sich aus den Komponenten fundamentale/sportspezifische Bewegungsfähigkeiten, Beweglichkeit, Kraft, Schnelligkeit und Ausdauer zusammen.
- Das „Youth Physical Development Model" stellt eine Leitlinie zur Festlegung von Trainingsschwerpunkten bei Kindern und Jugendlichen dar.
- Der Entwicklung der fundamentalen Bewegungsfähigkeiten und der Kraft werden in jedem Alter eine hohe Bedeutung zugeschrieben.

2.1 LEITLINIE ZUR FESTLEGUNG VON TRAININGSSCHWERPUNKTEN

Kinder und Jugendliche sind nicht einfach nur kleine Erwachsene. Zwar sind die meisten Komponenten der körperlichen Fitness (Abbildung 3) in jedem Alter trainierbar, die Gewichtung sollte in den verschiedenen Alters- und Entwicklungsstufen jedoch unterschiedlich sein.

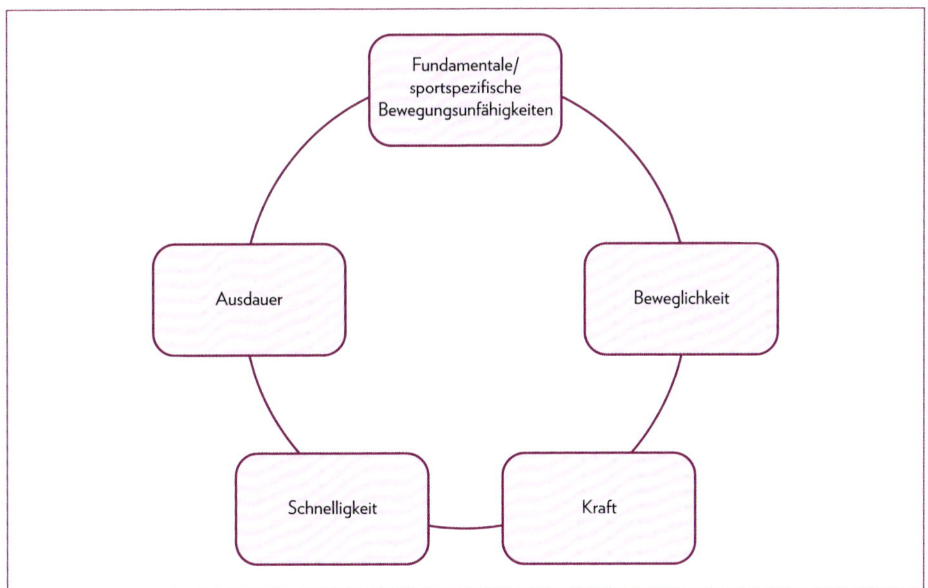

Abbildung 3: Komponenten körperlicher Fitness

Das Youth Physical Development Model (YPDM) von Dr. Lloyd und Dr. Oliver von der Cardiff Metropolitan University in Wales fasst den aktuellen Stand der Wissenschaft zusammen und beschreibt, wann und warum welche Komponenten für die Entwicklung der körperlichen Fitness von Kindern ab zwei Jahren bis zum Erwachsenendasein verstärkt trainiert werden und welche eher im Hintergrund stehen sollten. Dabei wird zwischen Jungen (Tabelle 2) und Mädchen (Tabelle 3) unterschieden [106].

Die verschiedenen Farben stellen die Gewichtung der Trainingsschwerpunkte in den unterschiedlichen Altersstufen dar. Gelb hat die geringste Bedeutung, gefolgt von orange, grün und blau. Das bedeutet, dass beispielsweise bei zwölfjährigen Jungen der Trainingsfokus auf der Entwicklung der sportspezifischen Bewegungsfähigkeiten, Kraft, Power, Schnelligkeit und Agility liegen sollte. Die fundamentalen Bewegungsfähigkeiten werden begleitend mittrainiert. Die Voraussetzung dafür ist jedoch, dass der Junge bereits das entsprechende Trainingsalter aufweist (siehe 2.5 Individualisierung des YPDM). Die Verbesserung der Beweglichkeit stellt hingegen ein untergeordnetes Ziel dar und dem Hypertrophie- und Ausdauertraining wird eine nur geringe Rolle beigemessen.

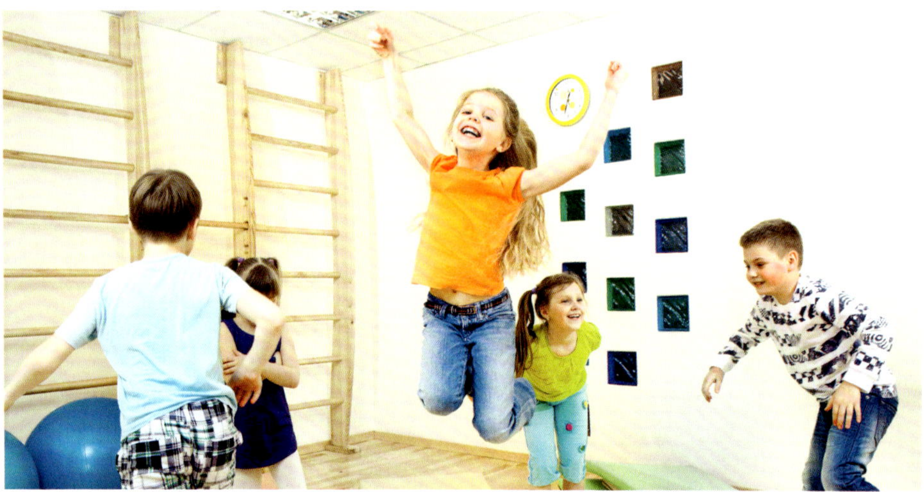

Beim YPDM steht die physische Entwicklung von Kindern und Jugendlichen im Vordergrund, weniger sind es sportliche Ergebnisse. Dadurch kann der kurzfristige Leistungserfolg zwar beeinträchtigt werden, auf lange Sicht ist diese Strategie jedoch im Vorteil. Sie fördert das Wohlbefinden, steigert die intrinsische Motivation für das Training und ermöglicht kontinuierliche Verbesserungen der körperlichen Fitness.

Die Kinder und Jugendlichen sollen über alle Entwicklungsphasen hinweg stetig neue Fähigkeiten erlernen und bereits erworbene verfeinern. Dies gelingt durch eine sinnvolle Progression der aufeinander aufbauenden Trainingsschwerpunkte mit fließenden Übergängen. Möglichst variabel gestaltete Trainingsprogramme sollen dabei helfen, das Interesse am Sport dauerhaft aufrechtzuerhalten.

<table>
<tr><th colspan="21">Youth Physical Developement Model für Jungen</th></tr>
<tr><th>Chronologisches Alter (Jahre)</th><th>2</th><th>3</th><th>4</th><th>5</th><th>6</th><th>7</th><th>8</th><th>9</th><th>10</th><th>11</th><th>12</th><th>13</th><th>14</th><th>15</th><th>16</th><th>17</th><th>18</th><th>19</th><th>20</th><th>21+</th></tr>
<tr><td>Phase</td><td colspan="3">frühe Kindheit</td><td colspan="7">mittlere und späte Kindheit</td><td colspan="9">Jugend</td><td>Erwachsenendasein</td></tr>
<tr><td>Wachstumsrate</td><td colspan="20">schnelles Wachstum ↔ kontinuierliches Wachstum ↔ jugendlicher Wachstumsschub ↔ abnehmendes Wachstum</td></tr>
<tr><td>Reife</td><td colspan="20">prä-PHV ← PHV → post-PHV</td></tr>
<tr><td>Trainingsanpassung</td><td colspan="20">hauptsächlich neuronal ↔ Kombination von neuronal und hormonell</td></tr>
<tr><td rowspan="10">Trainingsschwerpunkte</td><td colspan="3">FBF</td><td colspan="4">FBF</td><td colspan="3">FBF</td><td colspan="10">FBF</td></tr>
<tr><td colspan="3">SBF</td><td colspan="4">SBF</td><td colspan="3">SBF</td><td colspan="10">SBF</td></tr>
<tr><td colspan="3">Beweglichkeit</td><td colspan="7">Beweglichkeit</td><td colspan="10">Beweglichkeit</td></tr>
<tr><td colspan="3">Agility</td><td colspan="7">Agility</td><td colspan="5">Agility</td><td colspan="5">Agility</td></tr>
<tr><td colspan="3">Schnelligkeit</td><td colspan="7">Schnelligkeit</td><td colspan="5">Schnelligkeit</td><td colspan="5">Schnelligkeit</td></tr>
<tr><td colspan="3">Power</td><td colspan="7">Power</td><td colspan="5">Power</td><td colspan="5">Power</td></tr>
<tr><td colspan="3">Kraft</td><td colspan="7">Kraft</td><td colspan="5">Kraft</td><td colspan="5">Kraft</td></tr>
<tr><td colspan="10">Hypertrophie</td><td colspan="2">Hypertrophie</td><td colspan="7">Hypertrophie</td><td>Hypertrophie</td></tr>
<tr><td colspan="3">Ausdauer</td><td colspan="8">Ausdauer</td><td colspan="5">Ausdauer</td><td colspan="4">Ausdauer</td></tr>
<tr><td colspan="20"></td></tr>
<tr><td>Trainingsstruktur</td><td colspan="4">keine Struktur</td><td colspan="5">niedrige Struktur</td><td colspan="4">mäßige Struktur</td><td colspan="4">hohe Struktur</td><td colspan="3">sehr hohe Struktur</td></tr>
</table>

Tabelle 2: Youth Physical Development Model für Jungen (PHV = Peak Height Velocity, FBF = fundamentale Bewegungsfähigkeiten, SBF = sportspezifische Bewegungsfähigkeiten)

Youth Physical Developement Model für Mädchen																				
Chronologisches Alter (Jahre)	2	3	4	5	6	7	8	9	10	11	12	13	14	15	16	17	18	19	20	21+
Phase	frühe Kindheit			mittlere und späte Kindheit					Jugend										Erwachsenendasein	
Wachstumsrate	schnelles Wachstum ↔			kontinuierliches Wachstum ↔					jugendlicher Wachstumsschub ↔							abnehmendes Wachstum				
Reife	prä-PHV ←								PHV →							post-PHV				
Trainingsanpassung	hauptsächlich neuronal ↔											Kombination von neuronal und hormonell								
Trainingsschwerpunkte	FBF			FBF			FBF		FBF											
	SBF			SBF			SBF		SBF											
	Beweglichkeit			Beweglichkeit					Beweglichkeit											
	Agility			Agility					Agility						Agility					
	Schnelligkeit			Schnelligkeit					Schnelligkeit						Schnelligkeit					
	Power			Power					Power						Power					
	Kraft			Kraft					Kraft						Kraft					
	Hypertrophie								Hypertrophie	Hypertrophie									Hypertrophie	
	Ausdauer			Ausdauer						Ausdauer							Ausdauer			
Trainingsstruktur	keine Struktur				niedrige Struktur					mäßige Struktur				hohe Struktur				sehr hohe Struktur		

Tabelle 3: Youth Physical Development Model für Mädchen (PHV = Peak Height Velocity, FBF = fundamentale Bewegungsfähigkeiten, SBF = sportspezifische Bewegungsfähigkeiten)

2.2 TRAININGSANPASSUNGEN

In den Jahren vor der Pubertät verbessern Kinder ihre Kraft und Schnelligkeit vorwiegend aufgrund der rapiden Entwicklung des neuronalen Systems. Die höchste Rate der Reifung des Gehirns liegt zwischen dem achten und zwölften Lebensjahr. Eine damit einhergehende Verbesserung der muskulären Aktivierung erzeugt eine höhere Kraftentwicklung. Zudem ist diese Phase durch die neuronale Plastizität prädestiniert, um fundamentale Bewegungsfähigkeiten zu erlernen und zu verfeinern sowie einfache Agility-Leistungen zu üben. Je näher die Pubertät rückt, desto komplexer und sportspezifischer können Agility-Leistungen umgesetzt werden.

Ab der Pubertät reift das neuronale System weiter. Hinzu kommt durch hormonelle Veränderungen die Zunahme der Muskelmasse, die eine weitere Erhöhung der Kraft- und Schnelligkeitsleistung mit sich bringt.

Bereits ab der späten Kindheit und der Jugend steigt die kognitive Leistungsfähigkeit deutlich an. Während dieser Phasen kommt es durch wiederholtes Üben von Bewegungen zu einer Stärkung der synaptischen Signalwege, was eine schnellere Verarbeitung von Reizen und motorischen Reaktionen mit sich bringt.

2.3 TRAININGS-SCHWERPUNKTE

Die Trainingsschwerpunkte innerhalb des YPDM orientieren sich an den Komponenten der körperlichen Fitness (Abbildung 3). Der darin zusätzlich aufgeführte Trainingsschwerpunkt Agility fällt in den Bereich der Schnelligkeit, die Trainingsschwerpunkte Power und Hypertrophie gehören zur Komponente Kraft.

Fundamentale Bewegungsfähigkeiten

Das Erlernen und Verfeinern von fundamentalen Bewegungsfähigkeiten (FBF) (Kapitel 4) hat beim YPDM einen hohen Stellenwert. Sie stehen in enger Verbindung mit dem Umfang an körperlicher Aktivität, der physischen und psychischen Gesundheit sowie der sportlichen Leistungsfähigkeit von Kindern und Jugendlichen. Durch die Beherrschung von immer komplexeren Bewegungen steigen Freude, Zufriedenheit und die Überzeugung, dass sich Anstrengung ausbezahlt. Solche positiven Erfahrungen im Sport sind sehr wertvoll, da sie eine hohe Übertragbarkeit in andere Lebensbereiche, wie zum Beispiel die Schule, aufweisen.

FBF gelten als Grundlage für sportspezifische Bewegungsfähigkeiten (SBF). Das Perfektionieren von FBF in einer sicheren und spaßigen Umgebung ist wichtig, um darauf aufbauend komplexere SBF sicher und erfolgreich ausführen zu können. Innerhalb des YPDM werden die FBF deshalb schon ab dem frühen Kindesalter erlernt und geübt. Das Training der SBF steht hingegen erst ab der Pubertät im Vordergrund, während die FBF begleitend weiterentwickelt werden. So werden beide Bewegungsfähigkeiten kontinuierlich über das gesamte Kindes- und Jugendalter hinweg trainiert, der jeweilige Trainingsumfang verändert sich jedoch in Abhängigkeit des Entwicklungsstands. Während bei Kindern die Verbesserung fundamentaler Bewegungsfähigkeiten der Hauptteil einer Trainingseinheit ist, werden sie im späten Jugendalter beispielsweise nur noch in ein Warm-up integriert.

Sportspezifische Bewegungsfähigkeiten

Die fundamentalen Bewegungsfähigkeiten sind isolierte Bewegungsmuster, wie zum Beispiel beidbeiniges Springen. Die sportspezifischen Bewegungsfähigkeiten setzen sich dagegen aus mehreren FBF komplex zusammen. Dies kann ein Basketballwurf sein, bei dem neben dem beidbeinigen Springen auch eine Lauf- und Wurfbewegung sowie Körpertäuschung von Bedeutung sind. Zudem werden SBF in wettkampfähnlichen Situationen trainiert (Abbildung 4).

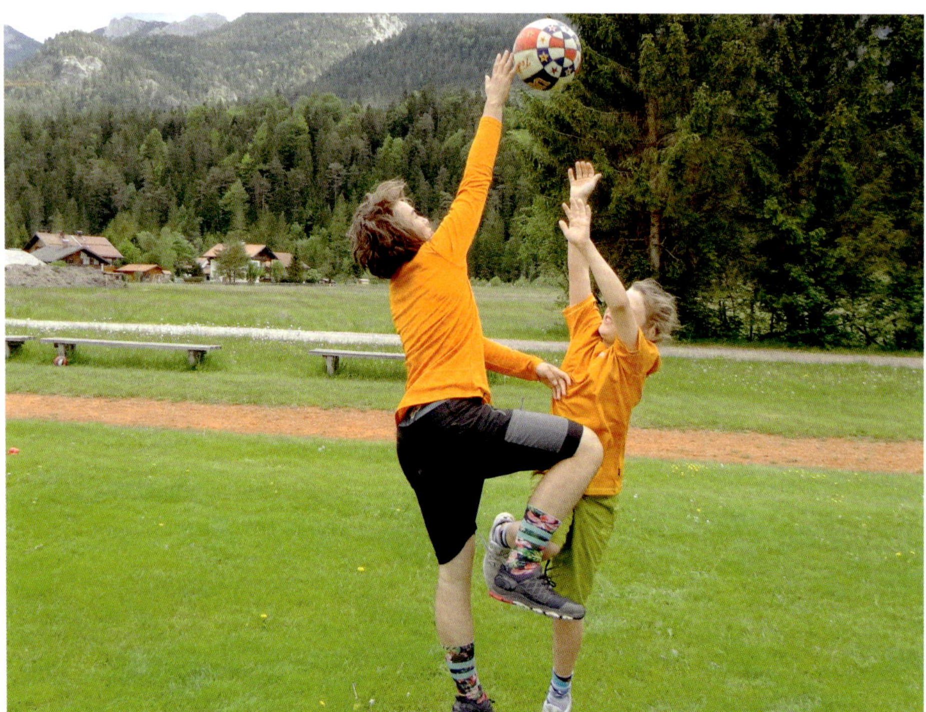

Abbildung 4: Sportspezifische Bewegungsfähigkeit „Basketballwurf“

Beweglichkeit

Innerhalb des YPDM liegt zu keiner Zeit der Schwerpunkt des Trainings auf der Verbesserung der Beweglichkeit (Kapitel 5). Trotzdem sollten die Entwicklung und der Erhalt der Beweglichkeit zu jeder Zeit einen Teil des gesamten Trainingsprogramms ausmachen. Ziel ist es, das für den Alltag, die Freizeit oder eine Sportart erforderliche Bewegungsausmaß in allen Körperabschnitten zu erlangen beziehungsweise zu erhalten. Die optimale Zeit für Verbesserungen der Beweglichkeit ist das mittlere Kindesalter. Zuvor und danach geht es hauptsächlich um deren Erhaltung. Während bei Jungen ab dem Alter zwischen neun und zwölf Jahren die Beweglichkeit in der Regel abnimmt, nimmt sie bei Mädchen ab etwa elf Jahren kontinuierlich zu.

Schnelligkeit

Die Schnelligkeit (Kapitel 7) erfordert ein hohes Maß an neuronaler Aktivierung. Sie ist in jedem Alter trainierbar. Vor der Pubertät sollte der Schwerpunkt auf der Entwicklung einer hohen Bewegungstechnik, beispielsweise bei Sprints, liegen. Ab der Pubertät und den damit einhergehenden hormonellen Veränderungen sollten zusätzlich quantitative Trainingsanpassungen, wie eine Zunahme der Muskelmasse, angestrebt werden. Beides ist für eine hohe Schnelligkeitsleistung notwendig.

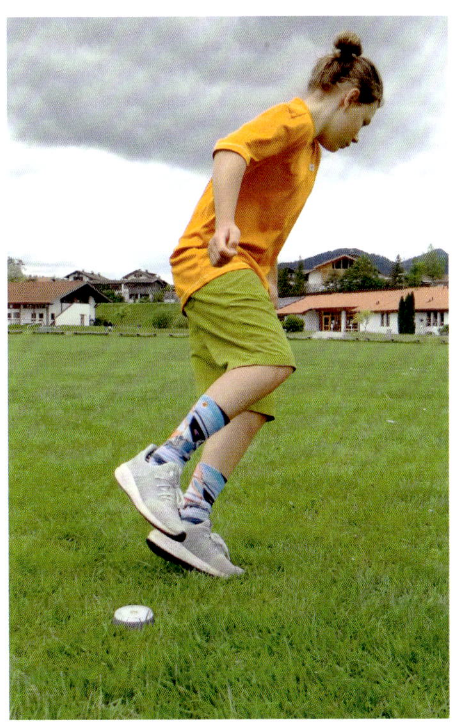

Abbildung 5: Agility-Übung mit Lichtsignalen

Agility

Agility vereint alle Komponenten körperlicher Fitness und ist der Schnelligkeit zuzuordnen. Es geht dabei um schnelles Beschleunigen, Abbremsen, Richtungswechsel einzuleiten und erneutes Beschleunigen (Abbildung 5). In vielen Sportarten sind diese Fähigkeiten stark leistungsbestimmend. Für eine gute Agility-Leistung sind FBF und SBF, ein gewisses Maß an Beweglichkeit und vor allem Kraft sowie Schnelligkeit erforderlich. Um Agility-Leistungen über eine längere Zeit ausüben zu können, benötigt es zudem eine hohe Ausdauerleistungsfähigkeit. Neben den physischen Komponenten werden darüber hinaus für Wahrnehmungs- und Entscheidungsprozesse hohe kognitive Anforderungen gestellt. Fähigkeiten wie visuelles Scannen, Situations- und Mustererkennung sowie Antizipation beeinflussen die Agility-Leistung zusätzlich.

Hohe komplexe Agility-Leistungen entwickeln sich über die Zeit. Mit dem Üben der FBF kann schon im frühen Kindesalter begonnen werden, die sich ab dem Jugendalter zu SBF verändern. Die beiden weiteren wichtigen Komponenten Kraft und Schnelligkeit werden mit unterschiedlichen Schwerpunkten und Zielsetzungen kontinuierlich begleitend trainiert, da es bei diesen in jedem Alter zu positiven Trainingsanpassungen kommt. Der Ausdauer wird erst im späteren Jugendalter eine höhere Bedeutung beigemessen. Somit findet das Agility-Training sowohl im Kindes- als auch im Jugendalter Berücksichtigung.

Kraft

Trotz der vielen Bedenken in der Vergangenheit ist es heutzutage eindeutig belegt, dass ein Krafttraining (Kapitel 6) sowohl mit Kindern als auch Jugendlichen sicher und wirkungsvoll ist – vorausgesetzt, es wird von einem speziell ausgebildeten Trainer geplant, angeleitet und überwacht. Innerhalb des YPDM hat daher das Krafttraining in jeder Phase der Entwicklung einen hohen Stellenwert. Dies gilt für Jungen als auch für Mädchen.

Es ist dadurch begründet, dass eine gewisse Kraftfähigkeit entscheidend für die Entwicklung der FBF ist und sie in enger Verbindung mit der Leistungsfähigkeit bei vielen spielerischen und sportlichen Aktivitäten steht. Bei sieben- bis zwölfjährigen Jungen trägt die Kraft bis zu 70 Prozent zur Sprint-, Sprung- und Wurfleistung bei. Die Kraft bildet demnach die Grundlage für alle anderen Komponenten körperlicher Fitness.

Die Kraftfähigkeit hat zudem einen präventiven Einfluss auf die Entstehung von Sportverletzungen und Überlastungsbeschwerden. Beispielsweise zeigen Studien, dass eine geringe Kraftfähigkeit das Risiko für Knochenbrüche bei Kindern erhöht. Zudem wird angenommen, dass etwa 50 Prozent der sportbedingten Überlastungsbeschwerden bei Jugendlichen durch ein Kraft- und Konditionstraining vermieden werden können.

Hypertrophie

Das Hypertrophietraining ist Teil des Krafttrainings. Neben der Erhöhung der Kraft steht der Aufbau von Muskelmasse im Vordergrund. Das YPDM setzt den Fokus auf das Hypertrophietraining bei Mädchen ab etwa zwölf, bei Jungen ab etwa 14 Jahren. Dies ist das jeweilige Alter, in dem das beschleunigte, pubertäre Längenwachstum (Kapitel 3) einsetzt. Die damit einhergehenden hormonellen Veränderungen sind wichtig für die Stimulierung der Proteinsynthese, die wiederum für den Muskelaufbau entscheidend ist.

Vor dem Eintritt der Pubertät kommt es durch ein Krafttraining in erster Linie zur Anpassung des neuronalen Systems, die zur Kraftsteigerung führt. Ab der Pubertät führt ein zusätzliches Hypertrophietraining zur weiteren Anpassung der muskulären Kraft und Leistungsfähigkeit.

Power

Auch das Powertraining ist ein Teil der Krafttrainings. Hierbei ist das Ziel, die Rate der Kraftentwicklung, also die Schnellkraft, zu verbessern. Die muskuläre Power trägt zu einem großen Teil zum sportlichen Erfolg bei. Innerhalb des YPDM hat das Powertraining ab dem Beginn der Pubertät eine hohe Priorität, die sich bis ins Erwachsenenalter fortsetzt. Nichtsdestotrotz wird mit dem Powertraining bereits im Kindesalter begonnen. Selbst wenn die Trainingsanpassungen im Jugendalter größer sind, sind Fortschritte auch bei Kindern zu verzeichnen.

Ausdauer

Entwicklungsbedingte Veränderungen des Herz-Kreislauf-Systems und des Stoffwechsels sowie der neuromuskulären Funktion beeinflussen die Trainierbarkeit der Ausdauer bei Kindern und Jugendlichen. Verbesserungen durch ein Ausdauertraining (Kapitel 8), allen voran der maximalen Sauerstoffaufnahme, können jedoch in jeder Phase bei Kindern und Jugendlichen erzielt werden.

Das YPDM misst dem Ausdauertraining in keiner Phase der Entwicklung die höchste Bedeutung zu. Der Fokus darauf steigt jedoch an, wenn Jugendliche sich dem Erwachsenenalter nähern. Dies ist dadurch begründet, dass die Ausdauer bereits während des Agility-Trainings, des sportspezifischen Techniktrainings sowie im Spiel und Wettkampf trainiert wird. Hinzu kommt, dass die Ausdauer in vielen Sportarten nicht der leistungsbestimmende Faktor ist und diese auch im Erwachsenenalter gut trainierbar bleibt.

2.4 JUGENDLICHE UNBEHOLFENHEIT

Mit dem Einsetzen des beschleunigten Längenwachstums der Extremitäten während der Pubertät kommt es vor allem bei Schnelligkeits- und Agility-Leistungen häufig zu einer gewissen Unbeholfenheit der Jugendlichen. Die motorische Kontrolle ihrer Gliedmaßen nimmt ab. Im Englischen wird dies als „Adolescent Awkwardness“ bezeichnet. In dieser Phase müssen sie lernen, ihre bereits erworbenen Bewegungsmuster an die neue Situation anzupassen, wodurch ihre Leistungsfähigkeit oftmals abfällt.

Durch die regelmäßige Überwachung der Wachstumsrate und Berechnung des PHV-Alters (Kapitel 3) kann der Eintritt dieser kritischen Phase vorab ermittelt werden. Der Trainer hat so die Möglichkeit, das Training entsprechend anzupassen.

2.5 INDIVIDUALISIERUNG DES YPDM

Das YPDM hat das Ziel, eine Orientierung zur Festlegung von Trainingsschwerpunkten bei durchschnittlich entwickelten Jungen und Mädchen im Alter von zwei Jahren bis ins Erwachsenenalter hinein zu geben. Zeigen Kinder und Jugendliche hingegen eine verlangsamte oder beschleunigte Entwicklungsgeschwindigkeit, so sollte dies bei der Trainingsplanung berücksichtigt und Modifikationen vorgenommen werden. Dies gilt auch bei einem geringeren oder höheren Trainingsalter.

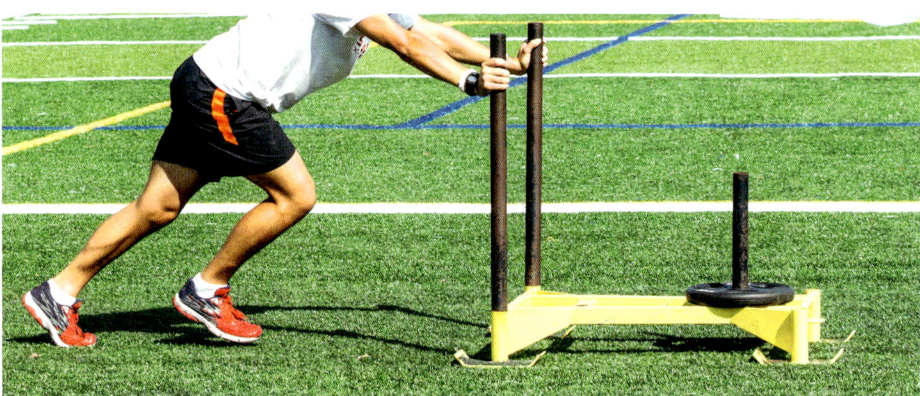

Geschlechtsspezifische Individualisierung

Die geschlechtsspezifische Individualisierung ist in das YPDM teilweise eingearbeitet, indem es hinsichtlich des Alters für Jungen und Mädchen unterschiedliche Empfehlungen gibt. In den Jahren vor der Pubertät sind das Wachstum und die Entwicklung beider Geschlechter jedoch sehr ähnlich. Auch die Verbesserung von FBF, Kraft, Schnelligkeit und Ausdauer verläuft in ähnlichem Maße. Daher können in dieser Phase der Entwicklung sowohl Jungen als auch Mädchen die gleichen Trainingsprogramme durchführen.

Geschlechtsspezifische Unterschiede bilden sich erst ab dem pubertären Wachstumsschub aus. Bei Mädchen tritt dieser mit rund zehn, bei Jungen mit etwa zwölf Jahren ein. Das pubertäre beschleunigte Längenwachstum (PHV) (Kapitel 3) beginnt bei Mädchen mit etwa zwölf, bei Jungen erst mit 14 Jahren. Der Wachstumsschub tritt bei Jungen somit später ein, er ist jedoch ausgeprägter.

Jungen machen dadurch plötzlich große Fortschritte bezüglich der Entwicklung ihrer körperlichen Fitness – mit Ausnahme der Beweglichkeit. Bei den Mädchen kommt es hingegen zu Veränderungen, die ihre Leistungsfähigkeit hemmen und ihre Verletzungsanfälligkeit, in erster Linie für vordere Kreuzbandrupturen, erhöhen.

Mit dem Beginn des Menstruationszyklus kommt es zur Zunahme der Fettmasse, Erhöhung der Gelenklaxität, Vergrößerung des Knie-Valguswinkels und Ausbildung eines quadrizepsdominanten Landemusters.

Daher ist die Empfehlung des YPDM, gerade bei Mädchen präventive Trainingsmaßnahmen, wie ein spezielles Krafttraining für die untere Extremität und den Rumpf, ein Sprung- und Landetraining sowie ein Gleichgewichtstraining regelmäßig durchzuführen. Dies sollte auch im Erwachsenenalter weitergeführt werden.

Entwicklungsbedingte Individualisierung

Die körperliche Entwicklung kann individuell sehr unterschiedlich verlaufen. Bei einer schnellen Entwicklung erreichen Mädchen und Jungen ihr pubertäres beschleunigtes Längenwachstum etwa ein- bis eineinhalb Jahre früher als bei einer langsamen Entwicklung. Auf die letztendliche Körpergröße im Erwachsenenalter hat dies jedoch keine Auswirkung.

Der individuelle Entwicklungsstand und damit das biologische Alter können über die Berechnung des PHV-Alters (Kapitel 3) bestimmt werden. Wird dabei der oder die Jugendliche als frühreif erkannt, verschieben sich die einzelnen Komponenten der körperlichen Fitness im YPDM (Tabelle 2 und 3) nach links. Das bedeutet, es werden Trainingsschwerpunkte und -maßnahmen empfohlen, die eigentlich erst in einem höheren chronologischen Alter berücksichtigt werden würden. Wird im Gegensatz dazu ein Jungedlicher oder eine Jugendliche als spätreif identifiziert, so verschieben sich die einzelnen Komponenten im YPDM nach rechts. Bestimmte Trainingsschwerpunkte und -maßnahmen werden dadurch erst in einem späteren chronologischen Alter empfohlen, wenn der oder die Jugendliche aus physiologischer Sicht bereit dafür ist und den höheren Trainingsreiz tolerieren kann. In beiden Fällen ist nicht wie bei Kindern und Jugendlichen mit einer durchschnittlichen körperlichen Entwicklung das chronologische Alter für die Festlegung der Trainingsschwerpunkte und -maßnahmen entscheidend, sondern das individuelle biologische Alter.

Individualisierung nach Trainingsalter

Unabhängig vom chronologischen und biologischen Alter spielt das Trainingsalter für die Trainingssteuerung eine bedeutende Rolle. Das Trainingsalter bezieht sich auf die Anzahl von Jahren, die ein Sportler bereits trainiert und seinen Fähigkeiten, die er dabei erlangt hat.

Beginnt beispielsweise ein 16-jähriger Junge zum ersten Mal mit dem Training, so werden die Trainingsschwerpunkte und -maßnahmen nicht seinem chronologischen Alter entsprechend gewählt, sondern er startet mit der Entwicklung von FBF und seiner Kraft. Dies entspricht der Phase der frühen Kindheit (Tabelle 2). Erst mit zunehmenden Fähigkeiten wird das Training progressiv gesteigert und andere Schwerpunkte kommen hinzu, bis er das Niveau seinem Alter entsprechend erreicht hat.

Zusammenfassung

Das Youth Physical Development Model unterstützt Trainer bei der Festlegung von Trainingsschwerpunkten von Kindern ab zwei Jahren bis zum Eintritt in das Erwachsenenalter. Es berücksichtigt alle Komponenten der körperlichen Fitness. Im Vordergrund steht die physische Entwicklung, nicht der sportliche Erfolg.

Die Ausbildung und Verfeinerung von fundamentalen Bewegungsfähigkeiten hat in jeder Entwicklungshase von Kindern und Jugendlichen einen hohen Stellenwert. Sie bilden die Basis für das Training der anderen Komponenten der körperlichen Fitness. Hingegen steht die Beweglichkeit zu keiner Zeit im Vordergrund. Begleitend wird sie jedoch immer mittrainiert, um die vorhandene Beweglichkeit zu erhalten. Die Komponenten Schnelligkeit und Agility werden in jedem Alter berücksichtigt. Die Trainingsmaßnahmen, die zur Verbesserung führen, unterscheiden sich jedoch im Kindes- und Jugendalter. Auch das Krafttraining nimmt eine zentrale Rolle in der gesamten Trainingssteuerung ein. Die Kraftfähigkeit beeinflusst die fundamentalen und sportspezifischen Bewegungsfähigkeiten, trägt zur Leistungssteigerung bei und zeigt eine präventive Wirkung für Verletzungen und Überlastungsbeschwerden. Ein Krafttraining ist zu jeder Zeit sicher und wirkungsvoll – vorausgesetzt, es wird professionell geplant, durchgeführt und überwacht. Das Training der muskulären Power beginnt, wenn eine gewisse Grundkraft entwickelt wurde. Das Hypertrophietraining, ein weiterer Teil des Krafttrainings, bei dem die Zunahme der Muskelmasse im Vordergrund steht, findet hingegen erst ab der Pubertät Berücksichtigung. Die Ausdauer ist zwar in jedem Alter trainierbar, trotzdem spielt sie im Youth Physical Development Model nur im späten Jugendalter eine bedeutendere Rolle. Zuvor entwickelt sie sich ausreichend durch das Training der anderen Trainingsschwerpunkte und des Sports.

Das Youth Physical Development Model stellt eine Leitlinie für das Training von körperlich durchschnittlich entwickelten Kindern und Jugendlichen dar. Bei früh- oder spätreifen Kindern und Jugendlichen sollten individuelle Modifikationen vorgenommen werden. Gleiches gilt, wenn die Trainierenden ein geringeres oder höheres Trainingsalter aufweisen, verglichen mit ihrem chronologischen Alter.

Im weiteren Verlauf dieses Buches wird beschrieben, wie die Peak Height Velocity vor deren tatsächlichem Eintritt ermittelt und dadurch das PHV-Alter bestimmt werden kann. Zudem werden Trainingsmethoden und -maßnahmen aufgezeigt, mit denen die fundamentalen Bewegungsfähigkeiten, Beweglichkeit, Kraft, Schnelligkeit und Ausdauer mit Kindern und Jugendlichen trainiert werden können.

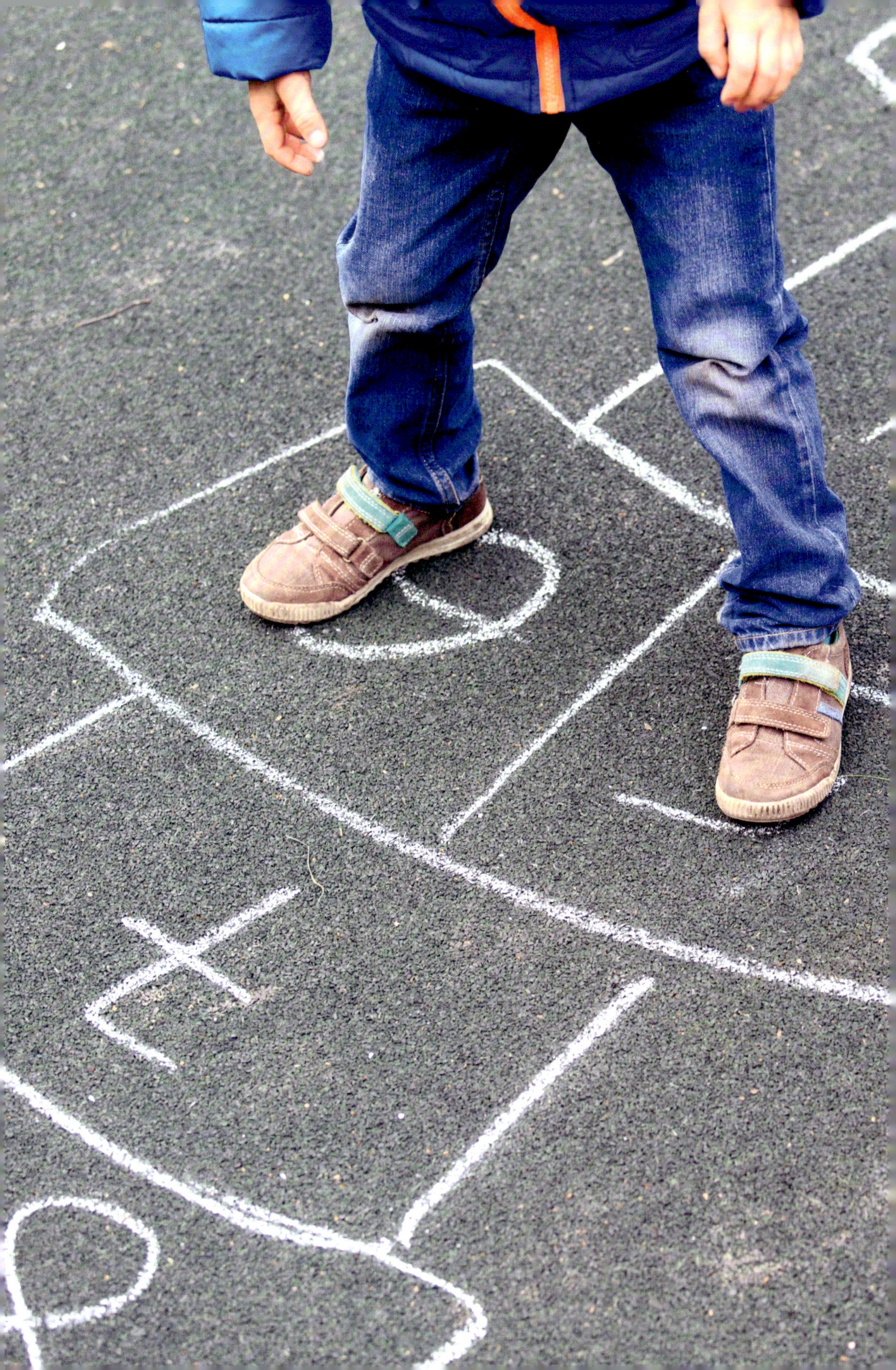

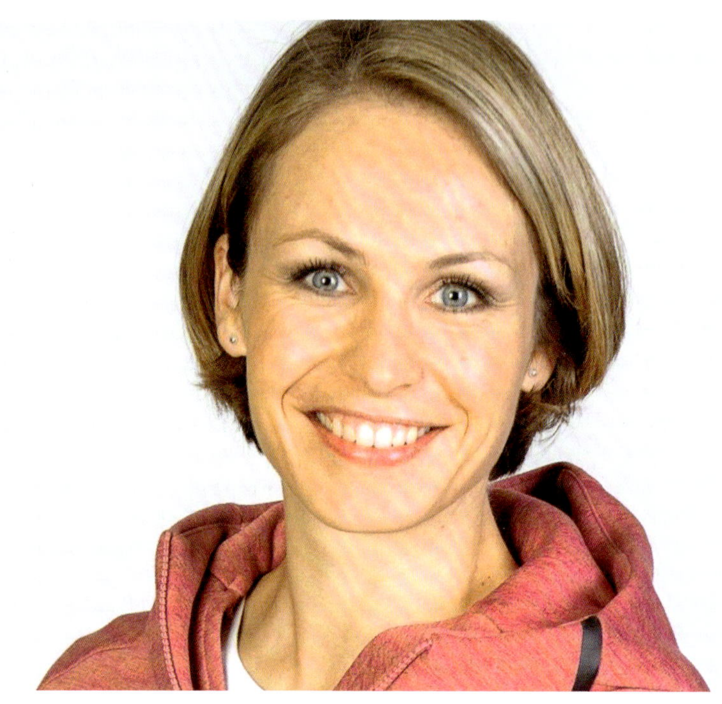

„Es gab Trainer, die waren der Meinung, dass alle immer genau das Gleiche machen müssen. Dabei hatte ich oft das Gefühl, dass ich eigentlich ein anderes Training bräuchte."

Magdalena Neuner
Eine der erfolgreichsten Biathletinnen weltweit

Ich traf mich zu einem Gespräch mit Magdalena Neuner. Sie lebte ihren Sport sehr intensiv und das bereits als Kind. Dabei sammelte sie viele Erfahrungen und Eindrücke. Sie gewährt einen Blick hinter die Kulissen, vorwiegend ihrer Kindes- und Jugendzeit. Zudem spricht sie über die Bedeutung von körperlicher Aktivität für die Entwicklung und Gesundheit sowie über die Wünsche für ihre eigenen Kinder.

Magdalena, du bist bis heute Deutschlands erfolgreichste Biathletin. Deine sportliche Karriere ist beeindruckend. Du gewannst drei Olympische Medaillen und 17 Weltmeisterschafts-Medaillen. Die meisten davon waren golden. Du bist mehrfache Siegerin des Gesamtweltcups, Sprintweltcups und Massenstartweltcups sowie Siegerin des Einzelweltcups und Verfolgungsweltcups. Insgesamt erlangtest du 47 Weltcupsiege und mit 63 Podiumsplatzierungen gehörst du zu den erfolgreichsten Sportlerinnen der Geschichte des Biathlon-Weltcups. Dreimal wurdest du als Deutschlands Sportlerin des Jahres ausgezeichnet und bist in der Hall of Fame des deutschen Sports aufgenommen. Dabei war deine aktive Zeit als Profi kaum länger als sechs Jahre. Welche Emotionen löst es in dir aus, wenn du das hörst?

Stolz! Ich bin stolz darauf, das erreicht zu haben, denn es war ein harter Weg. Immer wieder denke ich an bestimmte Momente zurück – oftmals bei alltäglichen Dingen wie beim Spülen (lacht). Dabei fühlt es sich manchmal an, als wäre es in einem anderen Leben gewesen. Das Leben abseits des Profisports ist doch ein ganz anderes.

Wie bist du eigentlich zum Biathlon gekommen?

Durch meinen besten Freund. Der meinte damals, da gibt es sowas mit schießen … voll cool, komm, wir gehen da mal hin (lacht). Allein wäre ich wahrscheinlich nicht dazu gekommen.

Du warst damals neun Jahre alt. Auch wenn schon früh erkannt wurde, dass du ein außergewöhnliches Talent hast, musstest du für derartige spätere Erfolge sicherlich schon als Kind viel und hart trainieren. Wie war das für dich?

Ich trainierte immer sehr gern. Mit sechs Jahren begann ich beim Skiclub mit dem Langlauftraining und von da an bin ich im Winter immer raus zum Langlaufen. Es gab so eine Runde in der Nähe meines Elternhauses … das war ideal. Als Sieben- oder Achtjährige ging ich dann nachmittags, ganz allein, einfach so joggen, wenn es keinen Schnee mehr gab. Auch da hatte ich meine Runde … in eine Tabelle trug ich mir dann immer ein, wie lange ich dafür brauchte. Es war wohl schon immer eine Leidenschaft von mir, mich messen und verbessern zu wollen.

Das heißt, du hast das Training gar nicht so sehr als anstrengend wahrgenommen – vielleicht weil du diesen inneren Antrieb hattest?

Der innere Antrieb war auf jeden Fall da. Aber ich erinnere mich schon auch, dass mir als Kind im Training manchmal die Tränen in den Augen standen. Wir hatten bereits mit zehn, elf, zwölf Jahren Trainer, die von uns sehr viel forderten. Dabei stieß ich oft an meine Grenzen.

Trotzdem mochtest du das Training. Was hast du am meisten daran geliebt?

Es war die Gruppe, die für mich sehr viel ausmachte – der Spaß zusammen, das gegenseitige Mitziehen und Motivieren. Das Teamgefühl war bei uns schon sehr groß.

Wer war denn mit dir in deiner Trainingsgruppe?

Aus Wallgau waren es drei oder vier Jungs, die mit mir zum Training gegangen sind …

… und du das einzige Mädchen?

Ein paar Mädchen aus Mittenwald waren noch mit dabei, aber meine Kumpels aus Wallgau waren lauter Jungs. Mit denen maß ich mich dann auch immer. Das war irgendwie mein eigener Anspruch.

Wart Ihr alle im gleichen Alter?

Zunächst ja. Aber dadurch, dass ich eben sehr talentiert und den anderen in meinem Alter immer etwas voraus war, trainierte ich bereits mit 13 Jahren bei den Großen mit. Die waren damals zwischen 15 und 16 Jahre alt.

Wie war das für dich?

In dem Moment fand ich das super. Aus heutiger Sicht war es womöglich ein Fehler. Dadurch war ich schon in diesem Alter beispielsweise immer beim Krafttraining mit dabei und hob Gewichte. Ich glaube, dabei machte ich mir körperlich viel kaputt.

Was genau?

Ich hatte später immer wieder mit Rückenbeschwerden zu tun. Das war aber erst als Profi. Teils konnte ich mich überhaupt nicht mehr bewegen. Vor allem war das zu den Zeiten, in denen der Stress vor wichtigen Wettkämpfen am größten war.

Daraufhin wurde ich zweimal umfassend untersucht. Die Ärzte erkannten dabei Auffälligkeiten im MRT, die wahrscheinlich auf das intensive Krafttraining während der starken Wachstumsphase im Jugendalter zurückzuführen waren. Vielleicht lag es aber auch daran, dass wir damals „falsch“ trainierten? Ich weiß es nicht. Mir machte das Training zwar immer Spaß, aus gesundheitlicher Sicht war es aber sicherlich nicht nur gut für mich. Interessanterweise trainierte ich in der Jugend viel mehr mit hohen Gewichten, als ich es dann später als Erwachsene tat. Zudem achtete man deutlich weniger auf die Ausführung der Übungen. Es ging viel mehr um Leistung und darum, das Gewicht irgendwie zu bewegen. Unser damaliger Trainer war Oberstabsfeldwebel ... also ... das war schon ... (lacht).

... hart (lacht)?

Ja, und Disziplin war gefragt (lacht).

Hattest du auch während deiner Kindes- und Jugendzeit körperliche Beschwerden oder Verletzungen?

Nein, außer mehrfach offene Knie durch Stürze mit den Skirollern im Sommer war da nichts. Aber Biathlon ist auch kein Sport, bei dem es viele Verletzungen gibt.

Zurück zu deinem Trainingsalltag. Gab es auch Dinge, die du weniger mochtest?

Ja. Obwohl ich es immer sehr genoss, draußen zu sein, erinnere ich mich an Trainingseinheiten, bei denen es eiskalt war und ich das Gefühl hatte, gleich zu erfrieren. Da machte es mir keinen Spaß. Andererseits konnte ich mir aber auch nicht vorstellen, das nicht mehr zu tun.

Vorhin hast du das Krafttraining angesprochen. Seit einigen Jahren ist das Athletiktraining in aller Munde. Hat man bei euch viel Wert auf ein Training abseits der Skier gelegt und wenn ja, wie sah das aus?

Ja, schon ... und sogar relativ früh. Ich erinnere mich beispielsweise daran, dass wir bereits mit zehn, elf Jahren spielerische Waldläufe machten. Dabei mussten wir auf unebenem Gelände über unterschiedliche Untergründe, wie Gras, Wurzeln und Moor laufen, um gleichzeitig die Balance zu schulen und die Knöchel zu stärken. Generell nutzten wir viel die freie Natur.

Ihr habt keine Trainingsgeräte verwendet?

Doch. Mit der Steigerung der wöchentlichen Trainingstage trainierten wir zum Beispiel auch mit der Koordinationsleiter. Und als ich dann 13/14 Jahre alt war, kam eben das Krafttraining mit Gewichten hinzu.

Hast du sonst noch irgendwelchen Sport gemacht?

Bis dahin spielte ich im Verein noch ein- oder zweimal pro Woche Tennis. Das war aber nie so richtig meins. Ich mochte es viel mehr, mich in der freien Natur zu bewegen. Und aufgrund der fehlenden Zeit neben Schule und Musikunterricht, zu dem ich auch noch einmal pro Woche ging, musste ich letztendlich auch damit aufhören.

Du hattest während deiner Kindheit und Jugend sicherlich verschiedene Trainer. Waren die von ihrer Art zu trainieren unterschiedlich?

Ja, auf jeden Fall. Der Bernhard, mein späterer Heimtrainer als Profi, der war anders als die Trainer „vom alten Eisen" (Anmerkung: Bernhard Kröll ist der erfolgreiche Biathlontrainer der Trainingsgruppe in Mittenwald. Viele bekannte Namen, wie eben Magdalena Neuner, Laura Dahlmeier, Miriam Gössner und Martina Glagow sind durch seine Schule gegangen).

Was genau hat er anders gemacht?

Vor allem ist er viel individueller auf die einzelnen Sportler eingegangen.

Es gab Trainer, die waren der Meinung, dass alle immer genau das Gleiche machen müssen. Dabei hatte ich oft das Gefühl, dass ich eigentlich ein anderes Training bräuchte. Es war mir häufig zu viel. Ein Ruhetag stattdessen hätte mir vermutlich manchmal besser getan.

Als ich dann mit 18 Jahren zur Nationalmannschaft stoß, kam noch das Problem hinzu, dass die anderen etwa zehn Jahre älter waren als ich. Trotzdem musste ich das gleiche Training absolvieren. In der Vorbereitung wurde ich dadurch häufig krank. Wahrscheinlich, weil ich zu oft an meinem Limit war. Mein Körper nahm sich dann einfach die notwendige Ruhe.

Bernhard hingegen schaute mich manchmal morgens nur an und veränderte daraufhin die geplante Trainingseinheit für den Tag. Mit ihm hatte ich einfach ein Riesenglück. Dadurch, dass er schon mein Schüler- und Jugendtrainer war, kannte er mich eben sehr gut.

In meinem letzten Jahr als Profi löste ich mich dann komplett von der Nationalmannschaft und nahm an keinem einzigen Lehrgang mehr teil. Ich trainierte nur noch zusammen mit Bernhard – und das war definitiv mein bestes Jahr. Seine Art zu trainieren passte perfekt zu mir als Sportlerin. Ich glaube, zusammen haben wir viel richtig gemacht.

Das klingt sehr interessant. Was genau machte aus euch so ein starkes Team?

Ich hatte immer ein sehr gutes Körpergefühl – Bernhard ließ es zu und ging darauf ein.

Gibt es heutzutage mehr Trainer wie ihn beim Biathlon?

Ja, ich denke, es fand eine sehr gute Entwicklung statt. Dafür setzte ich mich nach meiner Karriere auch stark ein. Die jungen Trainer haben eine ganz andere Einstellung. Sie achten auf jeden Sportler sehr individuell. Ihnen ist es wichtig, dass jeder in sich hineinhört und lernt, die eigenen Gefühle zu deuten. Das habe ich mir als Sportlerin immer gewünscht. Schade, dass ich nicht in die heutige Zeit gefallen bin. Ich glaube, da hätte ich noch besser sein können (lacht).

Noch besser (lacht)? Was war deine größte Stärke?

Das fragte ich mich schon häufig – was den Unterschied zu anderen ausmachte? Ich glaube, es war meine Fähigkeit, mich im Wettkampf völlig verausgaben zu können. Ich konnte mich einfach quälen.

War das auch im Training so?

Nicht immer. Obwohl ich natürlich schon auch sehr viel und intensiv trainierte, war ich eher diejenige, die versuchte, mit einem möglichst geringen Aufwand viel zu erreichen (lacht).

In Anbetracht deiner Erfolge ist dir das offensichtlich gelungen (lacht). Was hat dir dein Sport gegeben?

Unglaublich viel. Ich werde oft gefragt, ob ich nicht das Gefühl habe, in meiner Jugend etwas verpasst zu haben – vor allem, weil ich schon früh fünfmal pro Woche trainierte. Aber das ist ganz und gar nicht der Fall. Das, was ich in meiner Sportlerzeit erlebt und gelernt habe, ist für mich sehr viel mehr wert als das, was ich vielleicht verpasst habe.

Was meinst du genau?

Zum Beispiel bereiste ich so viele Länder und traf dabei so viele Menschen. Das sind unglaubliche Erfahrungen. Zudem lernte ich schon früh selbstständig, ehrgeizig und zielstrebig zu sein sowie einen gewissen Perfektionismus zu entwickeln. Davon profitiere ich auch heute noch in ganz vielen Lebensbereichen. Die Eigenschaften, die man im normalen Leben braucht, sind häufig die gleichen wie die im Sport – nur die Dosierung sollte anders sein. Aber auch das habe ich zwischenzeitlich gelernt (lacht).

Würdest du nochmals so eine Karriere anstreben?

Ja, ich hatte das Glück, herausgefunden zu haben, was zu mir passt. Ich machte, was meins war. Ich konnte mein Talent leben. Und deshalb würde ich es wieder ganz genauso machen.

Welche sportlichen Wünsche hast du für deine eigenen Kinder?

Für meine Kinder wünsche ich mir, dass sie ebenso herausfinden, was zu ihnen passt und dass sie das mit Spaß betreiben können – egal, ob es etwas Sportliches oder anderes ist. Denn ich glaube, das macht unser Leben glücklich.

Zu mir hat der Leistungssport gepasst. Zu meiner Tochter hingegen würde er wahrscheinlich nicht passen. Ich glaube, sie ist nicht der Typ dafür. Sie ist zwar sportlich, aber sie mag es nicht, sich zu quälen. Sie singt und tanzt lieber den ganzen Tag (lacht).

Und wenn erkenntlich werden würde, dass der Leistungssport auch was für sie ist, würdest du es unterstützen?

Dann würde ich das auf jeden Fall unterstützen. Ich möchte das fördern, was sie von sich aus gern tut und was ihr persönliches Talent ist.

Das klingt sehr schön. In ein paar Jahren werden wir sehen, welchen Weg sie gegangen ist (lacht). Lass uns zum Sport und zur Bewegung zurückkommen. Wie wichtig sind diese beiden Dinge aus deiner Sicht für die Entwicklung und Gesundheit von Kindern und Jugendlichen?

Sehr wichtig. Man muss es ja nicht übertreiben, aber allein draußen zu sein, dort rumzulaufen und Radl zu fahren, im Garten zu spielen und zu turnen – das finde ich schon sehr wichtig.

Kinder profitieren dabei ja nicht nur motorisch und gesundheitlich, sondern beispielsweise auch in der Schule. Lehrer haben mir immer wieder bestätigt, dass Kinder, die sich viel bewegen, oft gute schulische Leistungen zeigen. Da gibt es wohl Parallelen.

War das auch bei dir so?

Ja, ich war zwar nicht gerade die Lernweltmeisterin und zudem im Winter nur an drei von fünf Tagen in der Schule, trotzdem war ich immer eine sehr gute Schülerin.

Ich würde sagen, das ist auch eine weltmeisterliche Leistung (lacht). Zum Ende dieses Gespräches möchte ich dir gern noch eine letzte Frage stellen. Stelle dir vor, du stehst vor einer Gruppe von Kindern und Jugendlichen. Was würdest du ihnen gerne mit auf den Weg geben?

Ich würde ihnen raten, viel raus zu gehen und sich zu bewegen, sich für ihre Freizeit was zu suchen, was sie total gern machen – außer vielleicht fernschauen und Computer spielen (lacht). Am besten zusammen mit Freunden.

Für die Eltern würde ich mir wünschen, dass es ihnen gelingt, die Kleinen ohne Drang und Zwang zur Bewegung zu motivieren, sie früh zu sensibilisieren, wie wichtig Bewegung für ihre Gesundheit ist.

Magdalena, ich bedanke mich für das sehr interessante und angenehme Gespräch. Ich könnte mich noch stundenlang mit dir weiter unterhalten. Aber ich glaube, wir sollten uns langsam auch mal wieder bewegen (lacht).

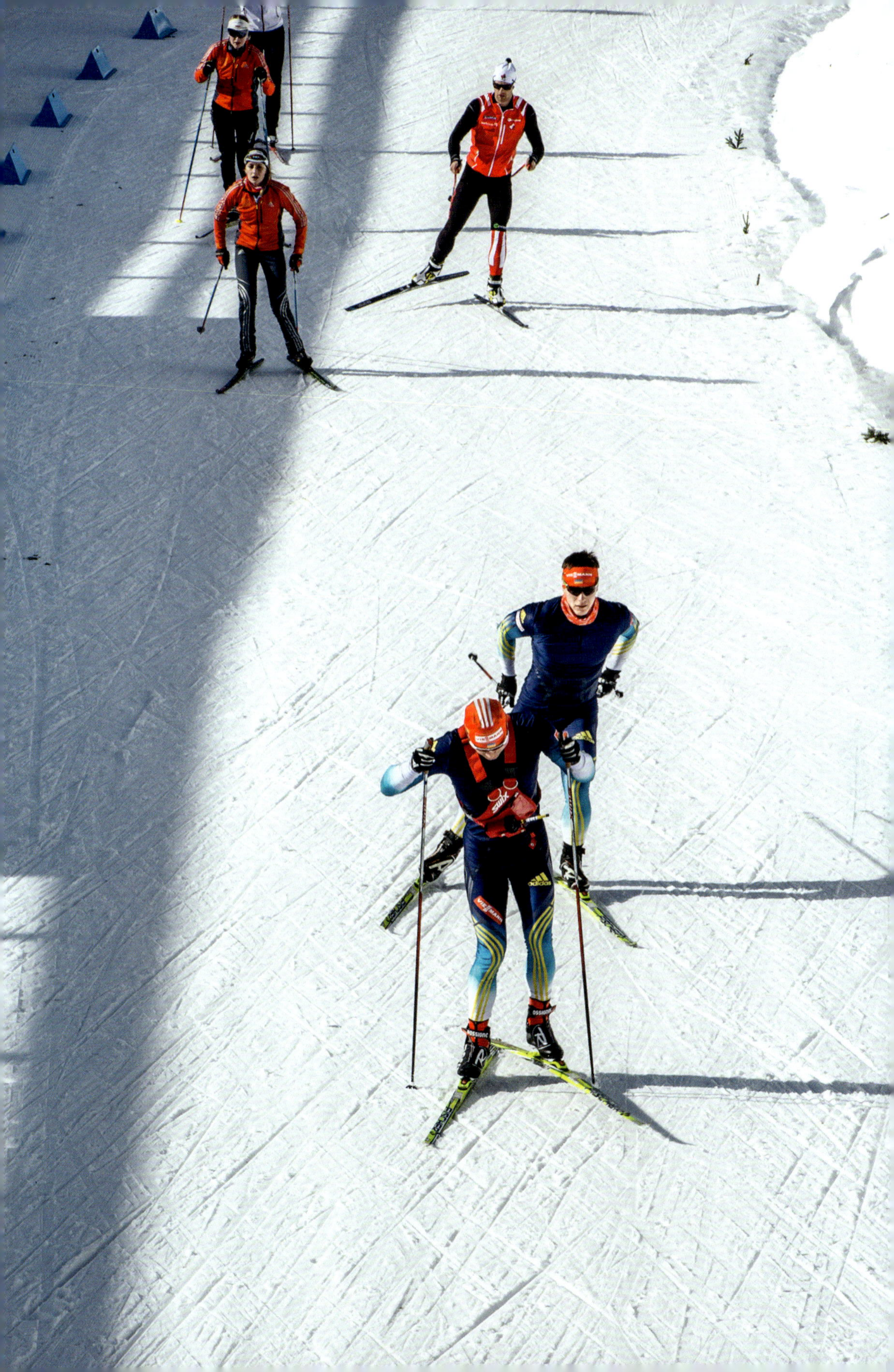
swix

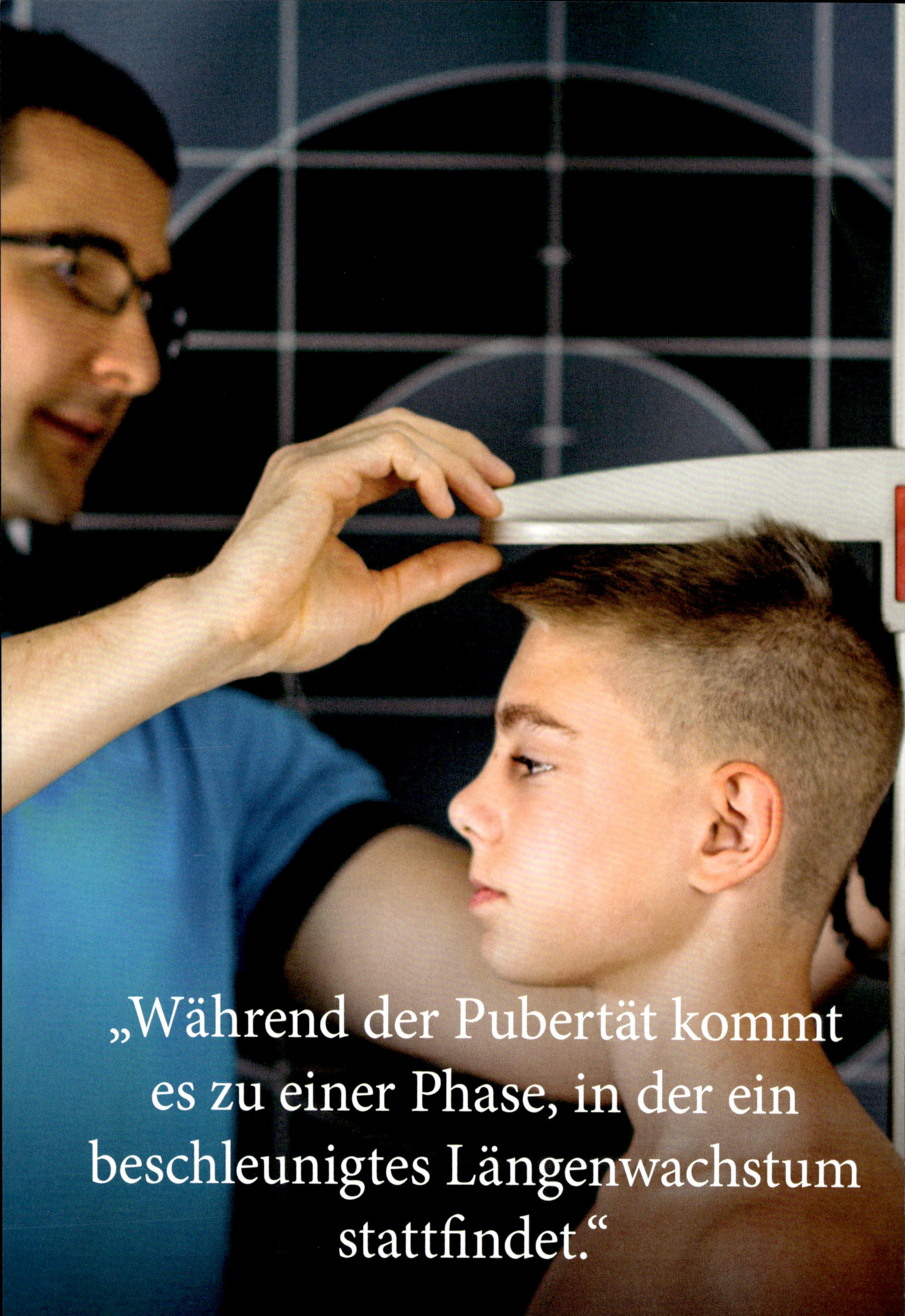
„Während der Pubertät kommt
es zu einer Phase, in der ein
beschleunigtes Längenwachstum
stattfindet."

3. Peak Height Velocity

3.1	Was ist die Peak Height Velocity?	57
3.2	Bedeutung der Peak Height Velocity	58
3.3	Individueller Entwicklungsstand	59
3.4	Bestimmung des PHV-Alters	60

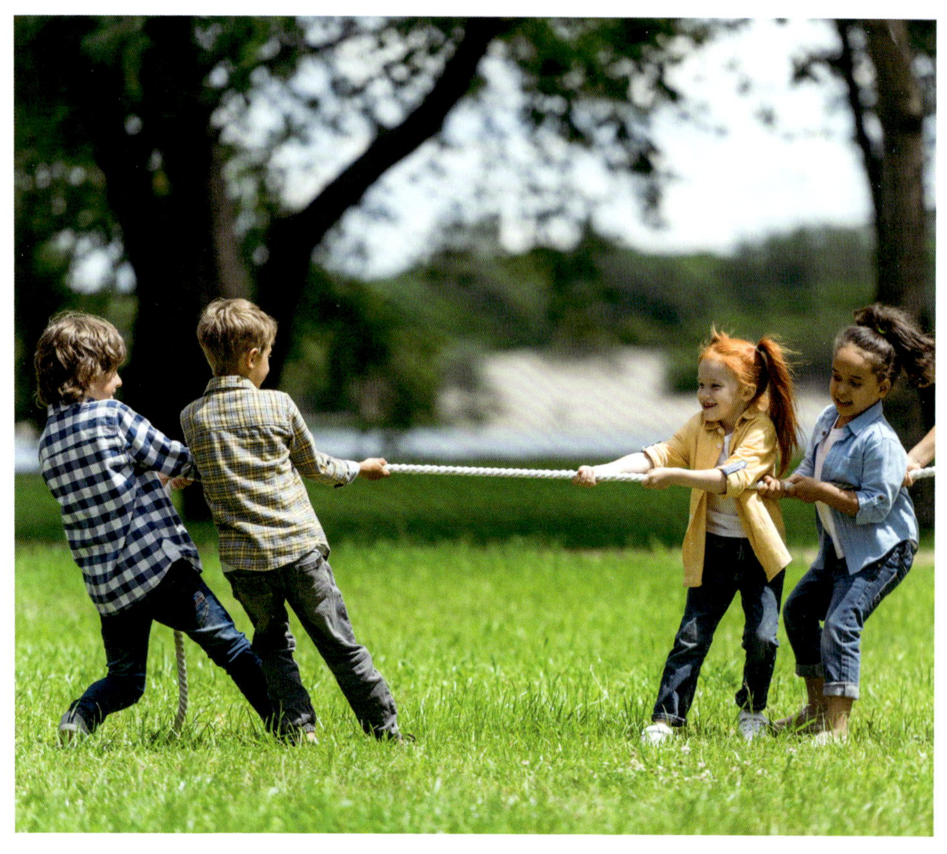

„Es gibt Zeitfenster, in denen größere Fortschritte bei einem bestimmten Training erzielt werden können als in anderen.“

Wissenswertes vorab

- Die Peak Height Velocity ist das beschleunigte pubertäre Längenwachstum und tritt bei Mädchen mit rund zwölf und bei Jungen mit etwa 14 Jahren ein.
- Anhand der Peak Height Velocity können der individuelle Entwicklungsstand ermittelt und Trainingsprogramme darauf abgestimmt werden.
- Die praktikabelste Möglichkeit zur Bestimmung der Peak Height Velocity ist die Berechnung mittels einer mathematischen Formel.

3.1 WAS IST DIE PEAK HEIGHT VELOCITY?

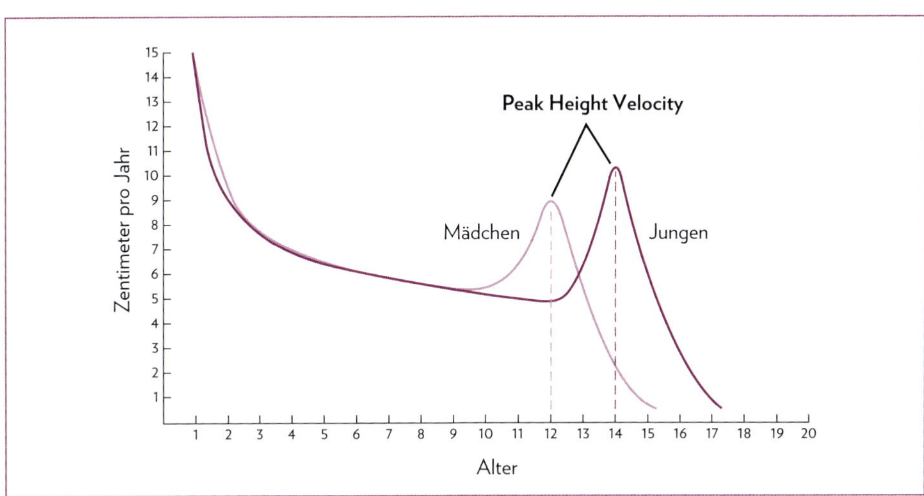

Abbildung 6: Peak Height Velocity von Mädchen und Jungen

Während der Pubertät kommt es zu einer Phase, in der ein beschleunigtes Längenwachstum stattfindet. In der englischsprachigen Trainingswissenschaft wird dies Peak Height Velocity (PHV) genannt [107, 112]. Mädchen erfahren diese Phase durchschnittlich mit etwa zwölf und Jungen mit knapp 14 Jahren [114]. Bei Letzteren ist sie jedoch stärker ausgeprägt. Wenn bei Mädchen die Körpergröße in diesem Jahr um durchschnittlich etwas mehr als acht Zentimeter zunimmt, sind es bei Jungen knapp zehn Zentimeter (Abbildung 6) [114].

Peak Height Velocity ist das beschleunigte pubertäre Längenwachstum.

3.2 BEDEUTUNG DER PEAK HEIGHT VELOCITY

Vor, während und nach der PHV erfahren Kinder und Jugendliche unterschiedliche Anpassungen durch ein Training der körperlichen Fitness. Das bedeutet, dass die Trainierbarkeit der einzelnen Komponenten und deren Unterformen besser oder schlechter beziehungsweise die Anpassung auf den jeweiligen Trainingsreiz beschleunigt ist oder nicht [108, 109]. Somit gibt es Zeitfenster, in denen größere Fortschritte bei einem bestimmten Training erzielt werden können als in anderen.

Das Wissen über den Beginn der PHV ist bedeutend für die Erstellung von Trainingsprogrammen. Es ermöglicht die Anpassung an das biologische Alter von Kindern und Jugendlichen, das bis zu vier oder fünf Jahren vom chronologischen Alter abweichen kann [110].

Chronologisches Alter = Alter als Zeitangabe

Biologisches Alter = Alter gemessen am körperlichen und geistigen Entwicklungsstand

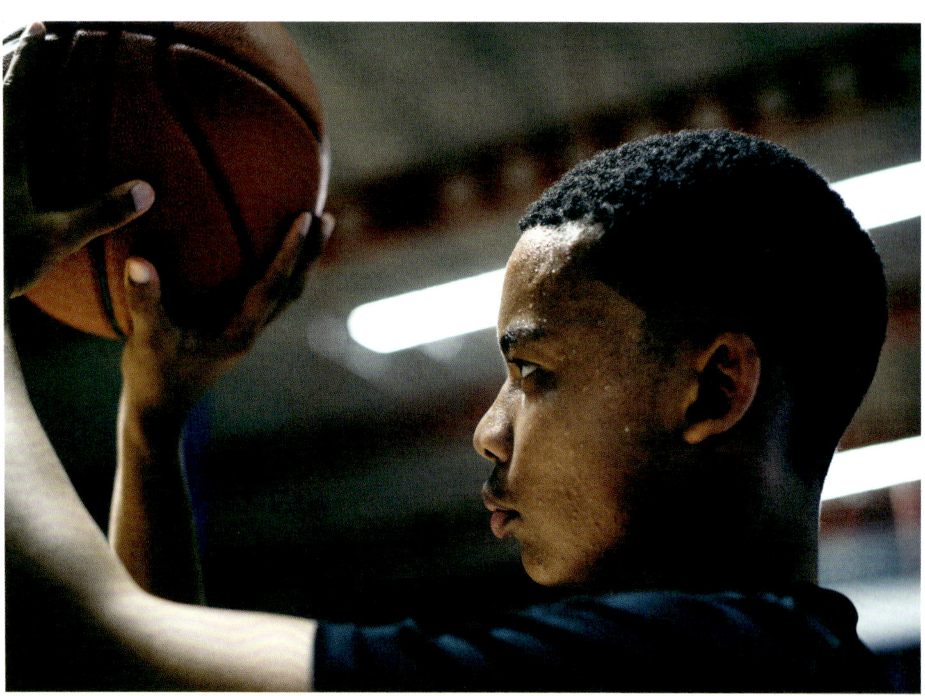

3.3 INDIVIDUELLER ENTWICKLUNGSSTAND

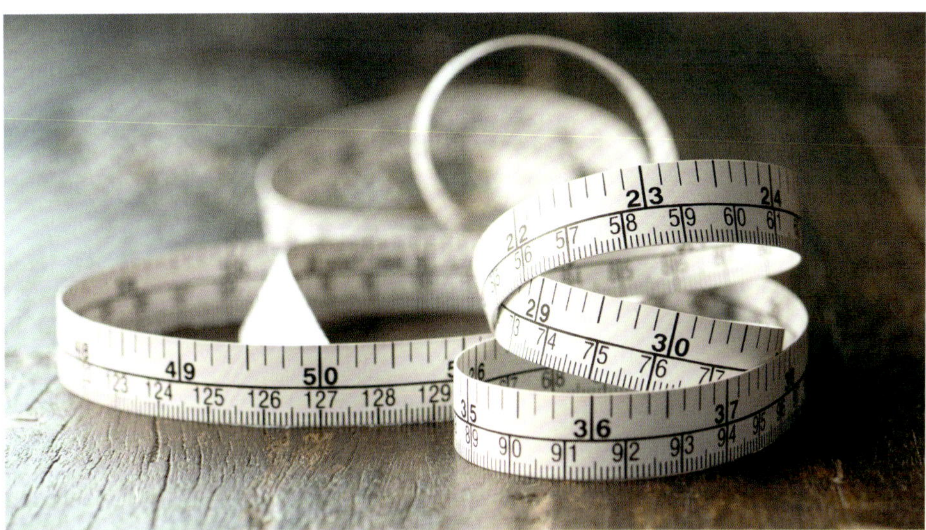

Anhand des Alters während der PHV kann der individuelle Entwicklungsstand festgelegt werden. Als frühreif werden Jugendliche betrachtet, wenn ihr Alter während der PHV mehr als ein Jahr unter dem durchschnittlichen liegt. Dieses ist bei Mädchen zwölf und bei Jungen 14 Jahre. Als durchschnittlich reif gelten sie, wenn ihr Alter während der PHV im Vergleich zum Durchschnitt um maximal ein Jahr nach unten oder oben abweicht. Als spätreif gelten Jugendliche hingegen, wenn ihr Alter während der PHV mehr als ein Jahr über dem durchschnittlichen Alter liegt (Tabelle 4) [114].

	Entwicklungsstand		
	Frühreif	**Durchschnittlich**	**Spätreif**
Mädchen durchschnittliches Alter @ PHV: zwölf Jahre	PHV im jüngeren Alter als elf Jahre	PHV im Alter von 11-13 Jahren	PHV im älteren Alter als 13 Jahre
Jungen durchschnittliches Alter @ PHV: 14 Jahre	PHV im jüngeren Alter als 13 Jahre	PHV im Alter von 13-15 Jahren	PHV im älteren Alter als 15 Jahre

Tabelle 4: Individueller Entwicklungsstand anhand des Alters während der PHV

3.4 BESTIMMUNG DES PHV-ALTERS

Das PHV-Alter bezieht sich auf die noch bevorstehende Dauer bis zum Eintritt der PHV oder die Dauer, die bereits seit der PHV vergangen ist. Am genauesten lässt es sich röntgenografisch vor allem dann beurteilen, wenn die Untersuchung im Jahr davor stattfindet [112]. Hierbei wird das Ausmaß der Verknöcherung von bestimmten Stellen des Knochens an Ellenbogen, Handgelenk, Darmbeinkamm und/oder Fersenbein beurteilt.

In der Trainingswissenschaft hat sich jedoch die Bestimmung über mathematische Formeln durchgesetzt, da sie für Trainer praktikabler in der Anwendung sind. Zudem werden die Kinder und Jugendlichen keinen Röntgenstrahlen ausgesetzt [113, 115]. Die am häufigsten verwendete Formel ist die nach Mirwald. Eine Messung sollte alle drei Monate stattfinden [111].

Formel nach Mirwald

Im Vergleich zur reinen Messung anthropometrischer Daten kann mit der Formel nach Mirwald die PHV ermittelt werden, bevor sie eintritt. Dabei werden neben anthropometrischen Daten auch das Alter und Körpergewicht miteinander verrechnet [113]. Die Formel zeigt eine hohe Genauigkeit und Zuverlässigkeit, wenn sie etwa zwei Jahre vor dem Erreichen der tatsächlichen PHV und maximal zwei Jahre danach angewendet wird [112, 113]. Bei Mädchen ist das in etwa zwischen zehn und 14, bei Jungen zwischen zwölf und 16 Jahren.

Berechnung bei Jungen

PHV-Alter = (–9,236
+ (0,0002708 × Interaktion zwischen Beinlänge und Körpergröße im Sitzen)
+ (–0,001663 × Interaktion zwischen Alter und Beinlänge)
+ (0,007216 × Interaktion zwischen Alter und Sitzgröße)
+ (0,02292 × Verhältnis zwischen Körpergewicht und Körpergröße im Stehen))

Berechnung bei Mädchen

PHV-Alter = (–9,376
+ (0,0001882 × Interaktion zwischen Beinlänge und Körpergröße im Sitzen)
+ (0,0022 × Interaktion zwischen Alter und Beinlänge)
+ (0,005841 × Interaktion zwischen Alter und Sitzgröße)
+ (–0,002658 × Interaktion zwischen Alter und Gewicht)
+ (0,07693 × Verhältnis zwischen Körpergewicht und Körpergröße im Stehen))

Jahrestag als Dezimalzahl												
Tag	**Jan**	**Feb**	**Mär**	**Apr**	**Mai**	**Jun**	**Jul**	**Aug**	**Sep**	**Okt**	**Nov**	**Dez**
1	000	085	162	247	329	414	496	581	666	748	833	915
2	003	088	164	249	332	416	499	584	668	751	836	918
3	005	090	167	252	334	419	501	586	671	753	838	921
4	008	093	170	255	337	422	504	589	674	756	841	923
5	011	096	173	258	340	425	507	592	677	759	844	926
6	014	099	175	260	342	427	510	595	679	762	847	929
7	016	101	178	263	345	430	512	597	682	764	849	932
8	019	104	181	266	348	433	515	600	685	767	852	934
9	022	107	184	268	351	436	518	603	688	770	855	937
10	025	110	186	271	353	438	521	605	690	773	858	940
11	027	112	189	274	356	441	523	608	693	775	860	942
12	030	115	192	277	359	444	526	611	696	778	863	945
13	033	118	195	279	362	447	529	614	699	781	866	948
14	036	121	197	282	364	449	532	616	701	784	868	951
15	038	123	200	285	367	452	534	619	704	786	871	953
16	041	126	203	288	370	455	537	622	707	789	874	956
17	044	129	205	290	373	458	540	625	710	792	877	959
18	047	132	208	293	375	460	542	627	712	795	879	962
19	049	134	211	296	378	463	545	630	715	797	882	964
20	052	137	214	299	381	466	548	633	718	800	885	967
21	055	140	216	301	384	468	551	636	721	803	888	970
22	058	142	219	304	386	471	553	638	723	805	890	973
23	060	145	222	307	389	474	556	641	726	808	993	975
24	063	148	225	310	392	477	559	644	729	811	896	977
25	066	151	227	312	395	479	562	647	731	814	899	981
26	068	153	230	315	397	482	564	649	734	816	901	984
27	071	156	233	318	400	485	567	652	737	819	904	986
28	074	159	236	321	403	488	570	655	740	822	907	989
29	077		238	323	405	490	573	658	742	825	910	992
30	079		241	326	408	493	575	660	745	827	912	995
31	082		244		411		578	663		830		997

Tabelle 5: Umwandlung eines Datums in eine Dezimalzahl

Berechnungsbeispiel

Zunächst muss das chronologische Dezimalalter in Jahren bestimmt werden. Dies ist das Testdatum als Dezimalzahl abzüglich des Geburtsdatums als Dezimalzahl. Beide können in Tabelle 5 nachgeschlagen werden. Ist zum Beispiel das Testdatum der 16.10.2019, dann ist die Dezimalzahl des Testdatums 2019,789. Ist hingegen das Geburtsdatum der 16.09.2008, so ist die Dezimalzahl des Geburtsdatums 2008,707.

Anschließend werden die Körpergröße in Zentimeter im Stehen (Abbildung 7) und Sitzen (Abbildung 8) sowie das Körpergewicht in Kilogramm gemessen. Bei der Beurteilung der Sitzhöhe sollte darauf geachtet werden, dass der Sitz groß und hoch genug ist, damit die gesamte Oberschenkelrückseite darauf Platz findet und die Füße in der Luft sind.

Nun werden Sitzgröße und Beinlänge berechnet. Die Sitzgröße ergibt sich aus der Körpergröße im Sitzen abzüglich der Sitzhöhe und die Beinlänge aus der Körpergröße im Stehen minus der Sitzgröße.

Danach werden die erhobenen Daten in die geschlechtsspezifische Formel eingesetzt und das PHV-Alter berechnet. Die jeweiligen Interaktionen ergeben sich durch die Multiplikation der beiden Faktoren. Das Verhältnis zwischen der Körpergröße und dem Körpergewicht entsteht durch deren Division.

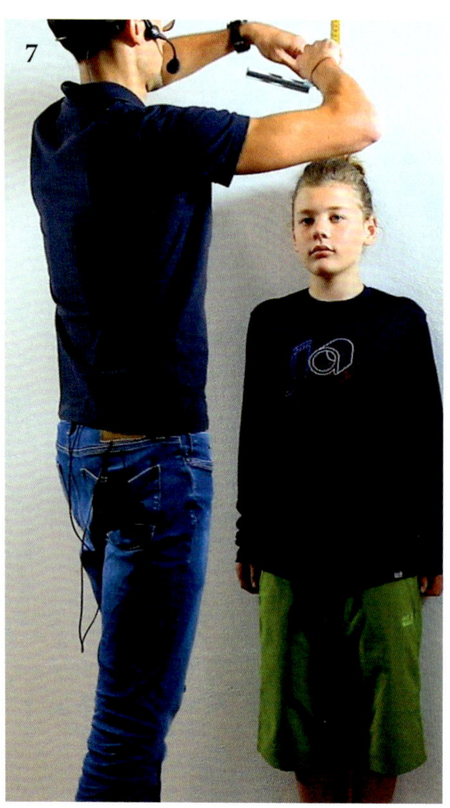
7

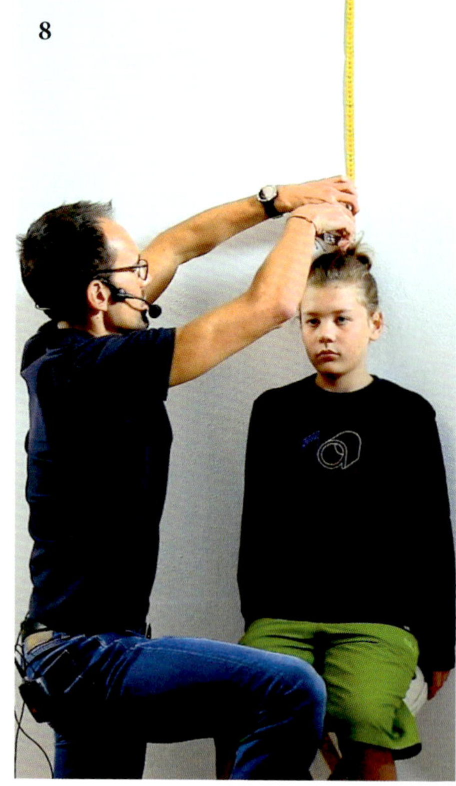
8

Geschlecht: Junge (Formel für die Berechnung bei Jungen)

Testdatum: 16.10.2019 (Dezimalzahl = 2019,789)

Geburtsdatum: 16.09.2008 (Dezimalzahl = 2008,707)

Alter: 11,082 (= Testdatum als Dezimalzahl – Geburtsdatum als Dezimalzahl)

Körpergröße im Stehen:
150 Zentimeter (= Abstand vom Boden bis zum höchsten Punkt des Kopfes)

Körpergröße im Sitzen:
126 Zentimeter (= Abstand vom Boden bis zum höchsten Punkt des Kopfes)

Körpergewicht: 45,7 Kilogramm

Sitzhöhe:
49 Zentimeter (= Abstand vom Boden bis zur Oberkante des Stuhles)

Sitzgröße: 77 Zentimeter (= Körpergröße im Sitzen – Sitzhöhe)

Beinlänge: 73 (= Körper im Stehen – Sitzgröße)

Interaktion zwischen Beinlänge und Körpergröße im Sitzen: 5621 (= 73,0 × 77)

Interaktion zwischen Alter und Beinlänge: 808,986 (= 11,082 × 73)

Interaktion zwischen Alter und Sitzgröße: 853,314 (= 11,082 × 77)

Verhältnis zwischen Körpergewicht und Körpergröße im Stehen:
30,466666666 ((45,7 / 150) × 100)

PHV-Alter = (–9,236
+ (0,0002708 × Interaktion zwischen Beinlänge und Körpergröße im Sitzen)
+ (–0,001663 × Interaktion zwischen Alter und Beinlänge)
+ (0,007216 × Interaktion zwischen Alter und Sitzgröße)
+ (0,02292 × Verhältnis zwischen Körpergewicht und Körpergröße im Stehen))

PHV-Alter = (–9,236
+ (0,0002708 × 5621)
+ (–0,001663 × 808,986)
+ (0,007216 × 853,314)
+ (0,02292 × 30,466666666))

PHV-Alter = –2,2

Das PHV-Alter von –2,2 Jahren bedeutet, dass das getestete Kind noch etwa 2,2 Jahre benötigt, bis es die PHV erreicht.

	Nachname	Vorname	Alter @ PHV	PHV-Abstand (Jahre)	Messtag (TT.MM.JJ)	Geburtstag (TT.MM.JJ)	Geschlecht Jungen = 1 Mädchen = 2	Körpergewicht (kg)	Körpergröße im Stehen (cm)	Körpergröße im Sitzen (cm)	Sitzhöhe (cm)
1											
2											
3											
4											
5											
6											
7											
8											
9											
10											
11											
12											
13											
14											
15											
16											
17											
18											

Tabelle 6: PHV-Rechner zum Download unter https://www.hpphysio.pro/phv-rechner/; Referenz: Mirwald RL, Baxter-Jones ADG, Bailey et al. 2002. An assessment of maturity from anthropometric measurements. Med Sci Spots Exerc 34; 4:689-694

Berechnung für Nichtmathematiker

Die PHV händisch zu berechnen ist eine Möglichkeit, jedoch für die meisten Nichtmathematiker eine nicht allzu leichte und dazu zeitraubende Aufgabe. Einfacher und schneller geht es, wenn die erhobenen Daten in einen PHV-Rechner eingegeben werden, der daraufhin das PHV-Alter automatisch berechnet.

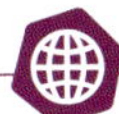

Ein solcher PHV-Rechner kann von der Webseite des Autors heruntergeladen werden: https://www.hpphysio.pro/phv-rechner/ (Tabelle 6). Dieser basiert auf einer Microsoft Excel Tabelle.

Hier können zunächst der Nachname und Vorname des zu testenden Kindes oder Jugendlichen eingetragen werden. Anschließend müssen Testdatum, Geburtsdatum, Geschlecht, Körpergewicht, Körpergröße im Stehen und Sitzen sowie die Sitzhöhe eingegeben werden. Die Körpergröße im Stehen und Sitzen ist jeweils der Abstand vom Boden bis zum höchsten Punkt des Kopfes. Die Sitzhöhe ist der Abstand vom Boden bis zur Oberkante des Sitzes. Automatisch werden nun alle weiteren für die Formel nach Mirwald benötigten Parameter im Hintergrund berechnet. Das Ergebnis wird in den beiden grauen Spalten dargestellt – das wahrscheinliche Alter während der PHV und das PHV-Alter. Letzteres beschreibt bei einem negativen Ergebnis die Dauer, die bis zur PHV noch bevorsteht. Ein positives Ergebnis zeigt die vergangene Dauer seit dem Eintritt der PHV an.

Zusammenfassung

Die Peak Height Velocity ist das beschleunigte pubertäre Längenwachstum, das bei Mädchen mit rund zwölf und bei Jungen mit etwa 14 Jahren eintritt. Über eine Berechnung bereits in den Jahren davor kann der individuelle Entwicklungsstand bestimmt und Trainingsprogramme können daraufhin abgestimmt werden. Die bekannteste und am häufigsten verwendete Formel ist die nach Mirwald. Über einen PHV-Rechner können einfach und schnell das wahrscheinliche Alter während der Peak Height Velocity und die Dauer bis zu deren Erreichen vorab ermittelt werden.

Die Trainingssteuerung aller Komponenten der körperlichen Fitness kann basierend auf dem PHV-Alter erfolgen. Das Youth Physical Development Model gibt hierfür einen Überblick (Kapitel 2).

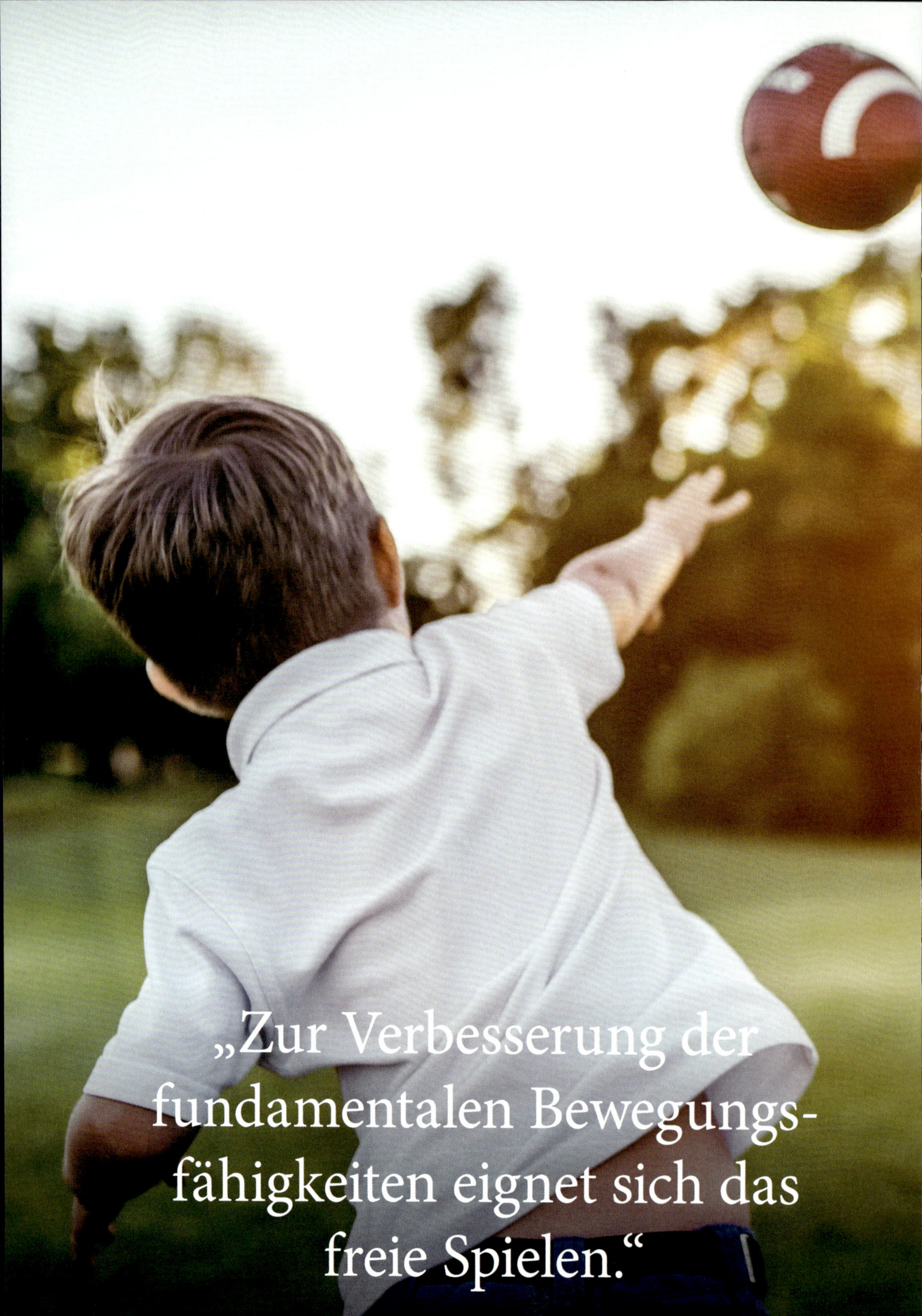
„Zur Verbesserung der
fundamentalen Bewegungs-
fähigkeiten eignet sich das
freie Spielen.“

4. Fundamentale Bewegungsfähigkeiten

4.1 Im Zusammenhang mit körperlicher Aktivität 69

4.2 Was sind fundamentale Bewegungsfähigkeiten? 70

4.3 Entwicklung der fundamentalen Bewegungsfähigkeiten 72

4.4 Testung der fundamentalen Bewegungsfähigkeiten 73

4.5 Training der fundamentalen Bewegungsfähigkeiten 83

4.6 Lernprozess 90

4.7 Sportspezifische Bewegungsfähigkeiten 94

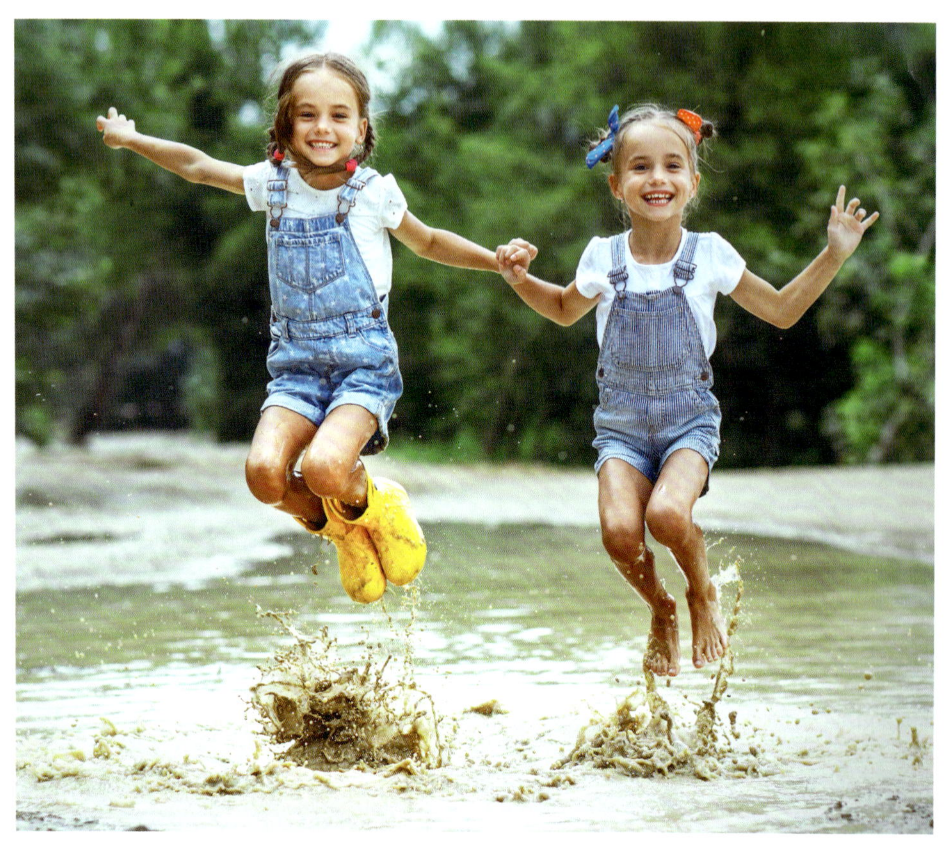

„Das ideale Alter für das Training der fundamentalen Bewegungsfähigkeiten ist das frühe Kindesalter.“

Wissenswertes vorab

- Die Ausprägung der fundamentalen Bewegungsfähigkeit steht in einer engen Verbindung mit dem Umfang der körperlichen Aktivität.
- Eine gewisse Kraftfähigkeit ist erforderlich, um fundamentale Bewegungsfähigkeiten qualitativ und quantitativ gut ausführen zu können.
- Fundamentale Bewegungsfähigkeiten sind am besten im frühen bis mittleren Kindesalter zu erlernen.
- Eine Trainingseinheit sollte aus gezielten Übungen zur Verbesserung der fundamentalen Bewegungsfähigkeiten bestehen. Zusätzlich sollte Zeit für angeleitete Spiele und Aktivitäten sowie freies Spielen eingeplant werden, in der die Kinder das Gelernte immer wieder ausprobieren können.

4.1 IM ZUSAMMENHANG MIT KÖRPERLICHER AKTIVITÄT

Eine gute Beherrschung von fundamentalen Bewegungsfähigkeiten (FBF) steht in einer engen Verbindung mit einem hohen Umfang und hoher Intensität an körperlicher Aktivität, einer bestmöglichen sozialen und kognitiven Entwicklung sowie einer guten allgemeinen Gesundheit und umgekehrt. Dies gilt für Kinder, Jugendliche und Erwachsene gleichermaßen [120, 124, 130, 134, 138, 140, 146, 157, 159, 162, 174, 176]. Sie sind wichtig für die Ausbildung der kardiorespiratorischen und muskuloskelettalen Fitness und tragen so zu einem gesunden Körpergewicht bei [118, 122, 127, 128, 159, 175]. Bei Übergewicht und Fettleibigkeit ist hingegen oftmals eine reduzierte Fähigkeit, fundamentale Bewegungen durchführen zu können und dadurch ein reduziertes Aktivitätspensum erkennbar [139, 154, 172, 174]. Die Ausprägung der FBF steht zudem im Zusammenhang mit der Teilnahme an organisierten Sportangeboten [133].

Die fundamentalen Bewegungsfähigkeiten stehen in einer engen Verbindung mit dem Umfang an körperlicher Aktivität und der Gesundheit.

Ein Defizit im Bereich der FBF ist heutzutage auch bei normalgewichtigen Kindern und Jugendlichen verstärkt zu beobachten. Über die letzten Jahrzehnte kam es zu einer kontinuierlichen Abnahme [159, 171]. Verglichen mit Jungen, ist dieser Trend bei Mädchen etwas deutlicher ausgeprägt [150]. So kommt es, dass Kinder und Jugendliche vielmals den von der Weltgesundheitsorganisation empfohlenen Aktivitätsumfang nicht mehr erreichen (Kapitel 1) [173]. Verbessern sie hingegen ihre FBF, nimmt ihr Umfang an körperlicher Aktivität zu – unabhängig von ihrem Alter [124, 150, 156, 157, 174]. Dies ist für die weitere Entwicklung von hoher Bedeutung, denn bei Kindern mit gut ausgeprägten FBF ist eine nur geringe Abnahme der körperlichen Aktivität im späteren Alter zu verzeichnen. Andernfalls setzt sich vielfach der geringe Bewegungsumfang im Erwachsenenalter fort [142, 152, 159].

Faigenbaum und Myer machen für das geringe Aktivitätspensum von Kindern und Jugendlichen zusätzlich Kraftdefizite verantwortlich [132]. Die Kraftfähigkeit spielt für die Entwicklung der FBF eine wichtige Rolle [158]. Allein durch ein Krafttraining verbessern sich FBF wie Sprinten, Springen und Werfen bei fünf- bis achtzehnjährigen Kindern und Jugendlichen [119, 124, 141, 151]. Daher empfehlen bedeutende internationale Organisationen ausdrücklich, ein Krafttraining mit Kindern und Jugendlichen begleitend durchzuführen (Kapitel 6) [131, 153, 170]. Sowohl die funktionelle (bessere Rekrutierung, Frequenzierung und Synchronisation der Muskulatur) als auch die strukturelle (Hypertrophie der Muskulatur) Anpassung eines Krafttrainings tragen zur Verbesserung der FBF bei. Die erstgenannte ist zur Verbesserung der FBF von höherer Bedeutung, vor allem bei Kindern vor dem Eintritt der Pubertät [119, 160].

Ein Krafttraining trägt zur Ausbildung der fundamentalen Bewegungsfähigkeit bei.

4.2 WAS SIND FUNDAMENTALE BEWEGUNGSFÄHIGKEITEN?

Fundamentale Bewegungsfähigkeiten (FBF) sind die Übersetzungen der englischen Begriffe „fundamental movement skills“ und „fundamental motor skills“. Beide werden in der Regel synonym verwendet, wenn auch der erste Begriff gebräuchlicher ist [155]. Es sind Basisbewegungen und somit die Bausteine für fortgeschrittene und komplexe Bewegungsabläufe. Sie werden unterteilt in Fähigkeiten für die Fortbewegung, Objektkontrolle/Manipulation und Stabilität/Balance (Abbildung 9). In der Kombination werden sie für die Bestreitung eines aktiven Lebensstils sowie beim freien Spielen und Sport benötigt [116, 124, 130, 139, 148, 155, 157, 159, 172, 174, 176].

Fundamentale Bewegungsfähigkeiten sind Bausteine für fortgeschrittene und komplexe Bewegungsabläufe.

FBF für die Fortbewegung sind wichtig, um den Körper situationsangepasst auf verschiedenste Weisen von einem Punkt zu einem anderen bewegen zu können. FBF für

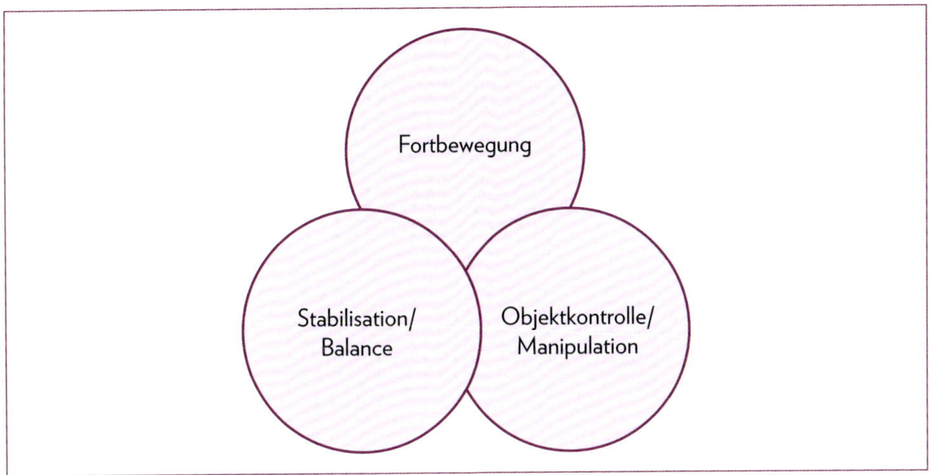

Abbildung 9: Fundamentale Bewegungsfähigkeiten

die Objektkontrolle/Manipulation werden benötigt, um mit Schlägern, Bällen und anderen Gegenständen oder Lasten umgehen und sie gezielt lenken zu können. FBF für die Stabilität/Balance dienen der Kontrolle von statischen Haltepositionen und dynamischen Bewegungen [167].

Beispiele für FBF jeder Kategorie sind in Tabelle 7 dargestellt.

Fundamentale Bewegungsfähigkeiten (FBF)		
Fortbewegung	**Objektkontrolle/ Manipulation**	**Stabilisation/Balance**
• rollen	• drücken	• drehen
• krabbeln	• ziehen	• strecken
• gehen	• fangen	• beugen
• rennen	• werfen	• stützen
• hüpfen	• dribbeln	• hängen
• springen	• prellen	• schwingen
• galoppieren	• tragen	• landen
• klettern	• sammeln	• ausweichen
• rutschen	• schlagen	• balancieren
	• kicken	

Tabelle 7: Fundamentale Bewegungsfähigkeiten zur Fortbewegung, Objektkontrolle/ Manipulation und Stabilisation/Balance

4.3 ENTWICKLUNG DER FUNDAMENTALEN BEWEGUNGSFÄHIGKEITEN

FBF entwickeln sich vor allem im frühen Kindesalter. Sie bauen auf rudimentären Bewegungsfähigkeiten auf und entwickeln sich zu spezialisierten Bewegungsfähigkeiten wie sie im Alltag, Freizeit- und Leistungssport benötigt werden. Gallahue und seine Kollegen haben den Prozess der gesamten motorischen Entwicklung als Sanduhr dargestellt (Abbildung 10) [135, 136, 163].

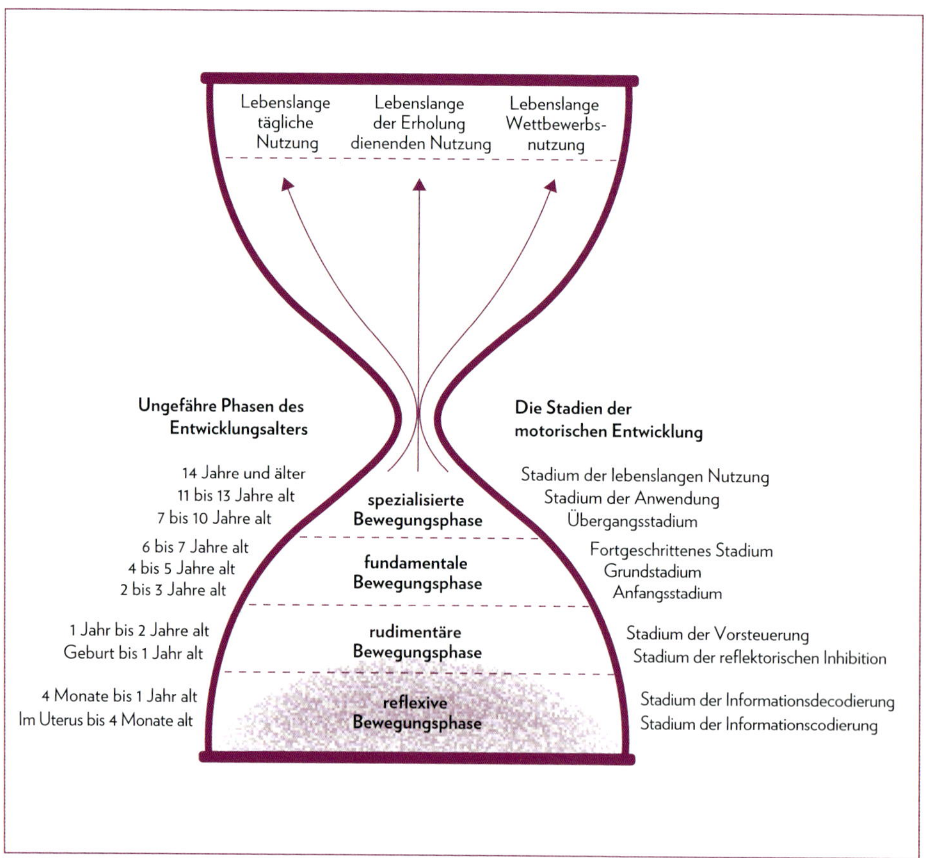

Abbildung 10: Gallahues Sanduhr der motorischen Entwicklung

Die altersbedingte Entwicklung der FBF ist jedoch nicht ausreichend, um Bewegungen, wie sie beim freien Spielen und Sport erforderlich sind, effizient auszuführen. Erst durch gezieltes Lernen, immer wieder Üben und Stärken, werden die FBF verfeinert. Dies kann auf natürlichem Weg durch freies Spielen erfolgen. Die heutigen Möglichkeiten und Umfänge sind dafür jedoch vielmals nicht ausreichend. In diesem Fall ist ein zusätzliches gezieltes Training sinnvoll, idealerweise mit häuslicher Unterstützung der Eltern. Leitlinien wie „Active Start" von Shape America empfehlen ausdrücklich, bereits vor dem Schuleintritt damit zu beginnen [164]. Werden Defizite im Bereich der FBF nicht spezifisch trainiert, bleiben sie oftmals bestehen und den Kindern wird nachgesagt, sie wären ungeschickt oder tollpatschig. Dies kann zusätzlich emotionale Probleme bereiten. Zudem schreiten sie im Jugend- und Erwachsenenalter häufig fort. Aus ausgebildeten FBF entstehen im Weiteren kontext- oder sportspezifische Bewegungsmuster [147, 148, 154, 157, 159, 161, 165, 172, 174, 176].

Fundamentale Bewegungsfähigkeiten müssen regelmäßig untersucht werden – am besten im frühen Kindesalter.

4.4 TESTUNG DER FUNDAMENTALEN BEWEGUNGSFÄHIGKEITEN

Die Testung der FBF ist bereits ab dem Vorschulalter wichtig, um eine ungenügende Ausprägung möglichst frühzeitig zu erkennen. Nur dann können rechtzeitig Trainingsmaßnahmen eingeleitet werden, die eine verzögerte Entwicklung und deren Folgen vorbeugen [148]. Darüber hinaus dient eine Testung der Überwachung der motorischen Entwicklung sowie der Überprüfung der Wirksamkeit von Trainingsprogrammen [137, 143].

Um umfassende Informationen zu gewinnen, sollten FBF sowohl prozess- als auch produktorientiert getestet werden [124, 148, 155]. Prozessorientiert bedeutet, es wird die Qualität bewertet, mit der eine Bewegung durchgeführt wird. Bei der produktorientierten Bewertung wird hingegen das quantitative Ergebnis einer Bewegung beurteilt. Das ist beispielsweise die Höhe oder Weite eines Sprungs, die Zeit für einen Sprint oder die Geschwindigkeit eines Wurfs. Darüber hinaus sollte ein Assessment mindestens eine FBF aus jeder Kategorie (Fortbewegung, Objektkontrolle/Manipulation und Stabilisation/Balance) beinhalten [155].

Ein Assessment der fundamentalen Bewegungsfähigkeiten testet idealerweise qualitative und quantitative Kriterien in allen drei Kategorien: Fortbewegung, Objektkontrolle/Manipulation und Stabilisation/Balance. Der zeitliche Aufwand ist dafür jedoch sehr hoch und die Durchführbarkeit dadurch kaum gegeben.

Verschiedenste Tests sind in der Literatur beschrieben [125, 148]. Keiner ist jedoch vollumfassend. Der zeitliche Aufwand und die Komplexität für die Testung eines Kindes wären unverhältnismäßig hoch und eine Durchführbarkeit dadurch kaum mehr gegeben. So muss ein Test herangezogen werden, der im Rahmen der Möglichkeiten umsetzbar ist und die Informationen liefert, die von Bedeutung sind.

Athletic Skills Track

Der Athletic Skills Track (AST) gilt als einer der für Trainer am besten umsetzbaren Tests. Dabei wird die benötigte Zeit für den Durchlauf eines Parcours gemessen, bestehend aus verschiedenen Übungen, für die ein hohes Maß an FBF erforderlich sind. Es handelt sich dadurch um einen produktorientierten Test [148]. Er wurde im Jahr 2016 in den Niederlanden entwickelt [143]. Bereits zwei Jahre später erschien eine überarbeitete Version. Diese beinhaltet für unterschiedliche Altersgruppen drei Varianten – von vier bis sechs Jahren (AST-1), sechs bis neun Jahren (AST-2) und neun bis zwölf Jahren (AST-3) [144]. So gehört er zu den neuesten Assessments, um die FBF zu überprüfen.

Im Vergleich mit anderen Tests ist er einfach, schnell und kostengünstig mit den Geräten und Materialien einer gewöhnlich ausgestatteten Sporthalle durchführbar [148]. Zudem lassen sich mit dem AST bis zu etwa 30 Kinder innerhalb einer Übungsstunde testen [143, 144, 149]. Er zeigt einen hohen motivationalen Charakter. Kinder empfinden den AST häufig mehr als Spiel und Herausforderung, weniger als Test. In einer Untersuchung gaben Kinder auf einer Skala von null bis fünf einen Spaßfaktor von durchschnittlich 4,5 an [149]. Für verlässliche Ergebnisse ist dies nicht unbedeutend. Ein Assessment zur Beurteilung der FBF sollte für Kinder ein positives Erlebnis darstellen [121].

Für den gesamten Durchlauf benötigen Kinder in der Regel weniger als eine Minute [143, 144, 149]. Durch die Aneinanderreihung von verschiedenen Übungen deckt er alle drei Kategorien der FBF ab.

Der Athletic Skills Track ist ein praktikabler Test zur Beurteilung der fundamentalen Bewegungsfähigkeiten. Mehrere Kinder lassen sich in einer Übungsstunde testen.

Validität und Reliabilität

Obwohl der Test produktorientiert ist, zeigt er bei Drei- bis Sechsjährigen eine gute Korrelation zu einem der gängigsten prozessorientierten Tests, dem Test of Gross Motor Development 2 (TGMD-2) [149]. Aber auch gegenüber dem produktorientierten Körperkoordinationstest für Kinder (KTK) zeigt er bei Vier- bis Zwölfjährigen eine gute Validität. Die Test-Re-Test-Reliabilität ist bei allen Varianten des AST hoch [143, 144]. Sowohl die Validität und Reliabilität sind beim AST vergleichbar mit anderen gängigen Tests zur Bestimmung der motorischen Entwicklung [125].

Benötigte Materialien

- Geräte- und Materialienausstattung einer gewöhnlichen Sporthalle
- Stoppuhr

Durchführung

Zunächst wird ein Testparcours mit den Geräten und Materialien einer Sporthalle aufgebaut. Danach durchläuft der Trainer zur Demonstration den Parcours und die Kinder haben die Gelegenheit, ein bis drei Probedurchgänge zu absolvieren. Während der Probedurchgänge kann der Trainer Feedback und weitere Instruktionen zur Durchführung der einzelnen Übungen geben. Im Anschluss erfolgen ein bis zwei Durchläufe, die vom Trainer mit einer Stoppuhr auf Zeit gewertet werden. Bei zwei Durchgängen sollte dazwischen eine Pause von vier bis fünf Minuten erfolgen.

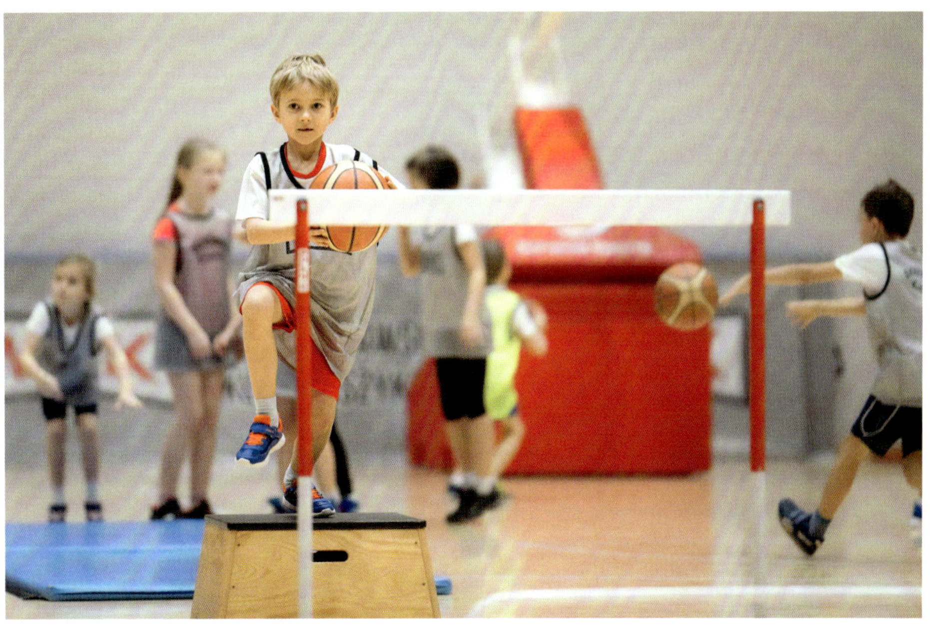

AST nach Hoeboer et al. (2016)

Der ursprüngliche AST beinhaltet zehn unterschiedliche Übungen und ist in zwei verschiedenen Varianten beschrieben (AST-1 und AST-2) [143]. Diese sind nicht, wie in der späteren Arbeit der Autoren, bestimmten Altersgruppen zugeordnet. Beide wurden mit sechs- bis zwölfjährigen Kindern durchgeführt und untersucht.

AST-1

Der AST-1 beinhaltet folgende Übungen:

1. Vorwärts krabbeln, während der Bauch jederzeit den Boden berührt.
2. Seitlich über eine Bank springen, während die Hände auf der Auflage stützen.
3. Beidbeinig von Reifen zu Reifen springen.
4. Werfen und fangen (ein Ball wird gegen die Wand geworfen und anschließend wieder gefangen).
5. Kicken und stoppen (ein Ball wird gegen die Wand gekickt und anschließend wieder gestoppt).
6. Vorwärts rollen.
7. Rückwärts rollen.
8. Im Slalom rückwärts rennen.
9. Über einen Sprungkasten klettern.
10. Über eine Schnur springen und mit beiden Füßen auf einer Matte landen.

Der Aufbau des Parcours ist in Abbildung 11 dargestellt.

AST-2

Der AST-2 beinhaltet folgende Übungen:

1. Vorwärts krabbeln, während der Bauch jederzeit den Boden berührt.
2. Vorwärts über eine Bank balancieren.
3. Beidbeinig von Reifen zu Reifen springen.
4. Vorwärts rollen.
5. Rückwärts rollen.
6. Seitwärts über einen Sprungkasten springen, während die Hände auf dem Kasten stützen.
7. Seitwärts rollen, während die Hände über dem Kopf gestreckt sind.
8. An Ringen hängend nach vorn schwingen.
9. Einbeinig um Hütchen hopsen.
10. Auf einen Sprungkasten klettern, von diesem auf ein Trampolin springen und von dort über einen Strecksprung beidbeinig auf einer Weichbodenmatte landen.

Der Aufbau des Parcours ist in Abbildung 12 dargestellt.

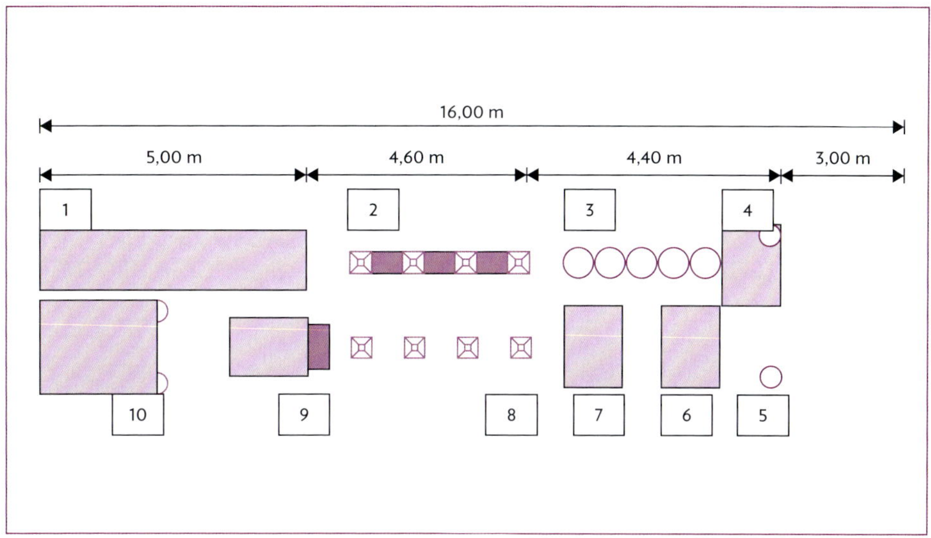

Abbildung 11: AST-1 nach Hoeboer et al. (2016) [143]

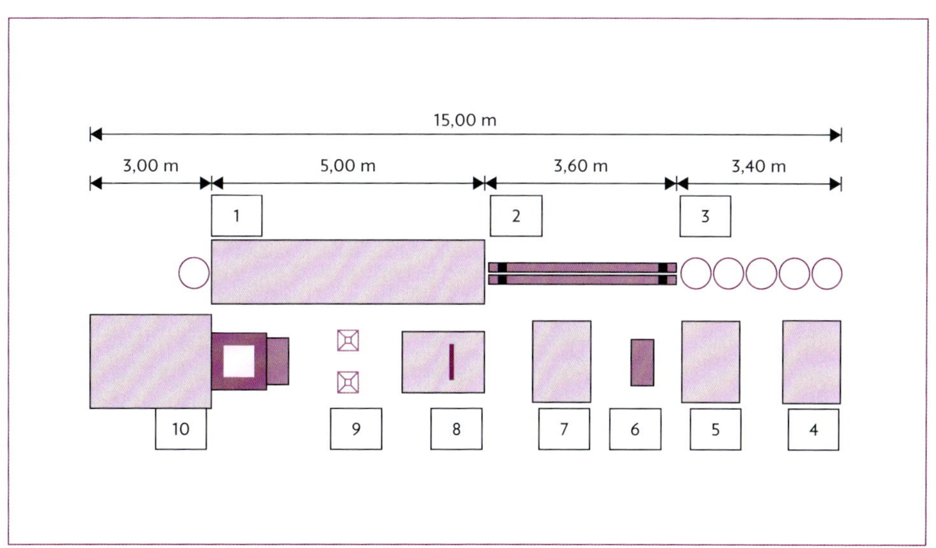

Abbildung 12: AST-2 nach Hoeboer et al. (2016) [143]

Orientierungswerte

Für den AST-1 benötigten die in der Untersuchung getesteten Kinder durchschnittlich 44 ± 11, für den AST-2 45 ± 12 Sekunden [143]. Jungen waren im Allgemeinen etwas schneller als Mädchen. Aufgrund eines geringen Lerneffekts zeigten die Kinder im zweiten Testdurchlauf eine Verbesserung von etwa ein bis zwei Sekunden.

Anhand der gemessenen Zeit konnte eine Korrelation mit dem Entwicklungsstand der FBF hergestellt werden (Tabelle 8). Je schneller der Parcours absolviert werden konnte, desto stärker ausgeprägt waren die FBF. Als Referenztest diente der Körperkoordinationstest für Kinder (KTK) [143].

AST-1		AST-2	
Zeit in Sekunden	**Entwicklungsstand der FBF**	**Zeit in Sekunden**	**Entwicklungsstand der FBF**
35 ± 5	sehr gut	43 ± 18	sehr gut
38 ± 7	gut	38 ± 7	gut
44 ± 9	normal	45 ± 10	normal
52 ± 14	leichte Störung	57 ± 13	leichte Störung
67 ± 19	erhebliche Störung	79 ± 16	erhebliche Störung

Tabelle 8: Benötigte Zeit beim AST-1 und AST-2 nach Hoeboer et al. (2016) und der korrelierende Entwicklungsstand der FBF bei Kindern zwischen sechs und zwölf Jahren [143]

AST nach Hoeboer et al. (2018)

In der ersten Untersuchung von Hoeboer und seinen Kollegen wurde festgestellt, dass sich die Zeiten für den Durchlauf des AST bei Kindern mit einer guten motorischen Entwicklung kaum unterschieden [143]. Dies wurde darauf zurückgeführt, dass die Anforderungen an diese Kinder zu gering waren. Daher entwickelten sie den AST weiter und führten altersspezifische AST ein. Bei allen Varianten werden die gleichen FBF getestet, jedoch altersabhängig in zunehmenden Schwierigkeitsgraden. Der AST-1 ist für Kinder im Alter von vier bis sechs, der AST-2 von sechs bis neun und der AST-3 von neun bis zwölf Jahren. Zudem wurde die Anzahl der einzelnen Übungen in einem Parcours reduziert. Der AST-1 umfasst somit nur noch fünf, der AST-2 und AST-3 jeweils nur noch sieben Übungen [144].

AST-1

Der AST-1 beinhaltet folgende Übungen:

1. Vorwärts über eine Bank balancieren.
2. Beidbeinig von Reifen zu Reifen springen.
3. Vorwärts krabbeln, während der Bauch jederzeit den Boden berührt.
4. Im Slalom vorwärts rennen.
5. Über einen Sprungkasten klettern.

Der Aufbau des Parcours ist in Abbildung 13 dargestellt.

AST-2

Der AST-2 beinhaltet folgende Übungen:

1. Vorwärts über eine Bank balancieren.
2. Beidbeinig im Slalom springen.
3. Einbeinig vorwärts springen.
4. Rückwärts krabbeln, während der Bauch jederzeit den Boden berührt.
5. Rückwärts rennen.
6. Seitwärts rollen, während die Hände über dem Kopf gestreckt sind.
7. Über einen Sprungkasten klettern.

Der Aufbau des Parcours ist in Abbildung 14 dargestellt.

AST-3

Der AST-3 beinhaltet folgende Übungen:

1. Rückwärts über eine umgedrehte Bank balancieren.
2. Beidbeinig im Slalom springen.
3. Seitliches beidbeiniges Springen.
4. Rückwärts krabbeln, während der Bauch jederzeit den Boden berührt.
5. Im Slalom rückwärts rennen.
6. Vorwärts rollen.
7. Über einen Sprungkasten klettern.

Der Aufbau des Parcours ist in Abbildung 15 dargestellt.

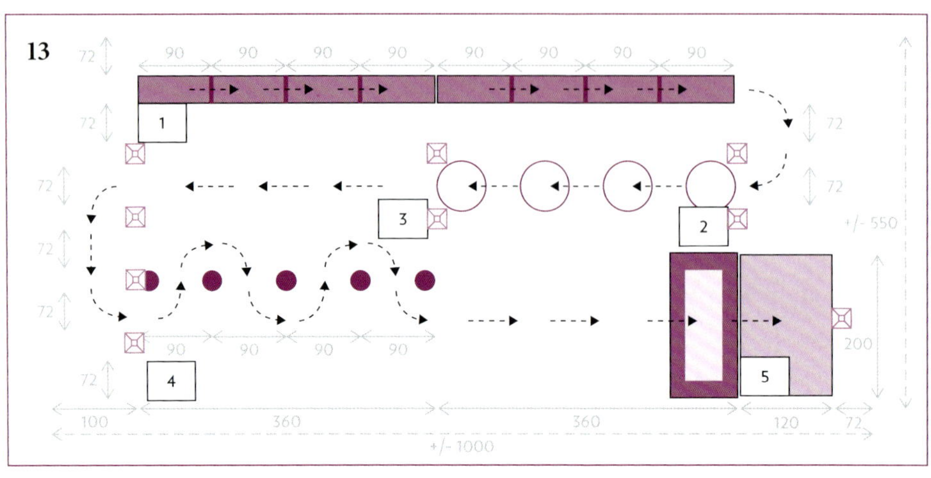
13
72
90 90 90 90 90 90 90 90
1
2
3
4
5
90 90 90 90
200
+/- 550
100 360 360 120 72
+/- 1000

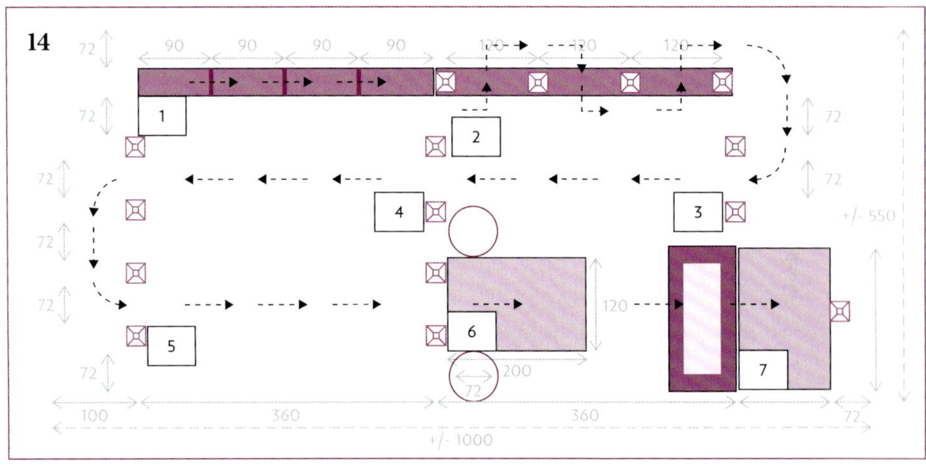
14
72
90 90 90 90 120 120 120
1
2
3
4
5
6
7
120
200
+/- 550
100 360 360 72
+/- 1000

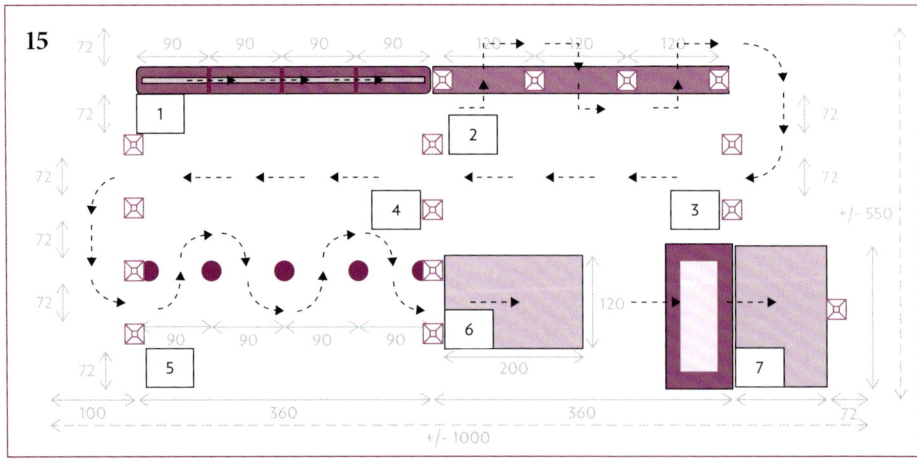
15
72
90 90 90 90 120 120 120
1
2
3
4
5
6
7
90 90 90 90
120
200
+/- 550
100 360 360 72
+/- 1000

Orientierungswerte

Für den AST-1 benötigten die untersuchten Kinder durchschnittlich 22,0 ± 4,3, für den AST-2 31,7 ± 7,0 und für den AST-3 25,4 ± 4,8 Sekunden. Zwischen Jungen und Mädchen wurde kein deutlicher Unterschied erkannt [144].

In einer weiteren Untersuchung mit anderen Probanden wurden bei den gleichen Parcours ähnliche durchschnittliche Zeiten ermittelt und zusätzlich geschlechtsbezogen dargestellt (Tabelle 9) [145]. Außer in der jüngsten Altersgruppe waren hingegen hier die Jungen durchschnittlich 1,3 bis 3,8 Sekunden schneller als die Mädchen.

Parcours	Geschlecht	Zeit in Sekunden
AST-1	Jungen Mädchen	25,3 ± 7,1 27,4 ± 7,9
AST-2	Jungen Mädchen	30,6 ± 7,3 33,0 ± 7,9
AST-3	Jungen Mädchen	27,0 ± 6,9 29,1 ± 6,8

Tabelle 9: Durchschnittlich geschlechtsbezogene Zeiten beim AST-1 (Kinder mit 4-6 Jahren), AST-2 (Kinder mit 6-9 Jahren) und AST-3 (Kinder mit 9-12 Jahren) [145]

Mit den sechsjährigen Kindern wurden sowohl der AST-1 als auch der AST-2 durchgeführt. Dabei war zu erkennen, dass sie für den ersteren eine deutlich kürzere Zeit benötigten (Jungen: 22,6 ± 5,0 vs. 34,6 ± 7,3; Mädchen: 24,0 ± 5,4 vs. 38,4 ± 8,0). Somit lassen sich die Zeiten beider Parcours nicht vergleichen. Bei den neunjährigen Kindern, die sowohl den AST-2 und AST-3 durchführten, war dies nicht zu erkennen. Sie benötigten für beide Parcours nahezu die gleiche Zeit (Jungen: 27,4 ± 5,8 vs. 27,1 ± 5,9; Mädchen: 29,7 ± 6,7 vs. 29,4 ± 6,1). Dies ist ebenso mit der besseren Ausbildung der FBF in diesem Alter und somit einer leichteren Bewerkstelligung der einzelnen Übungen zu erklären [123].

Die Autoren erstellten darüber hinaus alters- und geschlechtsbezogene Perzentilen (Abbildung 16) [145]. Dabei wurde beim AST-1 und AST-2 mit zunehmendem Alter eine nahezu lineare Abnahme der benötigten Zeit für den Durchlauf eines Parcours erkannt. Beim AST-3 sind hingegen die Zeiten relativ stabil geblieben. Die Autoren vermuten den Zusammenhang darin, dass bei den Kindern im Alter zwischen neun und zwölf Jahren die FBF bereits weitestgehend ausgebildet waren und sie dadurch diese in ähnlicher Weise zur Bewältigung der Übungen nutzen konnten. Die Entwicklung der FBF findet vorwiegend in dem Alter statt, in dem der AST-1 und AST-2 durchgeführt werden. So ist es naheliegend, dass mit zunehmendem Alter, von vier bis neun Jahren, Verbesserungen zu erkennen sind [123].

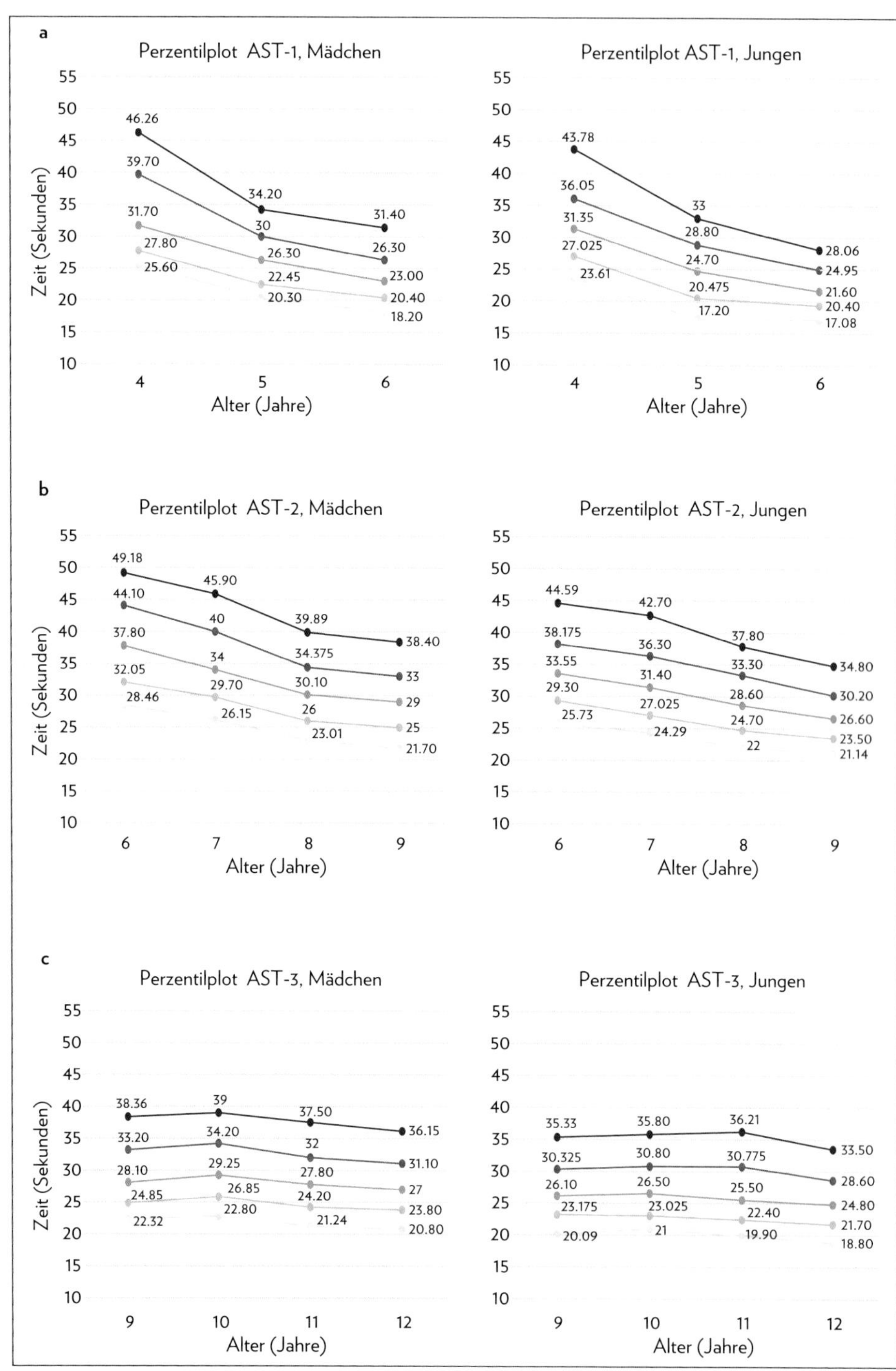

Abbildung 16: Geschlechterbezogene Perzentilen für den AST-1 (a), AST-2 (b) und AST-3. Alle Perzentilen beziehen sich auf die 10., 25., 50., 75. und 90. Perzentile.

4.5 TRAINING DER FUNDAMENTALEN BEWEGUNGSFÄHIGKEITEN

Die frühe Kindheit ist die optimale Phase zur Förderung und Entwicklung von FBF. Die schnelle Entwicklung des Nervensystems in dieser Altersphase führt zu schnellen Fortschritten [174]. Werden bereits Vorschulkinder spezifisch trainiert, erhöht das ihre Bewegungskompetenz und die Intensität ihrer körperlichen Aktivität. Zudem reduziert es die Zeit, die sie im Sitzen verbringen [130, 150, 154, 174]. Ähnliches ist auch bei Schulkindern zu erkennen. Vorrangig Jungen erhöhen darüber hinaus ihre Selbstwirksamkeit [129]. Dies ist die Überzeugung einer Person, auch schwierige Situationen und Herausforderungen aus eigener Kraft erfolgreich bewältigen zu können [117].

Bei drei- bis fünfjährigen Kindern sollten die FBF durch ein gezieltes Training, angeleitete Spiele und Aktivitäten sowie freies Spielen erlernt und verfeinert werden. Zusammen mit einem Warm-up und Cool-down bilden diese drei Elemente die Struktur einer Übungseinheit. In jeder sollte der Fokus zunächst auf nur einer fundamentalen Bewegungsfähigkeit, wie zum Beispiel springen oder werfen, liegen. Im Vordergrund steht das Erlernen einer qualitativ guten Ausführung. Erst bei einer Festigung der einzelnen FBF sollten sie in Kombination mit anderen trainiert werden. Dann kann das Training auch quantitativer ausgerichtet werden, was bedeutet, dass die FBF nun auch zum Beispiel auf Höhe, Weite oder Geschwindigkeit geübt werden können [116].

Eine Trainingseinheit sollte im frühen Kindesalter neben einem Warm-up und Cool-down aus gezielten Übungen, angeleiteten Spielen und Aktivitäten sowie freiem Spielen bestehen.

Exemplarische Trainingseinheiten

Im Folgenden sind exemplarische Trainingseinheiten für das Erlernen/Verfeinern des beidbeinigen Sprungs nach vorn (Tabelle 10), des einarmigen Wurfs über Kopf nach vorn (Tabelle 11) und des einbeinigen Balancierens (Tabelle 12) aufgezeigt.

1. Warm-up zur Einstimmung auf das anstehende Training	
2. Gezieltes Training	• Erarbeiten, erklären und demonstrieren, was ein beidbeiniger Sprung nach vorn ist. 1. Vor dem Absprung befinden sich beide Arme etwas gebeugt hinter dem Oberkörper, die Knie sind ebenso leicht gebeugt. 2. Beim Absprung schwingen beide Arme kraftvoll nach vorn und oben, bis sie sich während des Sprungs nahezu vollständig gestreckt über dem Kopf befinden, über den Abdruck mit den Fußballen heben beide Füße gleichzeitig vom Boden ab und die Knie werden gestreckt. 3. Bei der Landung stoßen beide Arme kraftvoll nach unten, beide Füße landen gleichzeitig auf dem Boden. • Kinder bekommen die Gelegenheit, den beidbeinigen Sprung nach vorn einzeln oder in einer Kleingruppe zu üben.
3. Angeleitete(s) Spiel oder Aktivität	Alle Kinder sitzen im Kreis auf dem Boden. Ein Kind steht auf und springt mit beiden Beinen hinter den anderen im Kreis und berührt ein beliebiges Kind am Kopf. Dieses muss nun ebenso aufstehen und versuchen, durch beidbeiniges Springen das Kind zu fangen, das es berührt hat, bevor dieses seinen Platz eingenommen hat. Gelingt es, dann darf sich das fangende Kind wieder setzen und das wegspringende Kind berührt erneut ein anderes am Kopf. Gelingt es nicht, dann berührt das fangende Kind ein anderes am Kopf. So geht das Spiel immer weiter, bis es vom Trainer beendet wird.
4. Freies Spielen	Für die Zeit des freien Spielens wird verschiedenes Equipment zur Verfügung gestellt, das die Kinder anregt und motiviert, beidbeinige Sprünge nach vorn zu machen. • Reifen: Kinder springen beidbeinig von Reifen zu Reifen • Hürden: Kinder springen beidbeinig über in einer Bahn aufgestellte Hürden • Sprungfeld mit Zahlen und unterschiedlichen Formen auf dem Boden: Kinder springen beidbeinig von Feld zu Feld • Trampolin: Kinder üben sich beim Trampolinspringen • Seile: Kinder üben sich beim Seilspringen·Säcke: Kinder üben sich beim Sackhüpfen
5. Cool-down zur Beruhigung nach den vielen Aktivitäten während des Trainings	

Tabelle 10: Exemplarische Trainingseinheit für das Erlernen/Verfeinern des beidbeinigen Sprungs nach vorn (= fundamentale Bewegungsfähigkeit für die Fortbewegung)

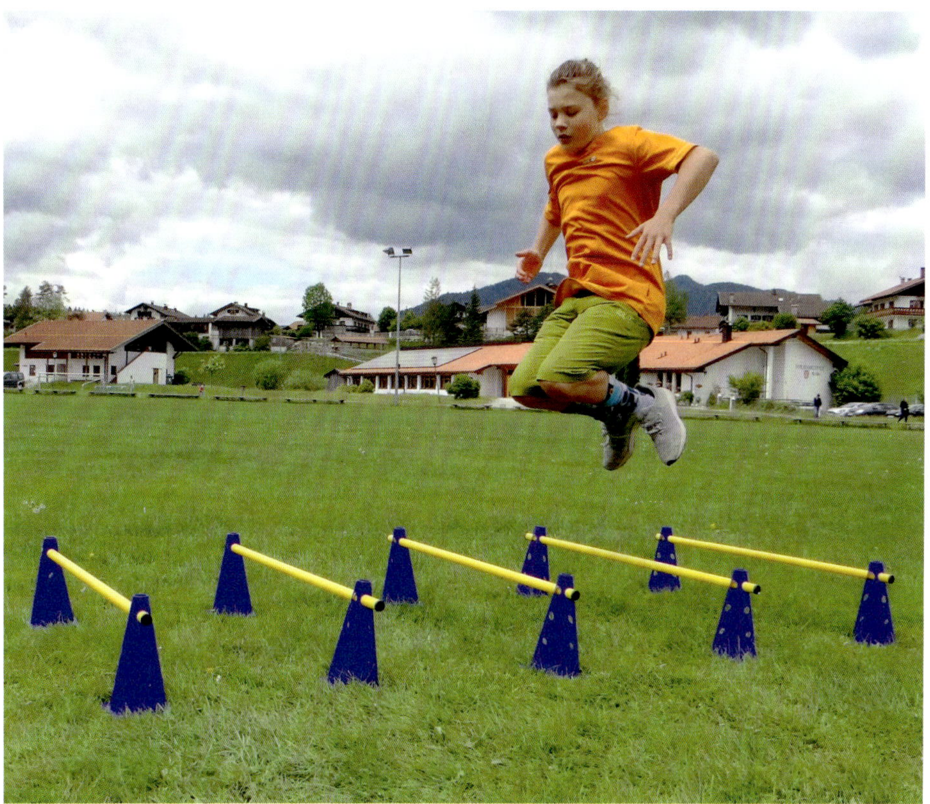

Abbildung 17: Beidbeinige Sprünge nach vorn über Hürden

Beidbeiniger Sprung nach vorn

Der beidbeinige Sprung nach vorn (Abbildung 17) gliedert sich in drei Phasen: Absprung-, Flug- und Landephase. Dabei müssen die Beine, der Rumpf und die Arme sequenziell eingesetzt werden. Zunächst erfolgt der Abdruck mit den Zehen, Füßen, Knien und Hüften, während die Arme kraftvoll nach vorn und oben schwingen.

Sport New Zealand empfiehlt folgende Lernhinweise [168]:

- Beuge deine Knie und begib dich in eine leichte Hockposition.
- Schwinge deine Arme zurück und anschließend schnell nach vorn und oben.
- Explodiere aus der Hockposition nach vorn.
- Drücke dich mit deinen Zehen ab.
- Lande mit den Fersen zuerst und beug dabei deine Knie, um den Stoß abzufedern.

1. Warm-up zur Einstimmung auf das anstehende Training	
2. Gezieltes Training	• Erarbeiten, erklären und demonstrieren, was ein einarmiger Wurf nach vorn ist 1. Bei der Ausholbewegung bewegt der Wurfarm nach hinten und unten, die Hüften und Schultern drehen, sodass die nicht-werfende Körperseite und der nicht-werfende Arm zum Ziel zeigen, auf das auch der Blick gerichtet ist, das Körpergewicht ist größtenteils auf dem hinteren Bein. 2. Beim Wurf wird das Körpergewicht mit einem Schritt auf das vordere Bein verlagert, der Wurfarm bewegt kraftvoll nach vorn und befindet sich, nachdem der Ball die Hand verlassen hat, diagonal zum Körper. • Kinder bekommen die Gelegenheit, den einarmigen Wurf nach vorn einzeln oder in einer Kleingruppe zu üben
3. Angeleitete(s) Spiel oder Aktivität	Der Trainer malt ein Wildschwein auf eine Tafel und teilt die Kinder in Kleingruppen ein. Nun treten die Kleingruppen als Jäger gegeneinander an. Eine erwachsene Person hält die Tafel hinter ihr stehend fest und läuft in einem begrenzten Feld immer wieder von Seite zu Seite. Die Kinder müssen versuchen, in einer vorgegebenen Zeit, durch Werfen von Tennisbällen, so viele Treffer wie möglich in dem Wildschwein zu landen. Die Jäger mit den meisten Treffern sind die Sieger.
4. Freies Spielen	Für die Zeit des freien Spielens wird verschiedenes Equipment zur Verfügung gestellt, das die Kinder anregt und motiviert, einarmige Würfe nach vorn zu machen. • Verschiedene Bälle und Ziele: Kinder werfen die Bälle auf nahe und entferntere Ziele
5. Cool-down zur Beruhigung nach den vielen Aktivitäten während des Trainings	

Tabelle 11: Exemplarische Trainingseinheit für das Erlernen/Verfeinern des einarmigen Wurfs nach vorn (= fundamentale Bewegungsfähigkeit für die Objektkontrolle/Manipulation)

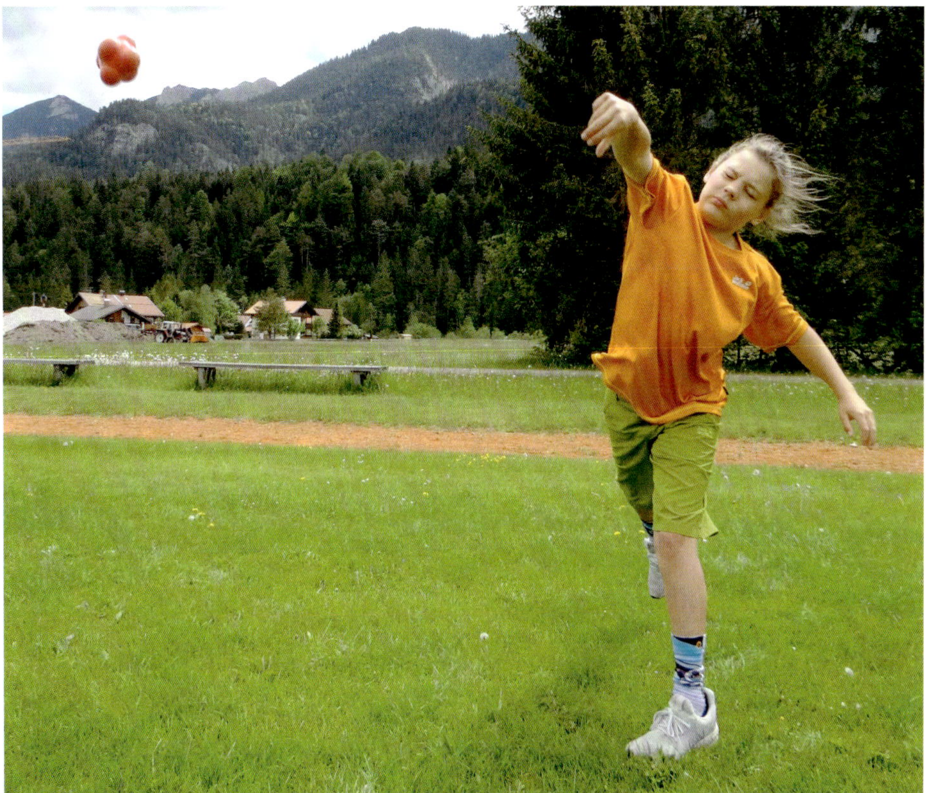

Abbildung 18: Einarmige Würfe nach vorn auf ein Ziel

Einarmiger Wurf über Kopf nach vorn

Der einarmige Wurf nach vorn (Abbildung 18) gliedert sich in fünf Phasen: Aufzieh-, Spann-, Beschleunigungs-, Abbrems- und Durchschwungphase. Dabei ist wie beim Sprung ein koordiniertes Zusammenspiel von Beinen, Armen sowie Rumpf erforderlich.

Sport New Zealand empfehlen folgende Lernhinweise [169]:

- Halte den Ball in einer Hand.
- Positioniere dich seitlich des Ziels.
- Fixiere mit den Augen das Ziel.
- Bewege deinen Wurfarm weit zurück.
- Mache mit dem gegenüberliegenden Bein des Wurfarms einen Schritt nach vorn Richtung Ziel.
- Beschleunige mit deinem Wurfarm den Ball und lass ihn mit gestrecktem Arm los.
- Schwinge deinen Wurfarm in Richtung des Ziels durch.

1. Warm-up zur Einstimmung auf das anstehende Training	
2. Gezieltes Training	• Erarbeiten, erklären und demonstrieren, was beim einbeinigen Balancieren wichtig ist 1. Nach vorn blicken und mit den Augen einen festen Punkt anvisieren 2. Mit der gesamten Fußsohle fest auf dem Boden stehen 3. Den Oberkörper möglichst gerade und ruhig halten 4. Die Arme als Stabilisationshilfe zur Seite strecken • Kinder bekommen die Gelegenheit, das einbeinige Balancieren einzeln oder in einer Kleingruppe zu üben
3. Angeleitete(s) Spiel oder Aktivität	Der Trainer malt oder klebt eine Linie auf den Boden. Hinter dieser stellen sich die Kinder in Kleingruppen auf. Sie balancieren nacheinander mit verschiedenen Aufgabenstellungen: 1. Durchgang: Kinder stellen sich vor, sie balancieren langsam und vorsichtig entlang einem Drahtseil im Zirkuszelt. 2. Durchgang: Kinder balancieren vorwärts und bleiben kurzzeitig auf einem Bein stehen. 3. Durchgang: Kinder balancieren rückwärts und bleiben kurzzeitig auf einem Bein stehen. 4. Durchgang: Kinder balancieren seitwärts und bleiben kurz auf einem Bein stehen. 5. Durchgang: Kinder balancieren vorwärts und müssen dabei Hürden überqueren. 6. Durchgang: Kinder springen einbeinig entlang der Linie. Weitere Aufgaben können hinzugefügt oder alle Durchgänge zweimal absolviert werden.
4. Freies Spielen	Für die Zeit des freien Spielens wird verschiedenes Equipment zur Verfügung gestellt, das die Kinder anregt und motiviert, das Balancieren zu üben.
5. Cool-down zur Beruhigung nach den vielen Aktivitäten während des Trainings	

Tabelle 12: Exemplarische Trainingseinheit für das Erlernen/Verfeinern des einbeinigen Balancierens (= fundamentale Bewegungsfähigkeit für die Stabilität/Balance)

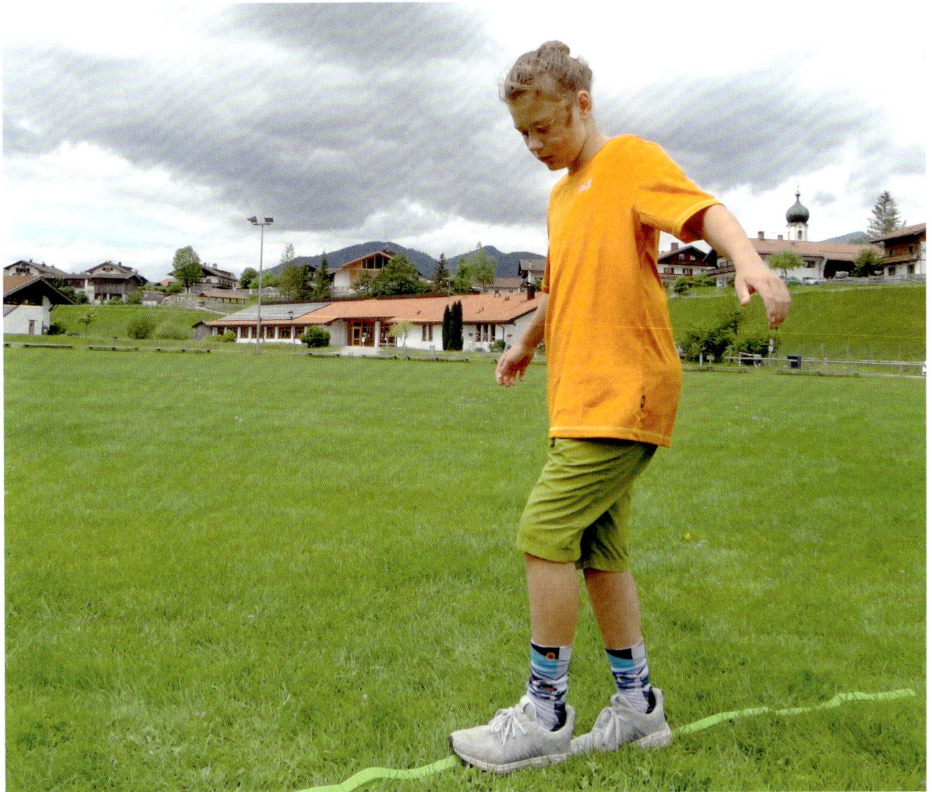

Abbildung 19: Auf einer Linie vorwärts gehen und balancieren

Einbeiniges Balancieren

Beim einbeinigen Balancieren (Abbildung 19) muss der Körperschwerpunkt stetig über der Unterstützungsfläche gehalten werden. Beim statischen Balancieren wird eine bestimmte Körperposition eingenommen und gehalten (z. B. beim Einbeinstand). Beim dynamischen Balancieren muss der Körper kontrolliert werden, während er sich im Raum bewegt (z. B. beim sehr langsamen Vorwärtsgehen). Alle Körperpositionen und Bewegungen erfordern ein gewisses Maß an statischer und dynamischer Balance.

Sport New Zealand empfehlen folgende Lernhinweise [166]:

- Fokussiere mit den Augen ein Ziel
- Versuche, eine möglichst große Unterstützungsfläche aufrechtzuerhalten
- Beuge deine Beine, um den Körperschwerpunkt zu senken
- Hebe die Arme zur Seite, um ein Gegengewicht aufzubauen
- Baue eine gesamte Körperspannung auf

Parameter

Ein Training zur Verbesserung der FBF sollte mindestens über sechs Monate geplant werden und idealerweise dreimal wöchentlich stattfinden. Wie Untersuchungen zeigen, lassen sich aber auch mit zwei und vier Trainingseinheiten pro Woche positive Trainingsanpassungen erzielen. Die Dauer einer Trainingseinheit ist sehr unterschiedlich beschrieben. Sie reicht von etwa 20 bis 60 Minuten. Die Durchschnittsdauer aus mehreren Studien beträgt 35 Minuten (Tabelle 13). Ein Training kann mit nur einem Kind oder in der Gruppe durchgeführt werden. Wichtig ist vor allem, dass die Trainingseinheiten von einem ausgebildeten Trainer durchgeführt werden. Idealerweise wird ein von den Eltern überwachtes Hausaufgabenprogramm fortgeführt [130, 172, 174].

Trainingszeitraum	Mindestens sechs Monate
Trainingshäufigkeit	Dreimal pro Woche
Trainingsdauer	20-60 Minuten pro Trainingseinheit

Tabelle 13: Mögliche Trainingsparameter zur Verbesserung der fundamentalen Bewegungsfähigkeiten

4.6 LERNPROZESS

Bei der Übungsanleitung sollten zunächst möglichst wenige konkrete Vorgaben gegeben werden. Kinder lernen effizienter, wenn sie selbst Lösungen für die Bewegungsausführung suchen und finden können.

Feedback

Der Lernprozess kann jedoch durch gezieltes Feedback durch den Trainer unterstützt werden. Es ist am wirkungsvollsten, wenn es kurz gehalten wird und unmittelbar nach der Aktion erfolgt. Es soll dem Kind helfen zu erkennen, wie es die Bewegung ausgeführt hat im Vergleich zu dem, wie sie idealerweis hätte sein sollen. Der Fokus sollte jedoch darauf liegen, was gut an der Bewegungsausführung war und was noch in welcher Hinsicht verbessert werden kann. Dabei sollten so wenige Punkte wie möglich angesprochen werden – idealerweise nur ein einziger. Unmittelbar danach sollte das Kind einen erneuten Versuch starten.

Ein Feedback kann dem Kind auch aufzeigen, in welchen Bereichen es die Bewegung bereits verbessert hat und in welchen es noch üben muss [126, 167].

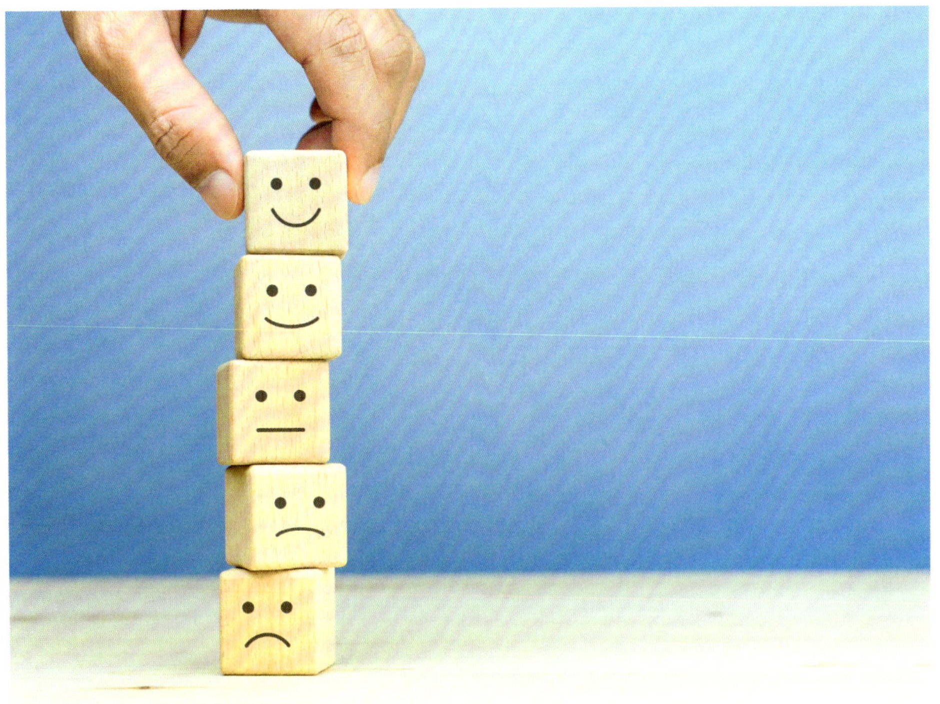

Drei Phasen des Lernens

FBF werden in drei Phasen gelernt, die aufeinander aufbauen. Ein Kind kann sich bezüglich der einzelnen FBF in unterschiedlichen Phasen befinden – abhängig von den bisher gesammelten Bewegungserfahrungen und den jeweils gemachten Lernfortschritten [167]. Folgend werden die einzelnen Phasen beschrieben:

1. **Entdeckungsphase:** In dieser Phase bemüht sich das Kind, mit hoher Konzentration eine Bewegung zu erlernen. Durch selbstständiges Erforschen und Entdecken der dafür notwendigen Fähigkeiten macht das Kind langsame Fortschritte.
2. **Entwicklungsphase:** Durch ein stetiges Wiederholen und Üben der Bewegung in unterschiedlichem Kontext wird das Kind effizienter und raffinierter in der Ausführung.
3. **Festigungsphase:** In dieser Phase lernen die Kinder, die Bewegungen immer automatisierter auszuführen. Sie können sie auf verschiedene Arten ausüben und mit anderen Bewegungen kombinieren. Dadurch entstehen komplexe Bewegungsabläufe.

Tabelle 14 zeigt typische Charakteristiken des beidbeinigen Sprungs nach vorn, des einarmigen Wurfs über Kopf nach vorn und des einbeinigen Balancierens in den einzelnen Lernphasen [168].

Fundamentale Bewegungsfähigkeit	Entdeckungsphase	Entwicklungsphase	Festigungsphase
Einbeiniger Sprung nach vorn	• Die Beinbeugung ist in der Hockposition unbeständig. • Schwierigkeiten beim Absprung, die Beine und Füße koordiniert einzusetzen. • Begrenzter Armeinsatz während des Absprungs. • In der Flugphase bewegen die Arme wild umher, um das Gleichgewicht zu halten. • Bei der Landung kommt es zu einem nach hinten Fallen.	• Die Beinbeugung ist in der Hockposition beständiger. • Die Arme leiten die Sprungbewegung ein. • Beim Absprung kommt es zu einer koordinierteren Streckung der Beine und Füße. • In der Flugphase bewegen die Arme zur Seite, um das Gleichgewicht zu halten.	• Die Arme schwingen vor dem Absprung weit hinter den Körper. • Die Beinbeugung ist in der Hockposition tiefer und beständig. • Die Arme schwingen beim Absprung kraftvoll nach vorn und oben. • Beine und Füße sind beim Absprung vollständig gestreckt. • Bei der Landung wird der Oberkörper nach vorn gebeugt.
Einarmiger Wurf überkopf nach vorn	• Der Körper zeigt zum Ziel. • Das nach hinten Schwingen des Arms und die Gewichtsverlagerung auf das hintere Bein sind eingeschränkt. • Der Rumpf rotiert nur wenig während des Wurfs. • Keine Gewichtsverlagerung auf das vordere Bein während des Wurfs.	• Der Wurfarm schwingt in der Ausholphase zurück und in der Beschleunigungsphase nach vorn über den Kopf. • Der Rumpf und die Schultern drehen in Richtung der Wurfseite. • Gewichtsverlagerung vom hinteren auf das vordere Bein während des Wurfs.	• Der Wurfarm schwingt in der Ausholphase weit zurück und in der Beschleunigungsphase nach vorn weit über den Kopf. • Der gegenüberliegende Arm wird zum Erhalt der Stabilität und Balance angehoben.

Einarmiger Wurf überkopf nach vorn	• Der Durchschwung erfolgt nach vorn und unten.	• Am Ende des Wurfs erfolgt ein Schritt mit dem Bein auf der Wurfarmseite nach vorn.	• Der gesamte Körper, einschließlich der Hüften und Beine, dreht in Richtung der Wurfseite. • Deutliche Gewichtsverlagerung vom hinteren auf das vordere Bein während des Wurfs. • Während des Wurfs macht das gegenüberliegende Bein zur Wurfarmseite einen Schritt nach vorn.
Einbeiniges Balancieren	• Der Blick ist nach unten auf die Füße gerichtet. • Verschiedene Körperteile werden stark bewegt, um die Balance zu halten. • Das Balancieren mit Unterstützung fällt deutlich leichter. • Die Balance kann nur sporadisch frei gehalten werden.	• Die Augen fokussieren mehr das Ziel. • Die Balance geht seltener verloren. • Die Arme werden zur besseren Balance kontrolliert eingesetzt. • Die statische Balance kann auf dem dominanten Bein besser aufrecht gehalten werden. • Die dynamische Balance kann nur mit hoher Konzentration aufrecht gehalten werden.	• Die Augen fokussieren fest das Ziel. • Der gesamte Körper wird zur besseren Balance kontrolliert eingesetzt. • Die statische Balance kann mit geschlossenen Augen auf jeweils beiden Beinen aufrecht gehalten werden. • Die dynamische Balance kann während fließender Bewegungen sicher aufrecht gehalten werden (alternierendes Gehen ist möglich).

Tabelle 14: Typische Charakteristiken fundamentaler Bewegungsfähigkeiten in den einzelnen Lernphasen

4.7 SPORTSPEZIFISCHE BEWEGUNGSFÄHIGKEITEN

Sportspezifische Bewegungsfähigkeiten (SBF) sind fortgeschrittene Versionen der FBF [126]. Beispielsweise sind spezielle Würfe und Schläge in verschiedenen Sportarten eine fortgeschrittene Version des einarmigen Wurfs über Kopf.

Wie die Ausbildung der jeweiligen SBF erreicht werden kann, steht außerhalb des Rahmens dieses Buchs. Informationen dazu sind in sportartspezifischer Literatur zu finden. Wayne Goldsmith hat jedoch einen allgemeingültigen progressiven Stufenplan zum Erlernen und Meistern von SBF entwickelt, das „Performance Practice Model". Es baut auf sieben Schritte auf [382]. Das Ziel ist dabei, dass Sportler die notwendigen Fähigkeiten nicht nur beherrschen, sondern sie auch in dem für sie wichtigen Kontext beherrschen.

Performance Practice Model

1. Durchführen der Fähigkeit.
2. Durchführen der Fähigkeit mit hoher Qualität.
3. Durchführen der Fähigkeit mit hoher Qualität und mit hoher Geschwindigkeit.
4. Durchführen der Fähigkeit mit hoher Qualität, hoher Geschwindigkeit und unter Ermüdung.
5. Durchführen der Fähigkeit mit hoher Qualität, hoher Geschwindigkeit, unter Ermüdung und unter Druck.
6. Durchführen der Fähigkeit mit hoher Qualität, hoher Geschwindigkeit, unter Ermüdung, unter Druck und beständig.
7. Durchführen der Fähigkeit mit hoher Qualität, hoher Geschwindigkeit, unter Ermüdung, unter Druck, beständig, auch unter Wettkampfbedingungen.

Die Stufen eins und zwei sind trainerzentriert. Hierbei vermittelt der Trainer dem Sportler die Trainingseinheit so verständlich wie möglich. In den Stufen drei bis sechs intensiviert sich die Trainer-Sportler-Beziehung. Sie tauschen sich über die Durchführung der SBF detaillierter aus. Stufe sieben ist dagegen sportlerzentriert. Der Sportler versteht, warum die Fähigkeit ihn sportlich erfolgreicher macht und wann sie anzuwenden ist. Er kann durch die erworbene Fähigkeit im Wettkampf Probleme lösen und bessere Entscheidungen treffen.

Zusammenfassung

Die Ausprägung der fundamentalen Bewegungsfähigkeiten steht in einem engen Verhältnis mit dem Umfang der körperlichen Aktivität bei Kindern, Jugendlichen und Erwachsenen. So tragen sie einen großen Teil zum Erhalt und zur Förderung der Gesundheit, aber auch der Leistungsfähigkeit bei. Die heutigen Lebensumstände haben jedoch dazu geführt, dass fundamentale Bewegungsfähigkeiten immer weniger beherrscht werden. In der Folge reduziert sich der Bewegungsumfang in Alltag und Freizeit und das Risiko für die Entstehung unterschiedlicher Erkrankungen steigt. Es ist ein Kreislauf – sowohl in die eine als auch in die andere Richtung.

Um fundamentale Bewegungsfähigkeiten mit einer guten Qualität und Quantität ausüben zu können, bedarf es einer ausreichenden Kraftfähigkeit. Deshalb sollten Trainingsprogramme vor allem in jungen Jahren stets beide Komponenten der körperlichen Fitness beinhalten.

Fundamentale Bewegungsfähigkeiten sind Basisbewegungen zur Fortbewegung, Kontrolle und Manipulation von Gegenständen (zum Beispiel eines Balles oder Schlägers) sowie zur Stabilisation und Balance bei statischen Haltepositionen und dynamischen Bewegungen. Auf diese aufbauend entwickeln sich im weiteren Verlauf fortgeschrittene und komplexe Bewegungsabläufe.

Das ideale Alter für das Training der fundamentalen Bewegungsfähigkeiten ist das frühe Kindesalter. Hier ist die Anpassungsfähigkeit am größten. Dennoch können auch in späteren Altersstufen Verbesserungen erzielt werden. Zur Verfeinerung sind ein immer wiederkehrendes Üben und Stärken erforderlich.

In der Literatur sind verschiedene Tests zur Evaluierung der fundamentalen Bewegungsfähigkeiten beschrieben. Der Athletic Skills Track ist ein recht neuer, für Trainer sehr praktikabler und aussagekräftiger Test. Er kann zur Erkennung von motorischen Defiziten, zur Überwachung der motorischen Entwicklung sowie zur Überprüfung der Wirksamkeit von Trainingsprogrammen eingesetzt werden.

Zur Verbesserung der fundamentalen Bewegungsfähigkeiten eignet sich das freie Spielen. Aufgrund des heutzutage geringen Umfangs sind oftmals doch gezielte Trainingsmaßnahmen erforderlich. Eine Trainingseinheit sollte aus fünf Elementen bestehen: Warm-up, gezieltes Training der fundamentalen Bewegungsfähigkeiten, angeleitete Spiele und Aktivitäten, freies Spielen und Cool-down. Dabei sollte zuerst der Fokus auf der Verbesserung der Qualität der fundamentalen Bewegungsfähigkeiten gerichtet sein. Wenn sie sich weiterentwickelt und gefestigt haben, können die Trainingsschwerpunkte quantitativer werden. Das heißt, die fundamentalen Bewegungsfähigkeiten können nun auch beispielsweise auf Höhe, Weite oder Geschwindigkeit trainiert werden.

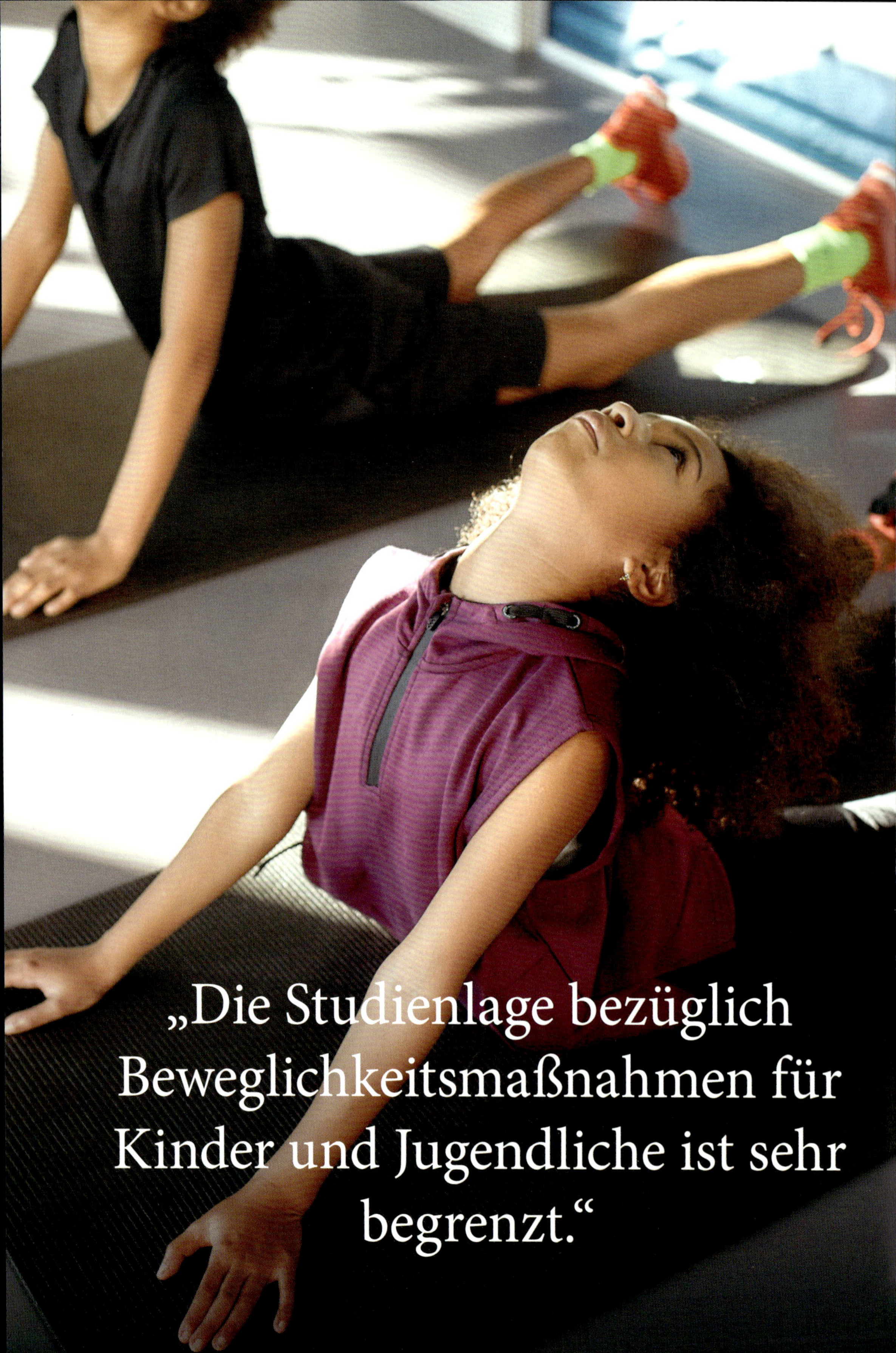
„Die Studienlage bezüglich Beweglichkeitsmaßnahmen für Kinder und Jugendliche ist sehr begrenzt.“

5. Beweglichkeit

5.1	Verbesserung der Beweglichkeit	99
5.2	Dehnen	100
5.3	Foam Rolling	110

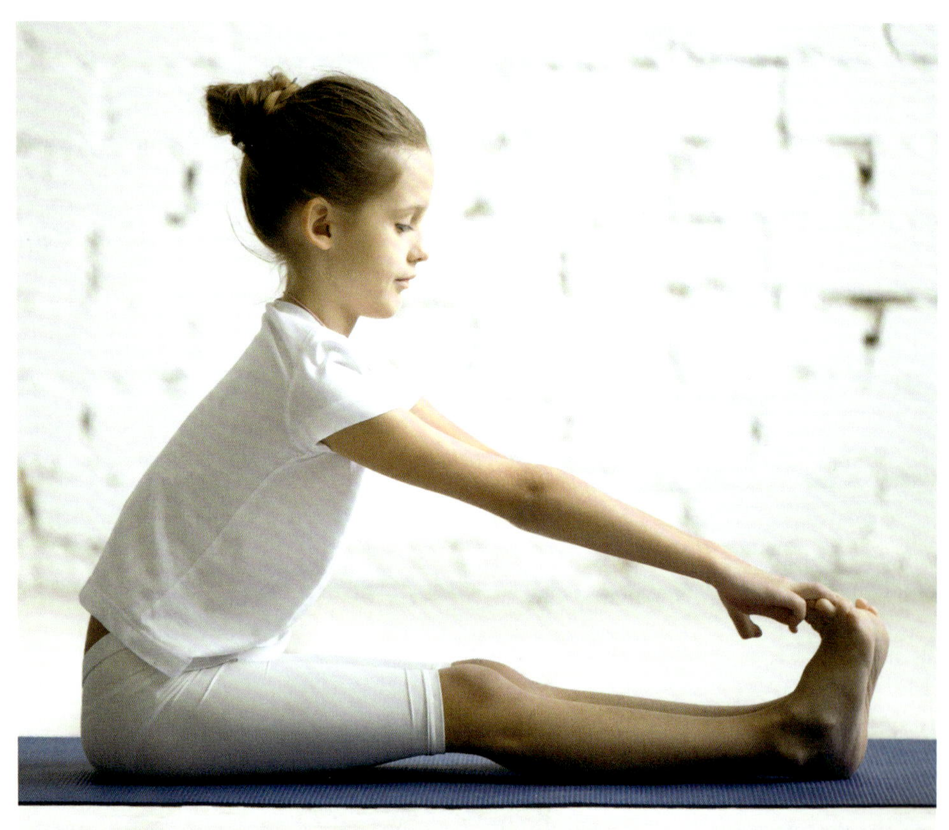

„Dehnen und Foam Rolling gehören zu den gängigsten Maßnahmen zur Steigerung der Beweglichkeit.“

Wissenswertes vorab

- Unterschiedliche Maßnahmen können die Beweglichkeit steigern. Am bekanntesten ist das Dehnen und zwischenzeitlich auch das Foam Rolling.
- Verschiedene Methoden und Techniken des Dehnens führen zur Beweglichkeitsverbesserung. Das statische passive Dehnen hat jedoch gewisse Vorteile.
- Foam Rolling verbessert in ähnlicher Weise die Beweglichkeit wie Dehnen.
- Konkrete Parameter für ein optimales Beweglichkeitstraining bei Kindern und Jugendlichen sind sowohl für das Dehnen als auch für das Foam Rolling nicht bekannt.

5.1 VERBESSERUNG DER BEWEGLICHKEIT

Beweglich zu sein bedeutet, frei über das gesamte Bewegungsausmaß eines Gelenks oder mehrerer Gelenke bewegen zu können. Dafür ist ein optimales Maß an Flexibilität des Weichteilgewebes, wie der Muskulatur, erforderlich. Es beeinflussen aber auch knöcherne Strukturen die Beweglichkeit [180, 211].

Verschiedene Maßnahmen können die Beweglichkeit steigern. Eine der am häufigsten angewendeten ist das Dehnen (Abbildung 20). Seit einigen Jahren wird dafür aber auch das Foam Rolling (Abbildung 21) immer bekannter. Beide können innerhalb eines Trainingsprogramms eingesetzt werden. Die Studienlage bezüglich beider Maßnahmen für Kinder und Jugendliche ist jedoch sehr begrenzt. Die meisten Untersuchungen beschäftigen sich mit jungen Erwachsenen im Alter zwischen 18 und knapp 30 Jahren. Die Ergebnisse daraus können nur begrenzt übertragen werden. Sie bieten jedoch die Grundlage und eine Orientierung, um auch mit Kindern und Jugendlichen die Beweglichkeit zu trainieren.

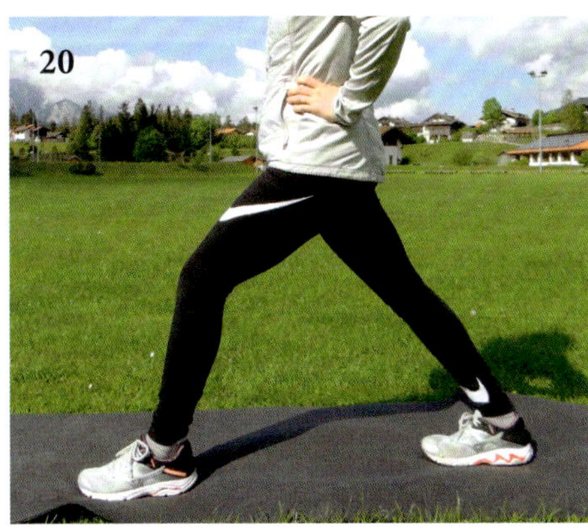
20

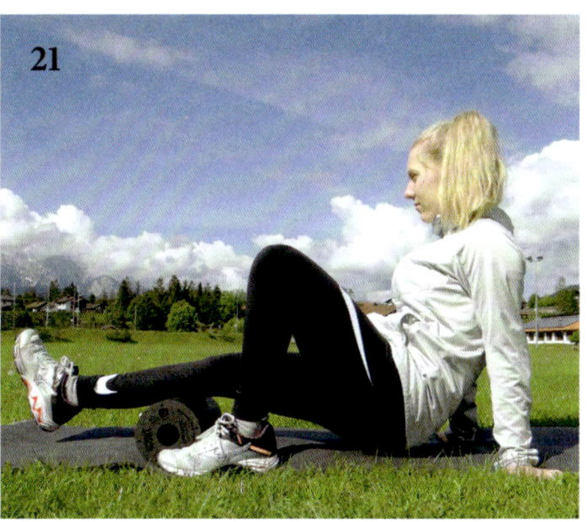
21

5.2 DEHNEN

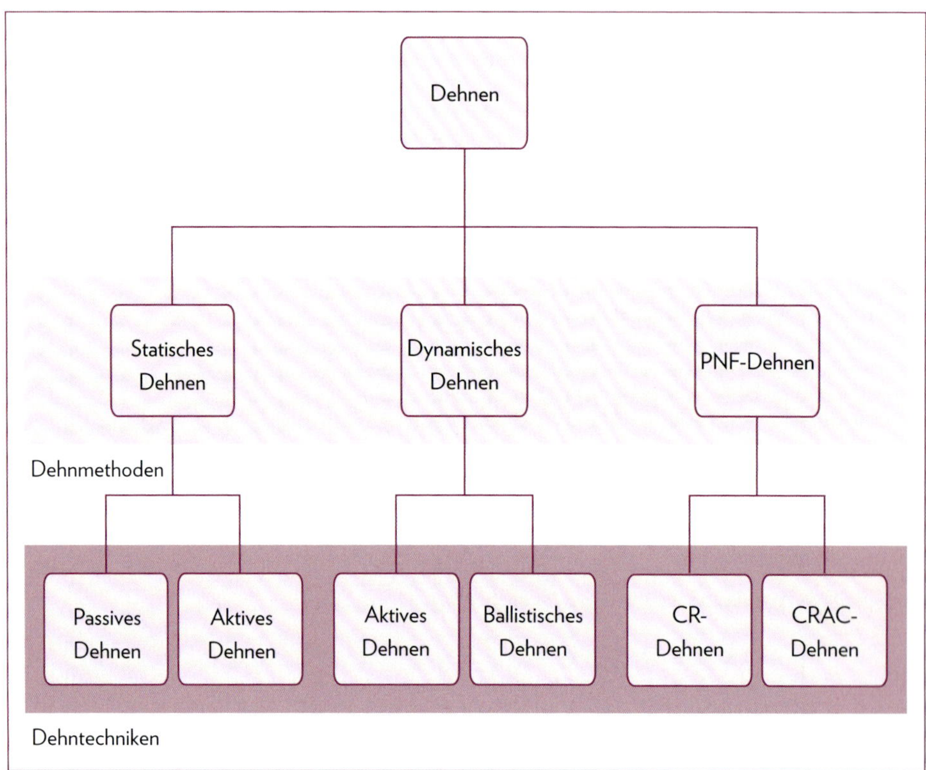

Abbildung 22: Dehnmethoden und Dehntechniken

Verschiedene Dehnmethoden sind beschrieben. Die am weitesten verbreiteten sind das statische Dehnen, das dynamische Dehnen und das PNF-Dehnen (Propriozeptive Neuromuskuläre Fazilitation). Diesen Methoden werden verschiedene Techniken zugeordnet. Ein statisches Dehnen kann sowohl passiv als auch aktiv, ein dynamisches sowohl aktiv als auch ballistisch und ein PNF-Dehnen als „contract-relax"-Dehnen oder „contract-relax-antagonist-contract"-Dehnen durchgeführt werden (Abbildung 22) [177, 207].

Agonist und Antagonist beim Dehnen

Agonist = dehnende Muskulatur (z. B. Hüftstreckmuskulatur)

Antagonist = gegenüberliegende kontrahierende Muskulatur (z. B. Hüftbeugemuskulatur)

Statisches Dehnen

Das statische Dehnen ist die bekannteste und am häufigsten verwendete Dehnmethode. Hierbei wird eine Position eingenommen und gehalten, in der ein deutliches Dehngefühl entsteht. Dies kann passiv, zum Beispiel durch einen Partner oder ein festes Trainingsband, sowie aktiv geschehen. Bei der aktiven Technik wird die Position über die Muskelarbeit des Antagonisten eingenommen und gehalten.

Beispiele

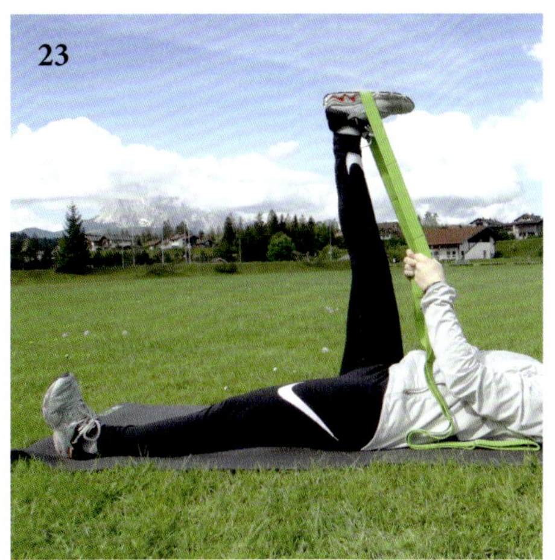

Statisches passives Dehnen der Oberschenkelrückseite mit gestrecktem Kniegelenk

Das Kind oder der Jugendliche liegt in Rückenlage auf einer Matte. Mit Hilfe eines festen Trainingsbandes wird das zu dehnende Bein über eine Hüftbeugung nach oben bewegt, bis ein deutliches Dehngefühl an der Oberschenkelrückseite entsteht. Dabei wird darauf geachtet, dass das Kniegelenk vollständig gestreckt bleibt und das gegenüberliegende Bein durchgängig auf dem Boden aufliegt. Diese Position wird nun passiv über die beabsichtigte Dehndauer gehalten.

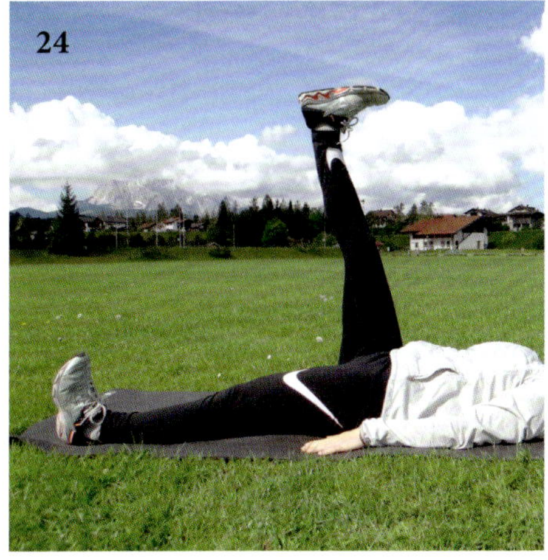

Statisches aktives Dehnen der Oberschenkelrückseite mit gestrecktem Kniegelenk

Das Kind oder der Jugendliche liegt in Rückenlage auf einer Matte. Das zu dehnende Bein wird über eine Kontraktion der antagonistischen Muskulatur, in diesem Falle die Hüftbeuger, nach oben bewegt. Dabei wird darauf geachtet, dass das Kniegelenk über die Muskelarbeit des Kniestreckers vollständig gestreckt bleibt. Das gegenüberliegende Bein wird über die Muskelarbeit der Hüftstrecker in den Boden gedrückt, sodass es durchgängig auf dem Boden aufliegt. Diese Position wird nun aktiv über die beabsichtigte Dehndauer gehalten.

Dynamisches Dehnen

Beim dynamischen Dehnen werden über kleine Bewegungen immer wieder Positionen eingenommen und aufgelöst, in denen ein deutliches Dehngefühl entsteht bzw. erlischt. Beim dynamischen aktiven Dehnen werden die Dehnpositionen sanft eingenommen, kurz gehalten und dann wieder aufgelöst. Hingegen werden beim aktiven ballistischen Dehnen die Dehnpositionen federnd eingenommen und unmittelbar danach wieder aufgelöst. Dies wiederholt sich jeweils über mehrere Male.

Beispiele

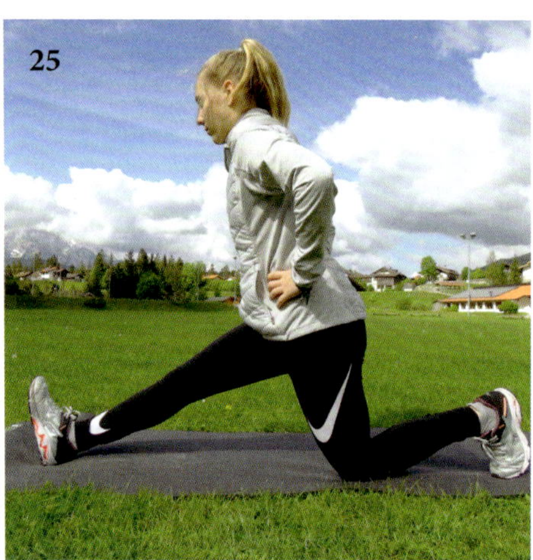
25

Dynamisches aktives Dehnen der Oberschenkelrückseite mit gestrecktem Kniegelenk

Das Kind oder der Jugendliche kniet auf einer Matte. Das zu dehnende Bein ist mit vollständig gestrecktem Kniegelenk nach vorn ausgestreckt. Der Rumpf wird in der neutralen Wirbelsäulenstellung stabilisiert und über das Hüftgelenk nach vorn gebeugt bis ein Dehngefühl entsteht. Dieses wird kurz gehalten und anschließend über eine leichte Aufrichtung des Oberkörpers wieder aufgelöst. Dieser Ablauf wiederholt sich mehrere Male. Alternativ kann nach jeder Dehnung ein Beinwechseln stattfinden.

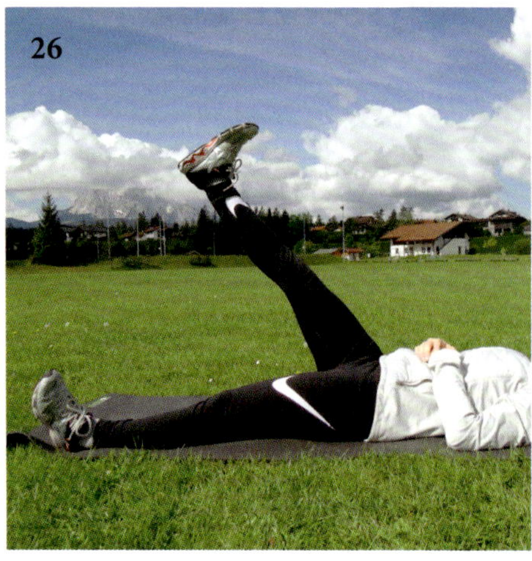
26

Dynamisches ballistisches Dehnen der Oberschenkelrückseite mit gestrecktem Kniegelenk

Das Kind oder der Jugendliche liegt mit beiden Beinen gestreckt in Rückenlage. Das zu dehnende Bein wird mit möglichst gestrecktem Kniegelenk impulsartig nach oben beschleunigt. Das gegenüberliegende Bein bleibt zu jeder Zeit fest auf dem Boden. Der Ablauf kann mehrfach für das gleiche Bein wiederholt oder im Wechsel mit dem gegenüberliegenden Bein fortgesetzt werden.

PNF-Dehnen

Das Akronym PNF steht für Propriozeptive Neuromuskuläre Fazilitation und das PNF-Dehnen umfasst mehrere Techniken. Am gängigsten sind das CR-Dehnen („contract-relax“) und CRAC-Dehnen („contract-relax-antagonist-contract“). Sowohl für die Methode als auch für die Techniken sind in der Literatur verschiedene Synonyme zu finden [208]. Beide Techniken bestehen aus drei Phasen. Die erste Phase besteht aus einer mäßigen passiven Dehnung über etwa zehn Sekunden. In der zweiten Phase wird die Muskulatur aus der gedehnten Position, mit einer mittleren Intensität, wenige Sekunden isometrisch kontrahiert. Danach erfolgt eine kurze muskuläre Entspannung. Erst in der dritten Phase unterscheiden sich die beiden Techniken. Beim CR-Dehnen erfolgt nun eine erneute passive Dehnung, jedoch mit einer längeren Dauer und höheren Intensität. Beim CRAC-Dehnen erfolgt die erneute Dehnung durch eine antagonistische, konzentrische Muskelkontraktion, die durch eine passive Dehnung unterstützt wird. Dadurch wird eine noch höhere Dehnintensität erreicht. Die Dauer ist ebenso länger wie bei der ersten Dehnung. Danach können die Phasen zwei und drei mehrmals wiederholt werden [208]. Die passiven Dehnpositionen können mithilfe eines Partners eingenommen und gehalten werden. Dieser kann auch den Widerstand für die isometrischen Kontraktionen geben. Alternativ ist es möglich, ein festes Trainingsband zu verwenden und über die eigene Armkraft die Muskulatur zu dehnen bzw. ihr einen Widerstand zu geben.

Beispiele

CR-Dehnen der Oberschenkelrückseite mit gestrecktem Kniegelenk

Das Kind oder der Jugendliche liegt in Rückenlage auf einer Matte. Das zu dehnende Bein wird mithilfe eines festen Trainingsbandes nach oben bewegt. Dabei wird darauf geachtet, dass das Kniegelenk vollständig gestreckt bleibt. Die erreichte passive Dehnung wird nun gehalten, ehe die gedehnte Muskulatur, in diesem Falle die Hüftstrecker, aus dieser Position wenige Sekunden gegen den Widerstand des Bandes isometrisch kontrahiert. Nach einer kurzen muskulären Entspannung wird versucht, mit dem Band das Bein passiv noch etwas weiter in die Hüftbeugung zu ziehen. Dieser Ablauf wird nun mehrere Male wiederholt (Abbildung 23).

CRAC-Dehnen der Oberschenkelrückseite mit gestrecktem Kniegelenk

Das Kind oder der Jugendliche liegt in Rückenlage auf einer Matte. Das zu dehnende Bein wird mithilfe eines Bandes nach oben bewegt. Dabei wird darauf geachtet, dass das Kniegelenk vollständig gestreckt bleibt. Die erreichte passive Dehnung wird nun gehalten, ehe die gedehnte Muskulatur, in diesem Falle die Hüftstrecker, aus dieser Position wenige Sekunden gegen den Widerstand des Bandes isometrisch kontrahieren. Nach einer kurzen muskulären Entspannung wird versucht, über eine konzentrische Muskelkontraktion der Hüftbeuger das Bein etwas weiter in die Hüftbeugung zu bewegen. Mit dem Band wird diese Bewegung weiter passiv unterstützt. Dieser Ablauf wird nun mehrere Male wiederholt (Abbildung 23).

Welche Dehnmethoden und Dehntechniken sind die effektivsten?

Es wurden Studien publiziert, die zeigen, dass statisches Dehnen [180, 193, 196, 200, 201], dynamisches Dehnen [206] und PNF-Dehnen [180, 182, 196, 201, 208] die Beweglichkeit verbessern. Doch gibt es eine beste Dehnmethode oder eine beste Dehntechnik? Die Antwort ist Jein.

Thomas und seine Kollegen fanden in ihrer Übersichtsarbeit aus dem Jahr 2018 heraus, dass sämtliche gängigen Methoden und Techniken zur deutlichen Verbesserung der Beweglichkeit führen, wenn sie vier bis zwölf Wochen durchgeführt werden (Abbildung 27) [211]. Hier erzielte das statische Dehnen den deutlichsten Beweglichkeitszuwachs. Dies ist jedoch nicht grundsätzlich zu beobachten [180].

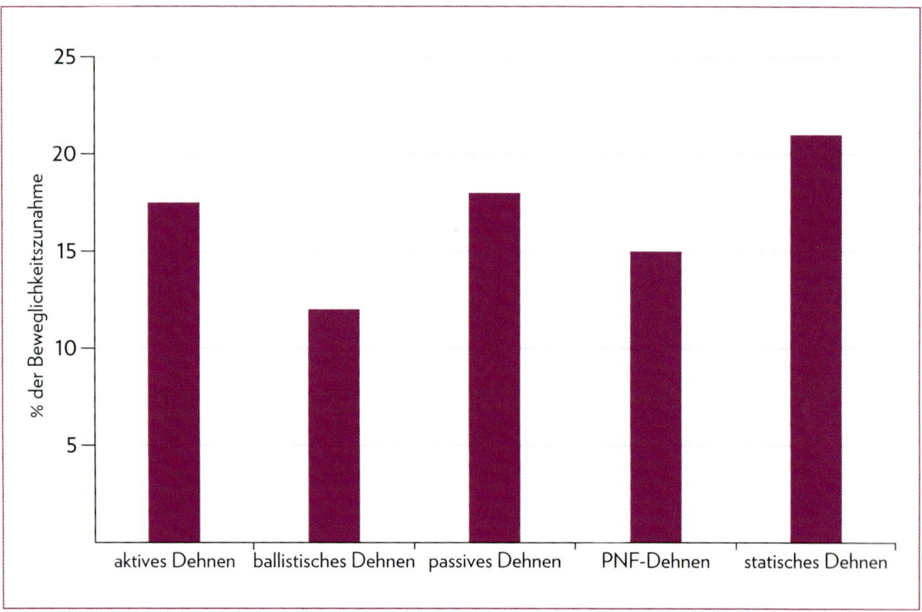

Abbildung 27: Verbesserung der Beweglichkeit durch unterschiedliche Dehnmethoden und Dehntechniken bei einer Durchführung über vier bis zwölf Wochen

Für eine Beweglichkeitszunahme war in erster Linie der wöchentliche Gesamtumfang des Dehnens pro Muskelgruppe entscheidend und nicht die Dehnmethode, Dehntechnik oder Dauer einer einzelnen Dehnung. Wenn mindestens fünf Minuten täglich (verteilt auf mehrere Serien), an mindestens fünf Tagen pro Woche, gedehnt wurde, waren die effizientesten Ergebnisse zu erkennen. Wurde seltener gedehnt, kam es ebenso zu einer Beweglichkeitszunahme, wenn auch geringer. Wurde hingegen häufiger gedehnt, war die Steigerung der Beweglichkeit größer [211]. Demnach kann jede Dehnmethode erfolgreich verwendet werden. Trotzdem hat das statische Dehnen einen entscheidenden Vorteil, der diese Methode gegebenenfalls zur besten macht.

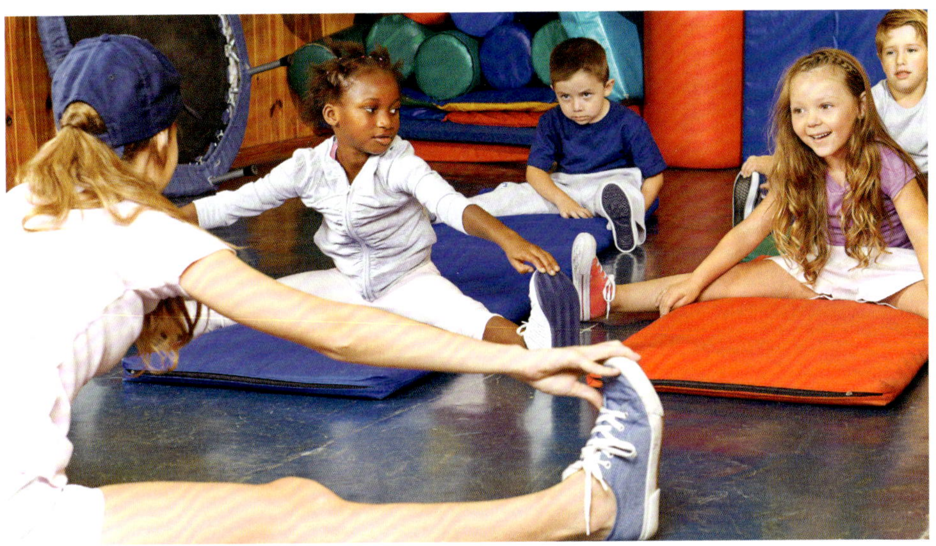

Vorteil des statischen Dehnens

Das statische Dehnen ist, verglichen mit allen anderen Methoden, für viele die am einfachsten auszuführende Dehnmethode. Dies gilt vor allem für das statische passive Dehnen [200]. Gerade Kinder oder Trainingsanfänger, die noch größere Schwierigkeiten haben, komplexere motorische Aufgaben umzusetzen, können diese Dehnmethode und -technik leicht anwenden.

> Das statische Dehnen ist die einfachste Dehnmethode.

Parameter

Die optimalen Parameter für ein statisches Dehnen, speziell für Kinder und Jugendliche, sind nicht bekannt. In den meisten Studien wurden Probanden im jungen Erwachsenenalter von etwa 18 bis knapp 30 Jahren untersucht. Die Frage ist aber auch, ob es überhaupt optimale Parameter gibt. Bei Erwachsenen ist zu sehen, dass statisches Dehnen stets zu einer Beweglichkeitsverbesserung führt, unabhängig von den Parametern [200, 211]. Thomas und seine Kollegen fanden heraus, dass der bedeutendste Faktor zur Steigerung der Beweglichkeit der wöchentliche Gesamtumfang des Dehnens ist. Wie dieser erreicht wird, ob mit kürzerer Dauer einer Dehnung und mehreren Serien pro Trainingseinheit oder mit längerer Dauer und dafür weniger Serien, ist zweitrangig [211].

Die am häufigsten genannten Parameter, welche die Wirkung eines statischen Dehnens beeinflussen, sind die Position, Intensität und Dauer einer Dehnung sowie die Serien pro Trainingseinheit, Länge der Serienpausen und die Häufigkeit pro Woche [200, 211]. Die Dehnposition scheint jedoch einen geringen Einfluss zu haben [187] und zum Dehngefühl ist wenig bekannt. Wenn in Studien Angaben dazu gemacht wurden, dann häufig bis zum Dehngefühl oder leichtem Unbehagen [179]. Konkrete Angaben können zu diesen Parametern nicht gegeben werden [177].

> Der bedeutendste Parameter beim Dehnen ist der wöchentliche Gesamtumfang.

In vielen Studien werden Angaben zur Dauer der Dehnung, der Serien pro Trainingseinheit und der Häufigkeit pro Woche gemacht. Einige berichten auch über die Dauer der Serienpause. Wie in Tabelle 15 zu erkennen ist, sind diese Parameter jedoch sehr variabel [200, 211]. Thomas und seine Kollegen berechneten aus mehreren Studien folgende Durchschnittswerte:

- Dauer einer Dehnung: 35,9 Sekunden
- Serien pro Trainingseinheit: 3,8
- Gesamtdauer aller Dehnungen pro Trainingseinheit: 94,1 Sekunden
- Gesamtdauer aller Dehnungen pro Woche: 565 Sekunden (= 9 Minuten und 25 Sekunden)

Sie kamen zu dem Ergebnis, dass pro Woche mindestens fünf bis zehn Minuten, idealerweise verteilt auf mindestens fünf Tage, statisch gedehnt werden muss, um eine deutliche Beweglichkeitsverbesserung zu erzielen. Die Dauer einer Dehnung oder die Gesamtdehndauer einer Einheit sind hingegen weniger bedeutend [211].

> Zur Beweglichkeitserweiterung sollte die entsprechende Muskulatur pro Woche, verteilt auf mindestens fünf Tage, mindestens fünf bis zehn Minuten gedehnt werden.

Ein statisches Dehntraining führt bereits nach einer einzigen Einheit zur kurzfristigen Verbesserung der Beweglichkeit. In den meisten Studien wurde die Effektivität eines Dehnprogramms maximal über zwölf Wochen untersucht [200, 211]. Wird das regelmäßige Dehnen wieder abgesetzt, so nimmt die gewonnene Beweglichkeit wieder ab und geht auf das Ausgangsniveau zurück [215].

Intensität	Bis zu einem Dehngefühl oder leichten Unbehagen
Dauer einer Dehnung	30-60 Sekunden
Serien pro Trainingseinheit	1-10
Dauer der Serienpausen	10-30 Sekunden
Häufigkeit pro Woche	Dreimal/Woche bis täglich
Zeitraum	Kontinuierlich

Tabelle 15: Parameter für ein statisches passives Dehntraining

Warum kommt es durch das Dehnen zur Beweglichkeitsverbesserung?

Eine systematische Übersichtsarbeit mit einer Meta-Analyse aus dem Jahr 2018 fand heraus, dass ein Dehntraining über einen Zeitraum von drei bis acht Wochen zu nur sehr geringen strukturellen Veränderungen der Muskulatur oder Sehne und deren Eigenschaften führt. Es kam zu unbedeutenden Veränderungen des Dehnwiderstands, der Muskelarchitektur sowie der Muskel- und Sehnensteifigkeit. Hingegen ist die damit verbundene Beweglichkeitszunahme größtenteils durch eine höhere Dehntoleranz zu begründen. Das bedeutet, die Anpassung durch Dehnen findet in erster Linie auf sensorischer Ebene statt. Sie untersuchten statisches, dynamisches und PNF-Dehnen bei gesunden Menschen, die sich mindestens zweimal pro Woche mit einer dieser Methoden dehnten. Der durchschnittliche Dehnumfang pro Woche betrug knapp 20 Minuten [189]. Diese Ergebnisse gleichen denen einer vorherigen Übersichtsarbeit [212].

Die Autoren schließen jedoch nicht aus, dass es durch ein Dehnprogram über einen längeren Zeitraum, mit einer längeren Dehndauer pro Dehnung und einer höheren Dehnintensität, zu strukturellen und mechanischen Anpassungen kommen kann. Beispielsweise haben sie selbst in einer vorangegangenen Untersuchung gezeigt, dass durchschnittlich drei Dehneinheiten pro Woche, über etwa acht Wochen, zu einer strukturellen Ausdehnung des Muskels führen, wenn eine einzelne Dehnung kontinuierlich 450 Sekunden (= 7 Minuten und 30 Sekunden) gehalten wird. Der wöchentliche Dehnumfang betrug etwa 1.400 Sekunden (= 23 Minuten und 20 Sekunden). Die Faszikellänge des Muskels nahm durchschnittlich um 12,3 Prozent, die Beweglichkeit um 14,3 Grad zu [188].

Beispielübungen

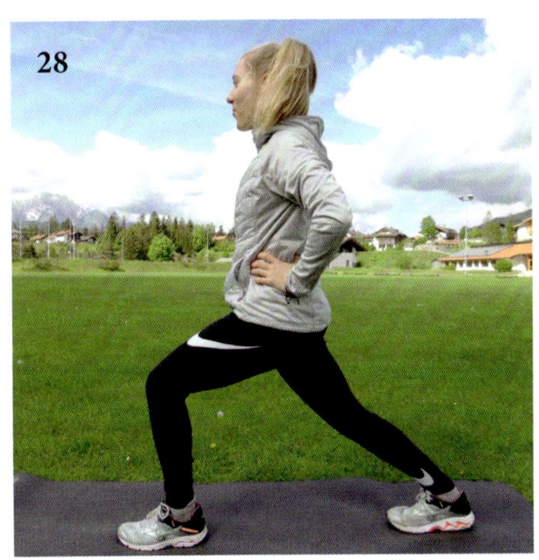

Statisch-passive Dehnung der Wadenmuskulatur

Das Kind oder der Jugendliche steht in einer Schrittstellung. Während die Ferse des hinteren Beines am Boden gehalten wird und das Kniegelenk gestreckt bleibt, wird das Körpergewicht auf das vordere Bein verlagert. In der Wadenmuskulatur des hinteren Beines entsteht auf diese Weise eine Dehnung.

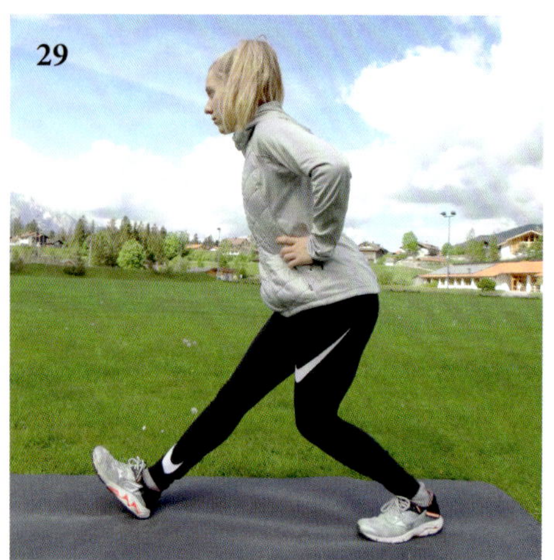

29

Statisch-passive Dehnung der Oberschenkelmuskulatur auf der Rückseite

Das Kind oder der Jugendliche steht in einer Schrittstellung. Das Kniegelenk des hinteren Beines wird gebeugt und das Gewicht darauf verlagert. Das vordere Bein bleibt komplett gestreckt, während der Oberkörper mit aufrechter Wirbelsäule im Hüftgelenk nach vorn geneigt wird. In der Oberschenkelmuskulatur auf der Rückseite des vorderen Beines entsteht auf diese Weise eine Dehnung.

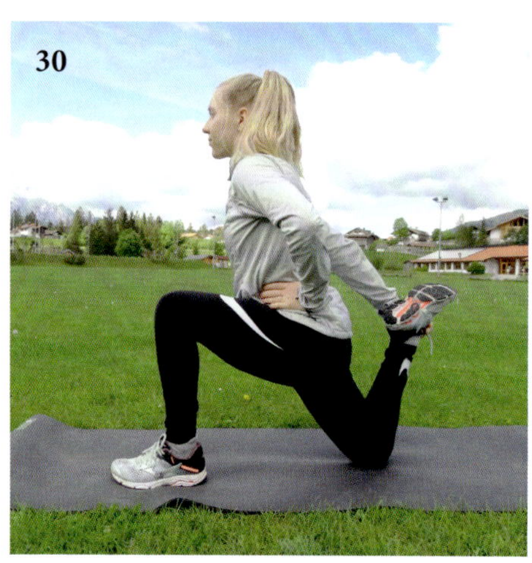

30

Statisch-passive Dehnung der Oberschenkelmuskulatur auf der Vorderseite

Das Kind oder der Jugendliche kniet in einer Schrittstellung. Das Kniegelenk des hinteren Beines wird durch das Heranziehen der Ferse zum Gesäß stark gebeugt. Durch eine Gewichtsverlagerung auf das vordere Bein entsteht am hinteren Bein eine Hüftstreckung, welche die Dehnung der Oberschenkelmuskulatur auf der Vorderseite erhöht.

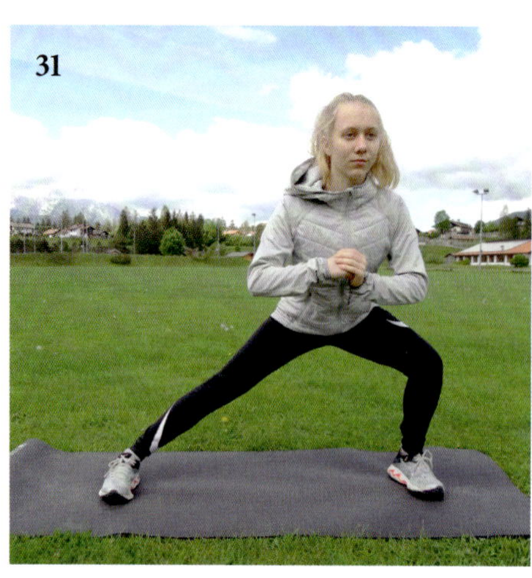

31

Statisch-passive Dehnung der Oberschenkelmuskulatur auf der Innenseite

Das Kind oder der Jugendliche steht in einem deutlich über schulterbreiten Stand. Das Gewicht wird auf ein Bein verlagert. Zeitgleich beugt dieses im Knie- und Hüftgelenk. Das andere Bein bleibt währenddessen komplett gestreckt. In der Oberschenkelmuskulatur auf der Innenseite des gestreckten Beines entsteht auf diese Weise eine Dehnung.

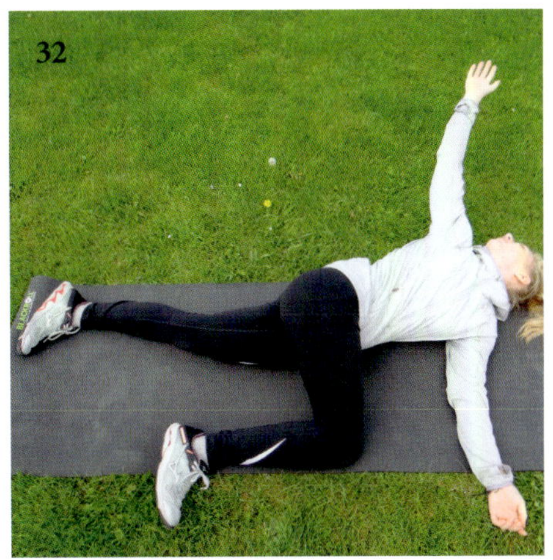

32

Statisch-passive Dehnung der Rumpfmuskulatur I

Das Kind oder der Jugendliche liegt auf einer Seite. Das untere Bein ist gestreckt. Das obere Bein ist dagegen im Knie- und Hüftgelenk etwa 90 Grad gebeugt. Das Knie wird aktiv auf den Boden gedrückt und zu jederzeit dort gehalten. Der Oberkörper rotiert, angeführt vom obenliegenden Arm, in die Gegenrichtung, sodass eine diagonale Dehnung über die Rumpfvorderseite entsteht.

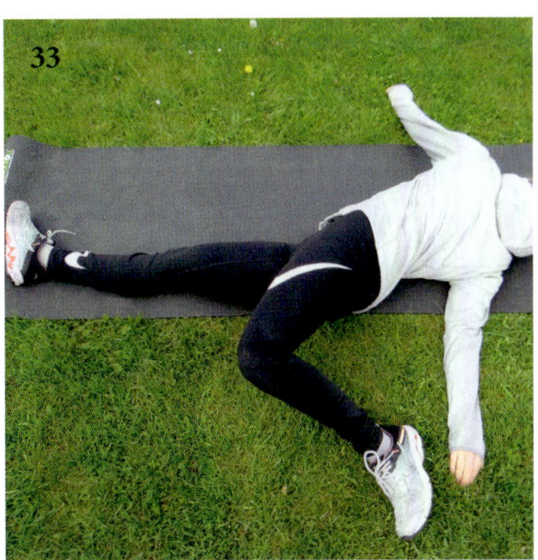

33

Statisch-passive Dehnung der Rumpfmuskulatur II

Das Kind oder der Jugendliche liegt in Bauchlage mit zur Seite abgespreizten Armen. Ein Bein wird so weit wie möglich über das andere in Richtung der gegenüberliegenden Hand bewegt. Auf diese Weise entsteht eine diagonale Dehnung über die Rumpfvorderseite.

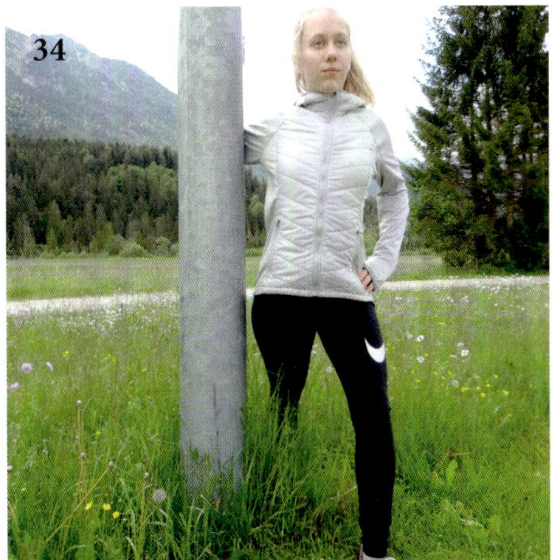

34

Statisch-passive Dehnung der Brustmuskulatur

Das Kind oder der Jugendliche steht seitlich von einer Wand oder einem Pfosten in Schrittstellung. Der gleichseitige Arm wird im Schultergelenk etwa 90 Grad angehoben und nach außen rotiert. Der Unterarm und der Ellenbogen werden nun an die Wand oder den Pfosten gelehnt. Durch eine Verlagerung des Gewichtes auf das vordere Bein entsteht eine Dehnung der Brustmuskulatur.

5.3 FOAM ROLLING

Foam Rolling (FR) steigert die Beweglichkeit. Auch wenn diese Maßnahme noch relativ neu ist, kamen bereits mehrere Studien zu diesem Ergebnis [178, 181, 183, 190-192, 197-199, 203]. Im Jahr 2019 ist dazu eine systematische Übersichtsarbeit in Verbindung mit einer Meta-Analyse von Wilke und seinen Kollegen veröffentlicht worden [213]. Die Autoren erkannten jedoch, dass das Ausmaß des Beweglichkeitsgewinns von der Muskelgruppe abhängig ist. Beispielsweise durch Rollungen der Hamstrings sind stärkere Effekte zu erzielen wie an der Wade. Im Vergleich zum statischen Dehnen beobachteten sie durch FR ähnliche Beweglichkeitsverbesserungen, weshalb sie es als mögliche Ergänzung zu einem Dehntraining sehen.

> Foam Rolling verbessert die Beweglichkeit, ähnlich wie das statische Dehnen.

FR verbessert die Beweglichkeit nicht nur in dem Bereich, der gerollt wurde. Eine Beweglichkeitszunahme wird auch auf der kontralateralen Seite [190, 194, 195] und in entfernten Körperregionen erzielt [204]. Im Vergleich zur kontralateralen Seite hält der akute Effekt auf der ipsilateralen Seite jedoch länger an. Während die meisten Studien eine vergrößerte Beweglichkeit auf der bearbeiteten Extremität von zehn bis 20 Minuten feststellen konnten, ist er auf der gegenüberliegenden Seite auf maximal zehn Minuten begrenzt [194, 203, 204, 209]. Ein regelmäßiges FR über mehrere Wochen verbessert jedoch nicht anhaltend die Beweglichkeit [181]. Zumindest ist das bis dato den nur gering vorhandenen Studien zu entnehmen.

Foam Rolling im Vergleich zum Dehnen

Es sind Studien vorhanden, die durch FR eine ähnliche akute Beweglichkeitszunahme erkennen konnten wie durch statisches Dehnen [210]. Andere zeigten hingegen eine etwas geringere Wirkung [195, 202]. Die Kombination aus beiden führte in einer weiteren Studie zu dem besten Ergebnis. Hier muss aber hinzugefügt werden, dass die Interventionsdauer bei der Kombination doppelt so lange war, wie wenn das statisches Dehnen oder FR alleinig durchgeführt wurde [202].

Das Ergebnis aus der Meta-Analyse von Wilke und seinen Kollegen zeigte grundsätzlich keinen Unterschied zwischen dem FR und dem statischen Dehnen. Es sei denn, es wurde nur sehr kurz gerollt. Dann war das statische Dehnen im Vorteil [213].

> Foam Rolling eignet sich als gute Ergänzung zum statischen Dehnen, um akute Beweglichkeitsverbesserungen zu erzielen.

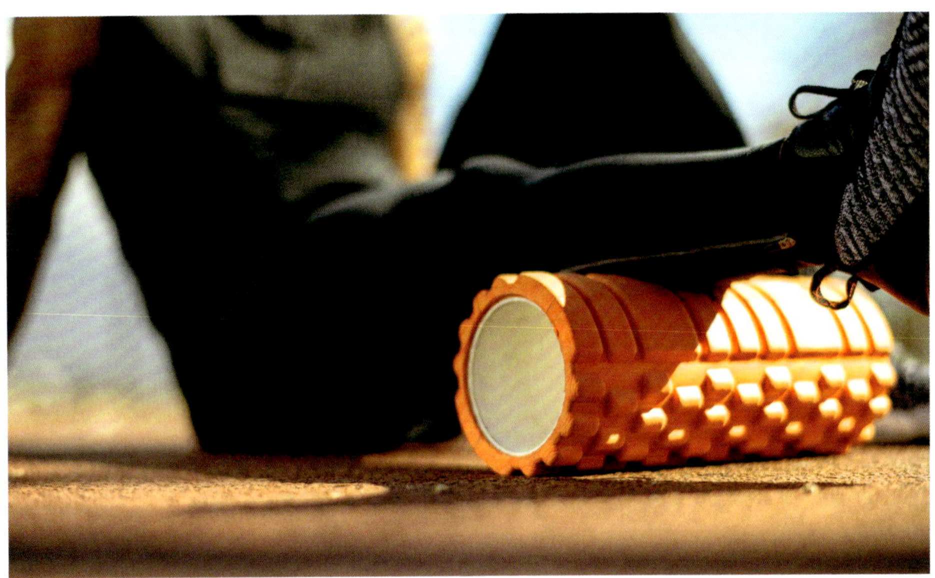

Parameter

Mit welchen Parametern beim FR die besten Effekte bezüglich eines Beweglichkeitsgewinns erzielt werden können, ist unbekannt [214]. In den verschiedenen Studien, bei denen eine Zunahme der Beweglichkeit festgestellt werden konnte, wurden teilweise sehr unterschiedliche Parameter bezüglich der Dauer und der Häufigkeit des Rollens verwendet. Diese reichten von 1 × 60 bis 4 × 60 Sekunden. Andere nutzten 3 × 20, 3 × 30, 6 × 30, 4 × 45 oder 1 × 120 Sekunden. Ausreißer gab es sogar mit 12 × 30 und 11 × 60 Sekunden. Auch die Pausenzeit zwischen den einzelnen Serien war mit zehn bis 30 Sekunden variabel. Die Geschwindigkeit betrug vier bis 60 Rollungen pro Richtung in einem Körperabschnitt pro Minute (zum Beispiel beim FR der Hamstrings die Distanz vom Knie bis zum Gesäß). Bezüglich der letzten beiden Parameter gaben jedoch nur wenige Studien eine Auskunft [213].

Wenige Studien verglichen unterschiedlich lange Rollungen pro Serie direkt miteinander. Es konnten jedoch keine Unterschiede bezüglich der Beweglichkeitszunahme erkannt werden [191, 204, 205]. Nur eine Studie verglich unterschiedliche Rollgeschwindigkeiten. Aber auch hier waren keine Unterschiede zu erkennen [214]. Demnach lautet das Fazit aus der Meta-Analyse von Wilke und seinen Kollegen: Die Dauer und die Geschwindigkeiten des FR spielen eine geringe Rolle für das Ausmaß der Beweglichkeitszunahme und können somit dem Anwender frei überlassen werden [213].

> Die Dauer und die Geschwindigkeiten des Foam Rollings spielen eine geringe Rolle für das Ausmaß der Beweglichkeitszunahme.

Zur optimalen Höhe des Drucks während des Rollens ist wenig bekannt. In der Untersuchung von Wilke und seinen Kollegen sollten die Probanden einen Druck von etwa 70 Prozent des maximal tolerierbaren Drucks ausüben. Das bedeutet, auf einer Skala von null bis zehn sollte der Druck bei sechs oder sieben liegen (0 = kein Unbehagen, 10 = maximales Unbehagen) [214]. Andere Autoren fordern hingegen den maximal tolerierbaren Druck. Tabelle 16 zeigt mögliche Parameter, wie sie für ein Foam Rolling zur Beweglichkeitserweiterung verwendet werden können.

Intensität	(Nahezu) maximal tolerierbarer Druck (6-7/10 oder 10/10)
Geschwindigkeit	30 Rollungen pro Minute pro Körperabschnitt
Dauer einer Serie	30-60 Sekunden
Serien pro Trainingseinheit	1-6
Dauer der Serienpausen	30 Sekunden
Häufigkeit pro Woche	Dreimal /Woche bis täglich
Zeitraum	Kontinuierlich

Tabelle 16: Parameter für ein Foam Rolling zur Verbesserung der Beweglichkeit

Festigkeit der Rolle

In einer Untersuchung wurden drei unterschiedliche Härtegrade (weich, mittel, hart) von Rollen bezüglich ihres Effekts zur Beweglichkeitszunahme untersucht. Insgesamt wurde mit allen Rollen ein Beweglichkeitsgewinn erzielt. Die mittlere und die harte Rolle verbesserten die Beweglichkeit nur marginal. Die Autoren empfehlen die Wahl der Rolle vom individuellen Empfinden abhängig zu machen [186].

Foam Rolling mit Mobilisation

Cheatham und Kollegen untersuchten das FR in Verbindung mit einer aktiven Mobilisation (Abbildung 35 a und b). Sie ließen ihre Probanden Rollungen auf dem Quadrizeps durchführen. Anschließend bewegten diese unter dem Druck der Rolle viermal aktiv das Kniegelenk in Beugung und Streckung. Danach wiederholten sie das Procedere ein weiteres Mal. Im Vergleich zu einer anderen Gruppe, die im gleichen Umfang nur rollte, erzielten die Probanden mit Mobilisation eine etwas größere Beweglichkeitszunahme [184].

Foam Rolling mit Vibration

Nur sehr wenige Untersuchungen existieren, die das FR mit und ohne Vibration verglichen. Bezüglich der Beweglichkeitszunahme kam es in der Studie von Cheatham und seinen Kollegen sowie Garcia-Gutierrez und ihren Kollegen zu einer geringfügig stärkeren Zunahme der Beweglichkeit, wenn das Rollen in Verbindung mit Vibration durchgeführt wurde [185, 190]. Letztendlich ist dieser Vorteil aber nicht von hoher Bedeutung [213].

Warum kommt es durch das Foam Rolling zur Beweglichkeitsverbesserung?

Wilke und seine Kollegen diskutieren in ihrer Arbeit den momentanen Stand bezüglich der Wirkungsweise des FR zur Beweglichkeitsverbesserung und schreiben, dass die genauen Mechanismen noch nicht genannt werden können [213].

Es gibt Studien, die morphologische Anpassungen durch ein FR erkennen konnten, die zu einer Beweglichkeitssteigerung beitragen können. Diese sind ein gesteigerter Blutfluss, eine Verbesserung der vaskulären Funktion und eine Reduktion der viskoelastischen Steifigkeit des behandelten Gewebes. Auch wenn noch nicht eindeutig bewiesen, nehmen andere Autoren an, dass durch FR die Viskosität der Hyaluronsäure in den Faszien reduziert werden kann. Im Gegensatz dazu werden auch neuronale Adaptionen mit dem FR in Verbindung gebracht. Auch diese können die Beweglichkeit steigern. Dazu zählen eine Verringerung des H-Reflexes, welcher die Aktivität der Alpha-Motoneuronen herabsetzt, sowie eine zentrale Beeinflussung, die das Berührungsempfinden reduziert. Des Weiteren konnten sympathikussenkende und parasympathikussteigernde Effekte erkannt werden. Beide führen, zusammen mit der durch FR ausgelösten ischämischen Kompression des Gewebes, zur Abnahme der Schmerzwahrnehmung. So ist es wahrscheinlich, dass ähnlich wie beim Dehnen, die erhöhte Schmerz-/Dehntoleranz, die durch ein FR ausgelöst wird, zu einem großen Teil zur Beweglichkeitsverbesserung beiträgt.

Beispielübungen

Foam Rolling des Quadrizeps in Verbindung mit einer aktiven Mobilisation.

Das Kind oder der Jugendliche stütz sich mit der Vorderseite des Oberschenkels auf einer Rolle. Zunächst wird die untere Hälfte des Oberschenkels mehrmals gerollt. Anschließend werden aktive Kniestreck- und beugebewegungen durchgeführt, während der Druck durch die Rolle statisch gehalten wird. Dieses Prozedere wird danach auf der oberen Hälfte des Oberschenkels wiederholt.

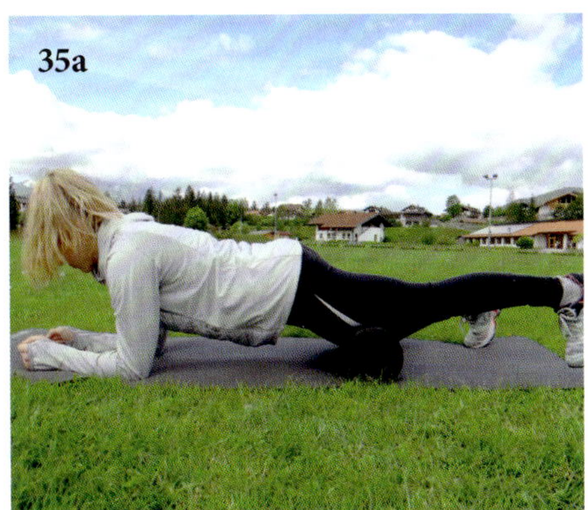
35a

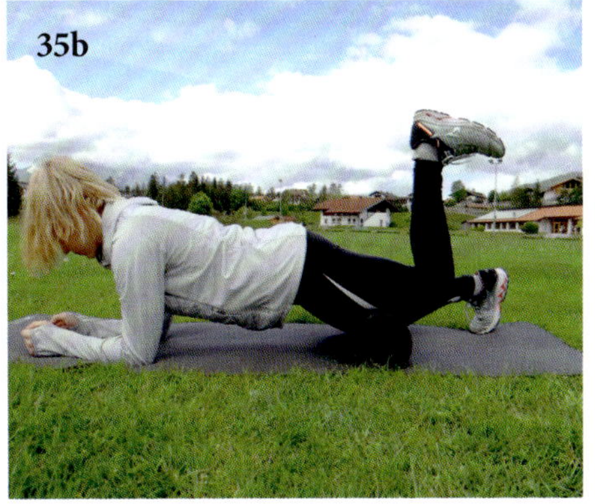
35b

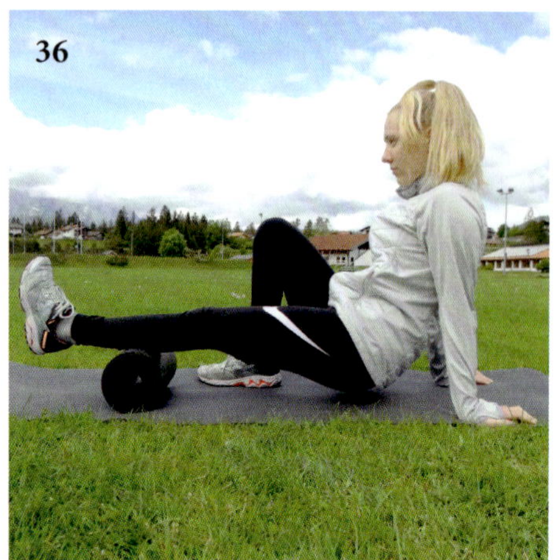
36

Foam Rolling der Wadenmuskulatur

Das Kind oder der Jugendliche stützt sich mit der Wade auf eine Rolle und rollt entlang der gesamten Wadenmuskulatur von unten nach oben und wieder zurück. Dieses Prozedere wird mehrmals wiederholt.

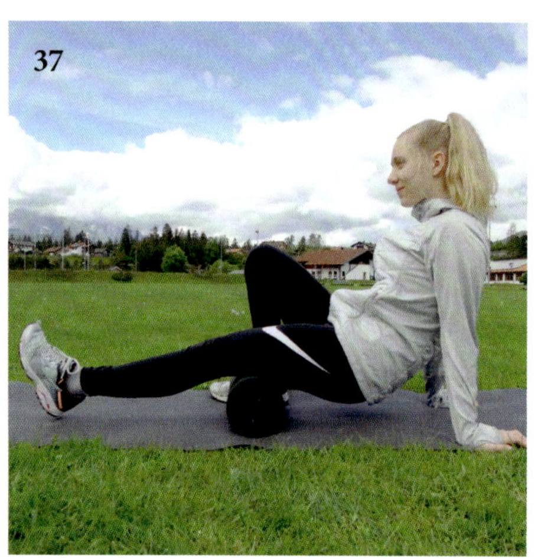
37

Foam Rolling der Oberschenkelmuskulatur auf der Rückseite

Das Kind oder der Jugendliche stütz sich mit der Rückseite des Oberschenkels auf eine Rolle und rollt entlang der Muskulatur der Oberschenkelrückseite von unten nach oben und wieder zurück. Dieses Prozedere wird mehrmals wiederholt.

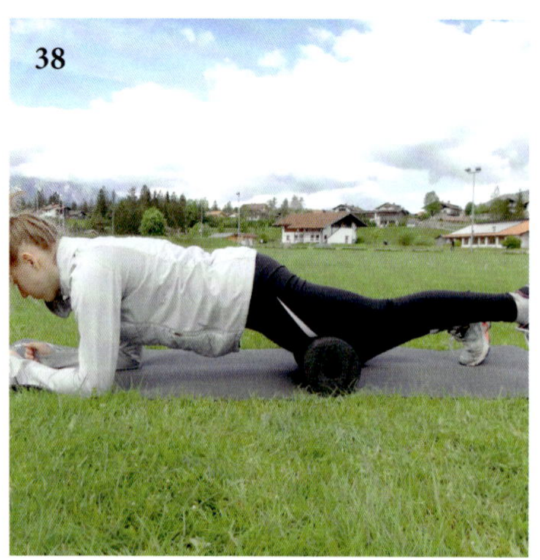
38

Foam Rolling der Oberschenkelmuskulatur auf der Vorderseite

Das Kind oder der Jugendliche stütz sich mit der Vorderseite des Oberschenkels auf eine Rolle und rollt entlang der Muskulatur der Oberschenkelvorderseite von unten nach oben und wieder zurück. Dieses Prozedere wird mehrmals wiederholt.

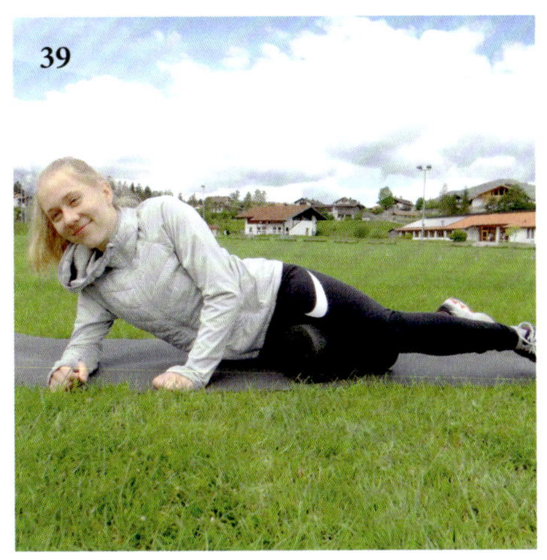
39

Foam Rolling der Oberschenkelmuskulatur auf der Innenseite

Das Kind oder der Jugendliche stütz sich mit der Innenseite des Oberschenkels auf eine Rolle und rollt entlang der Muskulatur der Oberschenkelinnenseite von unten nach oben und wieder zurück. Dieses Prozedere wird mehrmals wiederholt.

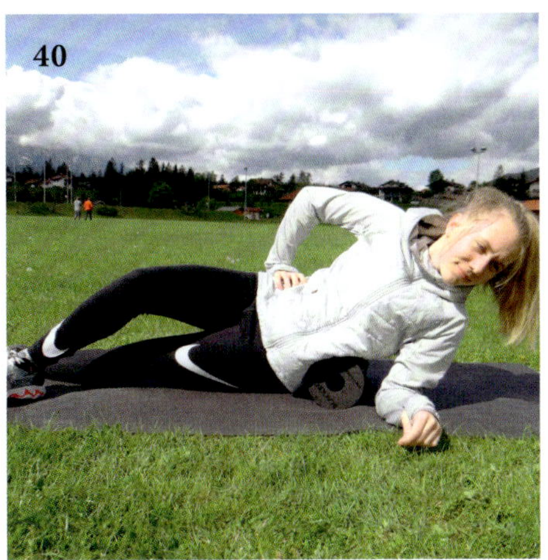
40

Foam Rolling der Rumpfmuskulatur I

Das Kind oder der Jugendliche stütz sich mit der Flanke auf eine Rolle und rollt entlang der seitlichen Rumpfmuskulatur von unten nach oben und wieder zurück. Dieses Prozedere wird mehrmals wiederholt. Es ist darauf zu achten, nicht direkt auf den Rippen zu rollen.

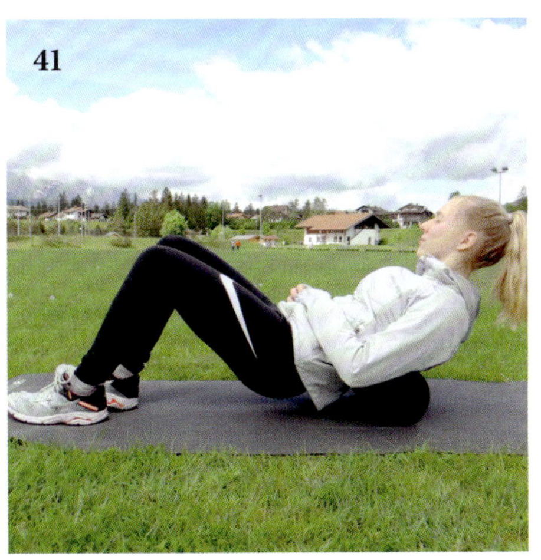
41

Foam Rolling der Rumpfmuskulatur II

Das Kind oder der Jugendliche stütz sich mit dem seitlichen Rücken auf eine Rolle und rollt entlang der Rückenmuskulatur von unten nach oben und wieder zurück. Dieses Prozedere wird mehrmals wiederholt. Anschließend wird die Seite gewechselt. Es ist darauf zu achten, nicht direkt auf der Wirbelsäule zu rollen.

42

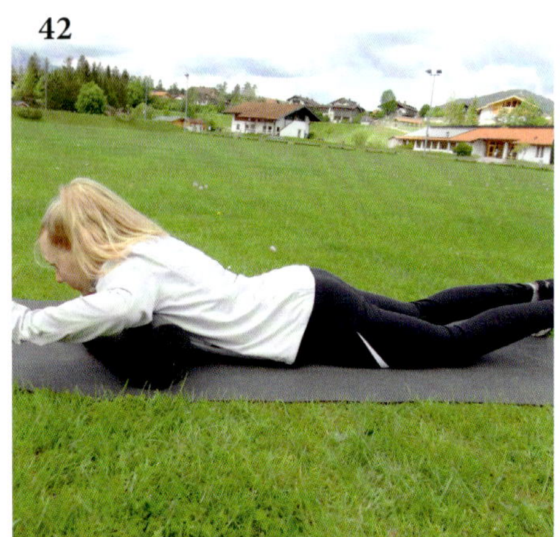

Foam Rolling der Brustmuskulatur

Das Kind oder der Jugendliche stütz sich mit der Brust auf eine Rolle und rollt entlang der Brustmuskulatur von innen nach außen und wieder zurück. Dieses Prozedere wird mehrmals wiederholt. Anschließend wird die Seite gewechselt. Es ist darauf zu achten, nicht direkt auf dem Brustbein zu rollen.

Zusammenfassung

Dehnen und Foam Rolling gehören zu den gängigsten Maßnahmen zur Steigerung der Beweglichkeit. Für junge Erwachsene sind beide gut untersucht. Hingegen fehlen für Kinder und Jugendliche Studien, die ein spezifisches Training ermöglichen. So müssen die Ergebnisse der Erwachsenen zur Orientierung herangezogen werden.

Zu den gängigsten Dehnmethoden gehören das statische und dynamische Dehnen sowie das PNF-Dehnen. Alle diese Dehnmethoden führen bei entsprechender Ausübung zu einem sehr ähnlichen Beweglichkeitsgewinn. Das statische Dehnen hat jedoch den Vorteil, dass es sehr einfach auszuführen ist.

Für eine gute Beweglichkeitserweiterung durch ein Dehnen ist der wöchentliche Gesamtumfang entscheidend. Dieser sollte mindestens fünf bis zehn Minuten betragen. Die Anpassung erfolgt größtenteils auf sensorischer Ebene. Das bedeutet, die Dehntoleranz nimmt zu.

Foam Rolling zeigt ähnliche Beweglichkeitssteigerungen wie beim statischen Dehnen. Optimale Parameter für die Durchführung sind jedoch nicht bekannt. Verschiedene führen zu einer ähnlichen Beweglichkeitszunahme. Weshalb das Foam Rolling zur Beweglichkeitszunahme führt, ist ebenso nicht eindeutig belegt. Wahrscheinlich spielen neuronale Faktoren, die zu einer größeren Schmerz- und Dehntoleranz führen, eine wichtige Rolle – ähnlich wie bei der kurzfristigen Anpassung durch ein Dehnen.

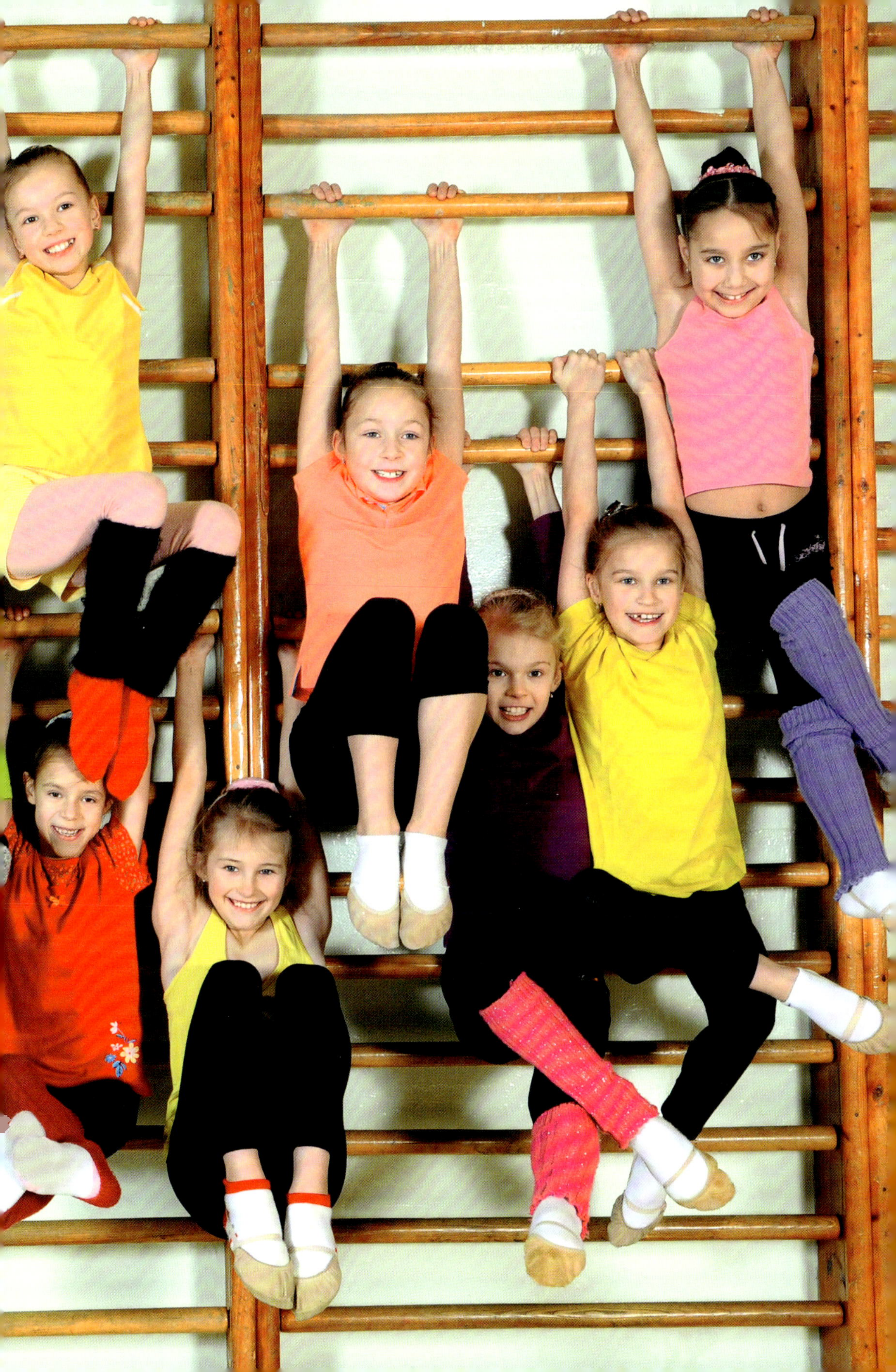

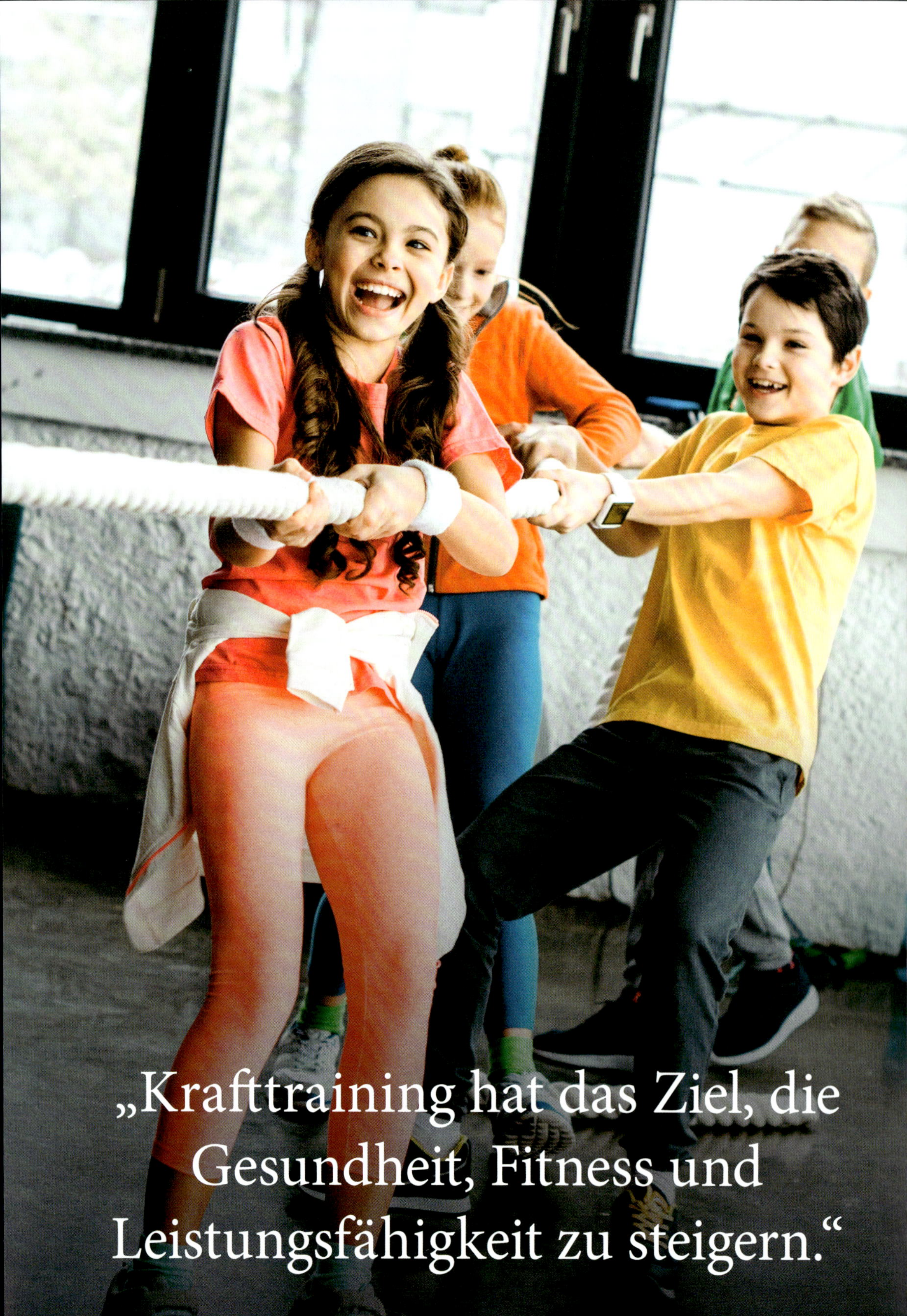
„Krafttraining hat das Ziel, die
Gesundheit, Fitness und
Leistungsfähigkeit zu steigern."

6. Kraft

6.1	Leitlinien internationaler Verbände	121
6.2	Kraftfähigkeiten	122
6.3	Wirkungen des Krafttrainings	124
6.4	Ist ein Krafttraining sicher?	125
6.5	Ist ein Krafttraining effektiv?	126
6.6	Krafttraining – ab wann?	127
6.7	Trainingssteuerung nach der ASCA	128
6.8	Trainingsprogramme der ASCA	138
6.9	Übungsauswahl und -reihenfolge	155

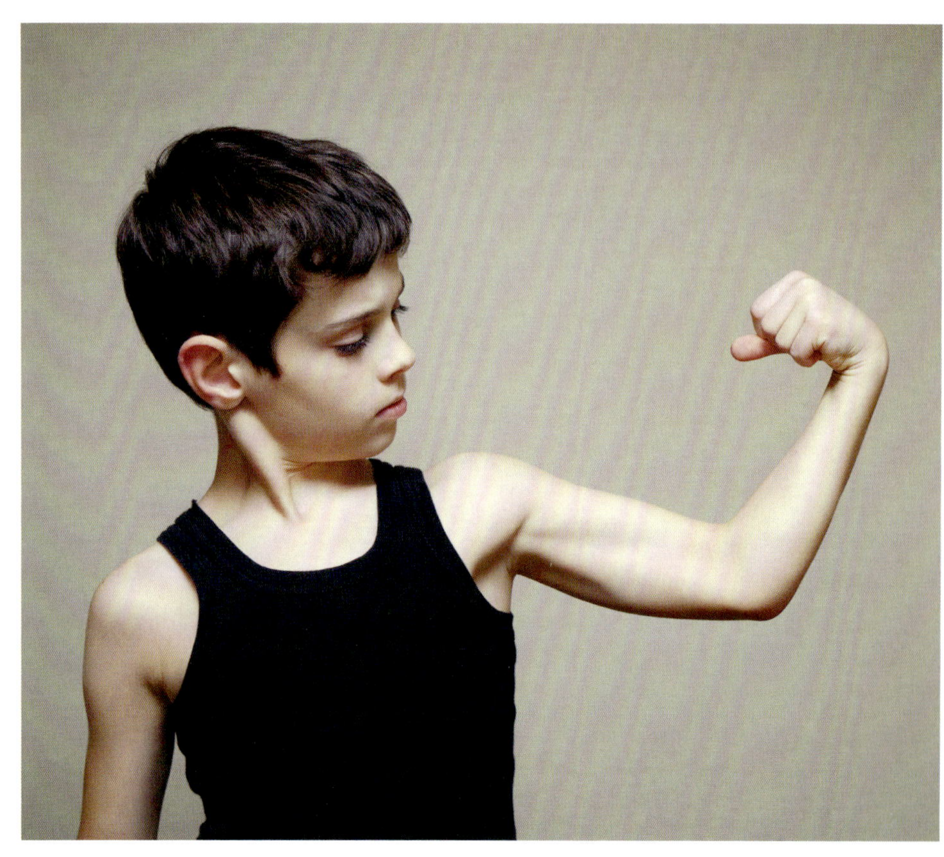

„Gewichtheben und Krafttraining sind bedeutend sicherer als viele andere Sportarten.“

Wissenswertes vorab

- Ein Krafttraining mit Kindern und Jugendlichen ist sicher und effektiv.
- In der präpubertären Phase kommt es hauptsächlich zu neuronalen, in der pubertären und postpubertären Phase zusätzlich zu morphologischen Anpassungen.
- Die Trainingsprogression erfolgt in Abhängigkeit von Alter und funktionellen Kriterien.
- Die Kompetenz des Trainers ist der wichtigste Parameter beim Training mit Kindern und Jugendlichen.

6.1 LEITLINIEN INTERNATIONALER VERBÄNDE

Beim Krafttraining wird gegen unterschiedliche Widerstände bewegt, welche die Übungsbelastung beeinflussen, mit dem Ziel, die Gesundheit, Fitness und Leistungsfähigkeit zu steigern. Diese können beispielsweise das eigene Körpergewicht, Krafttrainingsmaschinen, freie Gewichte wie Lang- und Kurzhanteln, elastische Widerstandsbänder und Medizinbälle sein [234, 249, 264]. Aufgrund der positiven Ergebnisse vieler Untersuchungen in den letzten Jahrzehnten hat das Interesse am Krafttraining mit Kindern und Jugendlichen weitläufig zugenommen. Daher haben internationale Organisationen, wie die „National Strength and Conditioning Association" (NSCA) [231], „United Kingdom Strength and Conditioning Association" (UKSCA) [249], „Canadian Society for Exercise Physiology" (CSEP) [219], „The British Association of Sport and Exercises Sciences" (BASES) [276] und „Australian Strength and Conditioning Association" (ASCA) [284] Leitlinien entworfen, um Trainer bei einer alters- und entwicklungsgerechten Trainingssteuerung von Kindern und Jugendlichen zu unterstützen. Darüber hinaus klären sie über die Wirksamkeit und Sicherheit von Krafttraining auf.

Ein Krafttraining mit Kindern und Jugendlichen sollte von einem qualifizierten Trainer geplant und beaufsichtigt werden. Nach Lloyd und seinen Kollegen hat dieser ein umfassendes Fachwissen bezüglich der physiologischen, physischen und psychosozialen Besonderheiten von Kindern und Jugendlichen. Zudem hat er die Kompetenz, eine Trainingsprogression über alle Altersstufen hinweg zu planen und entsprechende Trainingsprogramme zu instruieren. Dabei berücksichtigt er die Fähigkeiten, Bedürfnisse und Ziele der Kinder und Jugendlichen. Technische Schwierigkeiten bei der Übungsdurchführung werden von ihm erkannt und beseitigt. Darüber hinaus weist er einen pädagogischen Hintergrund auf, um altersgemäß kommunizieren und interagieren zu können [249].

6.2 KRAFTFÄHIGKEITEN

Das Krafttraining umfasst das Training unterschiedlicher Kraftfähigkeiten. Die Maximalkraft stellt die Basis dar und ist maßgeblich für die sportliche Leistungsfähigkeit. Sie sollte daher im Mittelpunkt des Krafttrainings stehen [254]. Von ihr sind die Schnellkraft und die Kraftausdauer abhängig (Abbildung 43).

> Die Maximalkraft ist die Basis aller Kraftfähigkeiten.

Maximalkraft, Schnellkraft und Kraftausdauer

Die Maximalkraft ist definiert als die maximale Kraft, die ein Muskel oder eine Muskelgruppe generieren kann. Die Schnellkraft bezieht sich hingegen auf die Geschwindigkeit, mit der eine Kraftleistung erbracht werden kann. Um Verbesserungen zu erzielen, müssen beim Training beide Parameter der Formel für die Schnellkraft berücksichtigt werden: die Kraft und die Geschwindigkeit. Wird der Widerstand sehr hoch gewählt, erzeugt die Muskulatur viel Kraft, die Geschwindigkeit der Kraftentwicklung ist jedoch niedrig. Dies verbessert vorwiegend die Maximalkraft. Wird hingegen der Widerstand sehr niedrig gewählt, erzeugt die Muskulatur wenig Kraft, die Geschwindigkeit der Kraftentwicklung ist jedoch hoch. Dadurch kommt es vor allem zur Verbesserung der Schnelligkeit. Um die Schnellkraft zu steigern, müssen

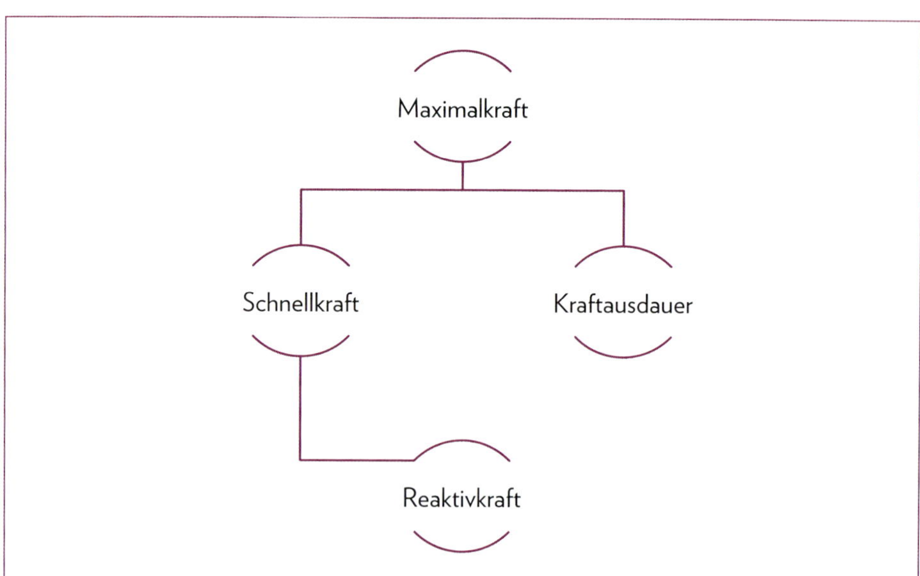

Abbildung 43: Die vier Kraftfähigkeiten: Maximalkraft, Schnellkraft, Kraftausdauer und Reaktivkraft

beide Parameter aufeinander abgestimmt sein. Es geht darum, so schnell und kraftvoll wie möglich gegen einen äußeren Widerstand zu arbeiten. Die Kraftausdauer bestimmt die Kraftleistungsfähigkeit über einen längeren Zeitraum während einer eintretenden Ermüdung [239].

Schnellkraft = Kraft × Geschwindigkeit

Reaktivkraft

Die Reaktivkraft ist eine besondere Form der Schnellkraft, die innerhalb eines Dehnungs-Verkürzungs-Zyklus generiert wird. Während der exzentrischen Phase einer Bewegung kommt es zur Speicherung von Energie in elastischen Strukturen, die in der konzentrischen Phase der Kontraktionskraft der Muskulatur hinzugefügt wird. So entsteht eine höhere Leistungsentwicklung bezüglich Geschwindigkeit und Kraft. Voraussetzung ist jedoch eine unmittelbare Umkehr zwischen der exzentrischen und konzentrischen Phase. Anderweitig verpufft die Energie in den elastischen Strukturen und es entsteht eine reine muskuläre Schnellkraftleistung [239, 255, 264].

Die Reaktivkraft ist eine Schnellkraftleistung innerhalb eines Dehnungs-Verkürzungs-Zyklus.

Der Dehnungs-Verkürzungs-Zyklus ist mit der Funktion einer Spiralfeder vergleichbar. Wird diese zusammengedrückt (exzentrische Phase), speichert sie Energie, die sie beim Loslassen (konzentrische Phase) wieder freigibt. Beim Sport ist eine Reaktivkraftleistung beispielsweise bei einem Volleyballer zu beobachten, der für einen Block nach oben springt. Bevor dieser sich dem Ball nähert, taucht er kurz nach unten ab (exzentrische Phase), um dann wieder nach oben zu beschleunigen (konzentrische Phase). Dadurch erreicht er eine höhere Sprungleistung. Die Reaktivkraft bestimmt aber auch in hohem Maße die Sprint- und Wurfleistung sowie die schnellen Richtungswechsel.

Muskelarbeitsweisen

Konzentrische Muskelarbeitsweise: Muskelkontraktion, während sich Ursprung und Ansatz eines Muskels annähern. Dabei wird ein äußerer Widerstand überwunden.

Exzentrische Muskelarbeitsweise: Muskelkontraktion, während sich Ursprung und Ansatz eines Muskels entfernen. Dabei wird ein äußerer Widerstand abgebremst.

6.3 WIRKUNGEN DES KRAFTTRAININGS

Das Krafttraining verbessert beispielsweise die Gesundheit, reduziert Übergewicht und Fettleibigkeit sowie das Risiko für Verletzungen und Überlastungsbeschwerden.

Wirkungen auf die Gesundheit

Ein Krafttraining hat einen hohen Einfluss auf die Förderung und den Erhalt der Gesundheit [264]. Bei normalgewichtigen Kindern und Jugendlichen reduziert es den prozentualen Körperfettanteil und die Hautfaltendicke, wodurch es den Körpergewichtsstatus kontrolliert [224]. Zudem erhöht es die Knochenmineraldichte [216, 218], reduziert das Verletzungsrisiko im Sport [261, 278, 286], erhöht das körperliche und psychosoziale Wohlempfinden sowie das Selbstwertgefühl und Selbstvertrauen [225, 268]. Ein Krafttraining steigert darüber hinaus das Interesse an körperlicher Aktivität und Fitness [249, 264].

Reduktion von Übergewicht und Fettleibigkeit

Bei Übergewicht und Fettleibigkeit trägt es zur Abnahme des Körpergewichts und Körperfetts bei und verändert so positiv die Körperzusammensetzung. Darüber hinaus steigert es die Insulinsensitivität und verbessert die Herzfunktion [222, 227, 228, 252, 265, 273, 274, 277, 279, 282]. Deshalb sollte ein Krafttraining ein fester Bestandteil eines Trainingsprogramms zur Reduktion von Übergewicht und Fettleibigkeit bei Kindern und Jugendlichen sein [272, 275]. Gerade auch deshalb, weil es ihnen häufig schwerfällt, das meist empfohlene niederintensive Ausdauertraining über einen längeren Zeitraum durchzuführen. Das erhöhte Körpergewicht erschwert Aktivitäten wie Joggen. Hinzu kommt, dass übergewichtige und fettleibige Kinder und Jugendliche ein mehr als doppelt so hohes Verletzungsrisiko für Sportverletzungen, wie zum Beispiel ein Inversionstrauma, haben als normalgewichtige [253].

Prävention von Verletzungen und Überlastungsschäden

Die meisten Verletzungen bei Kindern und Jugendlichen treten bei früher Spezialisierung auf einen Sport, bei körperlicher Inaktivität und bei Mädchen auf [223, 237, 243]. Ein Krafttraining reduziert akute Verletzungen um etwa ein Drittel und Überlastungsbeschwerden können nahezu halbiert werden. Insgesamt reduziert es die Verletzungsrate um bis zu 66 Prozent [229, 246]. Gerade Mädchen profitieren von einem präventiven Krafttraining [238, 242, 256-258]. Werden bei ihnen die durch das Wachstum auftretenden Defizite nicht beseitigt, können sie sich im Jugendalter verstärken und das Verletzungsrisiko weiter erhöhen [244, 260]. Vor allem das Auftreten von vorderen Kreuzbandrupturen kann positiv beeinflusst werden [263].

6.4 IST EIN KRAFTTRAINING SICHER?

Gewichtheben und Krafttraining sind bedeutend sicherer als viele andere Sportarten, die gewöhnlich von Kindern und Jugendlichen durchgeführt werden. Pro 100 Stunden treten beispielsweise beim Fußball 6,2, beim Krafttraining dagegen nur 0,0035 Verletzungen auf [241]. Bei Sprung- und Landeaktivitäten, wie sie beim Sport aber auch beim freien Spielen vorkommen, wirken Kräfte von etwa dem Fünf- bis Siebenfachen des Körpergewichtes auf das Skelettsystem [249]. Dies ist bedeutend mehr als bei einem Krafttraining.

Der Mythos, dass Krafttraining mit Kindern und Jugendlichen grundsätzlich gefährlich ist, ist eindeutig widerlegt [239]. Kinder und Jugendliche zeigen dabei weniger Gelenk- und Muskelverletzungen als Erwachsene [259]. Die meisten Verletzungen passieren durch Unachtsamkeit, zum Beispiel wenn Gewichte auf Zehen, Füße oder Finger fallen, wenn der Kopf an der Hantelstange anstößt oder wenn Trainierende über herumliegende Gewichte oder anderes Trainingsequipment stolpern.

Der größte Risikofaktor bei einem Krafttraining mit Kindern und Jugendlichen ist der Trainer.

Ein weiterer Risikofaktor liegt in der Verantwortung des Trainers. Ein unsicherer Trainingsraum und unsicheres Trainingsequipment, fehlende klare Sicherheitsanweisungen, mangelnde Übungstechnik, zu hohe Trainingsintensitäten und -volumen sowie zu geringe Pausen zwischen den Trainingseinheiten erhöhen des Weiteren die Wahrscheinlichkeit von Verletzungen und Beschwerden [232, 259, 264].

Darüber hinaus bestehen weitläufige Befürchtungen, dass ein Krafttraining für die Entwicklung des Skelettsystems schädlich sein könnte. Gerade die Besorgnis für Verletzungen der Wachstumsfugen muss aufgrund von wissenschaftlichen Untersuchungen jedoch widerlegt werden. Im Gegenteil, sie zeigen, dass sich ein Krafttraining vorteilhaft auf die Wachstumsfugen, die Knochenformation und deren Wachstum auswirkt [226, 236, 266, 281, 285]. Es trägt zu einer besseren Mineralisierung und Strukturierung des Knochens bei und hilft, Osteoporose im späteren Alter vorzubeugen [240, 280]. Es gibt keine Hinweise, dass ein Krafttraining einen negativen Einfluss auf das Höhenwachstum bei Kindern und Jugendlichen hat oder zu einer verminderten Körpergröße im Erwachsenenalter führt [250, 271].

Ein Krafttraining stärkt die Knochen und stellt keine Gefahr für das Längenwachstum des Körpers dar.

6.5 IST EIN KRAFTTRAINING EFFEKTIV?

Ein Krafttraining führt zu jeder Zeit der Entwicklung vom Kind zum Erwachsenen zu einem Kraftzuwachs [269]. Bis zum Eintritt der Pubertät verläuft der Kraftanstieg nahezu linear – bei Jungen und Mädchen sehr ähnlich. Ab der Pubertät kommt es dann bei Jungen zu einem steilen Anstieg und sie überholen die Mädchen bezüglich ihrer Kraftfähigkeit [248].

> Ein Krafttraining führt in jedem Alter zu Kraftsteigerungen.

Vor der präpubertären Phase kommt es durch ein Krafttraining vorwiegend zu einer neuronalen Anpassung, wodurch die relative Kraft steigt (die Kraft im Verhältnis zum Körpergewicht). Das bedeutet, dass sich die Aktivierung der agonistischen motorischen Einheiten verbessert und die Aktivierung der antagonistischen motorischen Einheiten reduziert [230, 283]. In der pubertären und postpubertären Phase führen zusätzliche morphologische Veränderungen zur Zunahme der Muskelmasse und damit der absoluten Muskelkraft – vor allem bei Jungen. Dies ist die Kraft, die maximal aufgebracht werden kann [220, 249]. Hormonelle Veränderungen, allen voran der Anstieg des Testosteronspiegels, können dafür verantwortlich gemacht werden [221, 247, 267]. Wenn bei Kindern und Jugendlichen die relative Kraftsteigerung durch ein Krafttraining sehr ähnlich ist, so ist der absolute Kraftzuwachs bei Jugendlichen deutlich größer [269, 270].

> Vor der Pubertät kommt es durch ein Krafttraining hauptsächlich zu neuronalen Anpassungen, während und nach der Pubertät zusätzlich zu morphologischen.

Die Kraftsteigerung durch ein Krafttraining beträgt bei Kindern und Jugendlichen zehn bis 90 Prozent, abhängig von den verwendeten Trainingsparametern wie Umfang, Intensität, Häufigkeit und Dauer [220]. Gewöhnlich sind bei Jungen und Mädchen vor der Pubertät Kraftsteigerungen durch ein Trainingsprogramm von 13 bis 30 Prozent zu verzeichnen [235]. Bei jugendlichen Trainingsanfängern innerhalb der ersten acht bis 20 Wochen sogar 30 bis 40 Prozent [231]. Dies ist mehr, als es üblicherweise bei Erwachsenen zu erkennen ist. Der Grund ist die synergistische neurale Adaption – einerseits durch die physiologische Entwicklung und andererseits durch das Krafttraining. Nach einer Krafttrainingspause von acht bis zwölf Wochen geht die muskuläre Leistungsfähigkeit wieder zum Ausgangslevel zurück [233, 245].

6.6 KRAFTTRAINING – AB WANN?

Ein Kind kann mit einem Krafttraining beginnen, wenn es emotional reif genug ist, Instruktionen des Trainers aufzunehmen und umzusetzen. Dazu sollte es eine gute Balancefähigkeit und posturale Kontrolle aufweisen. Dies ist gewöhnlich ab dem Alter von etwa sechs Jahren der Fall [217, 262, 286]. Auch in anderen Sportarten beginnen Kinder häufig in diesem Alter.

Ein Krafttraining kann bei Kindern mit etwa sechs Jahren begonnen werden.

Somit beginnen die Empfehlungen der großen internationalen Organisationen für ein Krafttraining ab diesem Alter. Im Weiteren wird die der Australian Strength and Conditioning Association (ASCA) ausführlich erläutert. Sie ist die derzeit aktuellste [284].

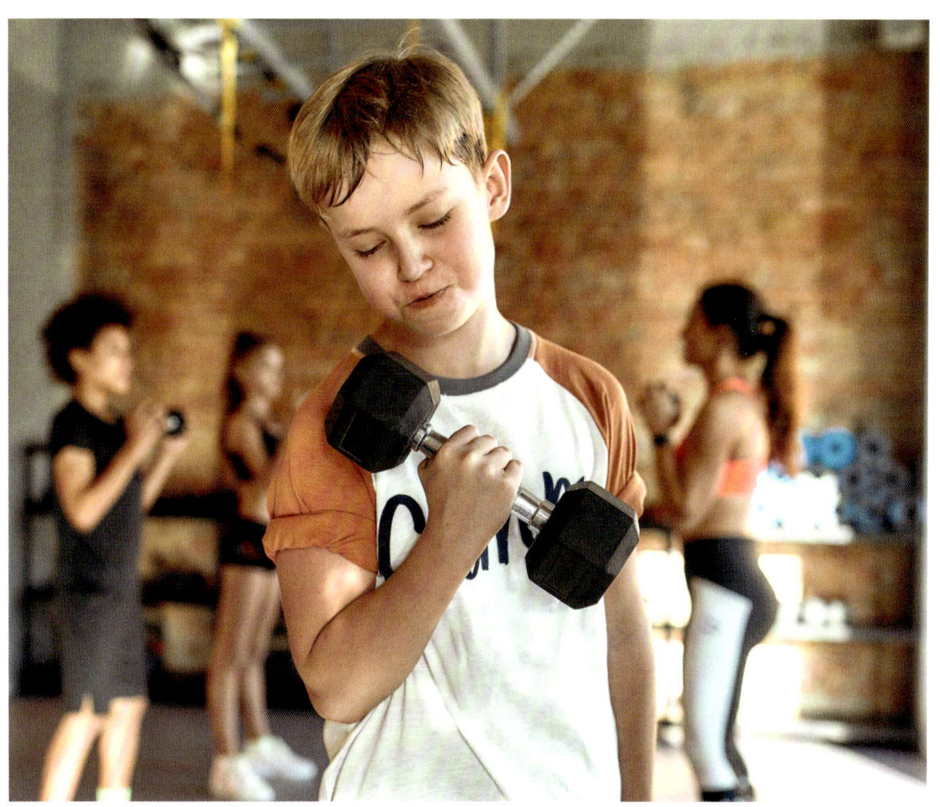

6.7 TRAININGSSTEUERUNG NACH DER ASCA

Die Australian Strength and Conditioning Association (ASCA) hat ihre Leitlinie zum Krafttraining mit Kindern und Jugendlichen aus dem Jahr 2007 überarbeitet und 2017 neu veröffentlicht [69]. Die Autoren geben darin Empfehlungen für das Training in unterschiedlichen Altersstufen. Sie weisen jedoch explizit darauf hin, dass Modifikationen vorgenommen werden können, um individuelle Besonderheiten zu berücksichtigen.

Stufenplan

Das Krafttraining ist in vier progressiven Stufen aufgebaut (Abbildung 44). Es ist das Ziel, über die Entwicklungsphasen von Kindern und Jugendlichen hinweg eine gute Kontrolle des Rumpfes und der Extremitäten sowie Gelenkstabilität zu entwickeln. Darüber hinaus sollen alle Kraftfähigkeiten (Maximalkraft, Schnellkraft, Kraftausdauer und Reaktivkraft) ausgebildet werden. In den Stufen 1 bis 3 liegt der Fokus auf der Entwicklung der neuromuskulären Kontrolle (Rumpf und Extremitäten) und auf der Gelenkstabilität. Ohne die Kraftfähigkeiten explizit zu trainieren, wird dabei die Kraft trotzdem verbessert. Die Trainingsstruktur ist vor allem in den ersten beiden Stufen relativ gering. Der Spaß und die Freude an der Bewegung stehen im Vordergrund. Mit einer guten Basis und technisch hohen Bewegungskompetenz bei verschiedensten Übungen erreichen die Jugendlichen die Stufe 4. Hier findet dann ein spezifisches Krafttraining statt, das mehr und mehr dem eines Erwachsenen gleicht. Der Wechsel zur nächsten Stufe ist abhängig vom Alter und von funktionellen Kriterien, die erfüllt werden müssen. Mit zunehmender Stufe steigen Komplexität, Umfang und Intensität im Training an.

> Die Trainingsprogression erfolgt anhand des Alters und der funktionellen Kriterien.

Altersgruppen

Das Alter ist ein Faktor, der entscheidet, in welcher Stufe ein Kind oder Jugendlicher trainiert.

- Stufe 1: 6-9 Jahre
- Stufe 2: 9-12 Jahre
- Stufe 3: 12-15 Jahre
- Stufe 4: 15-18 Jahre

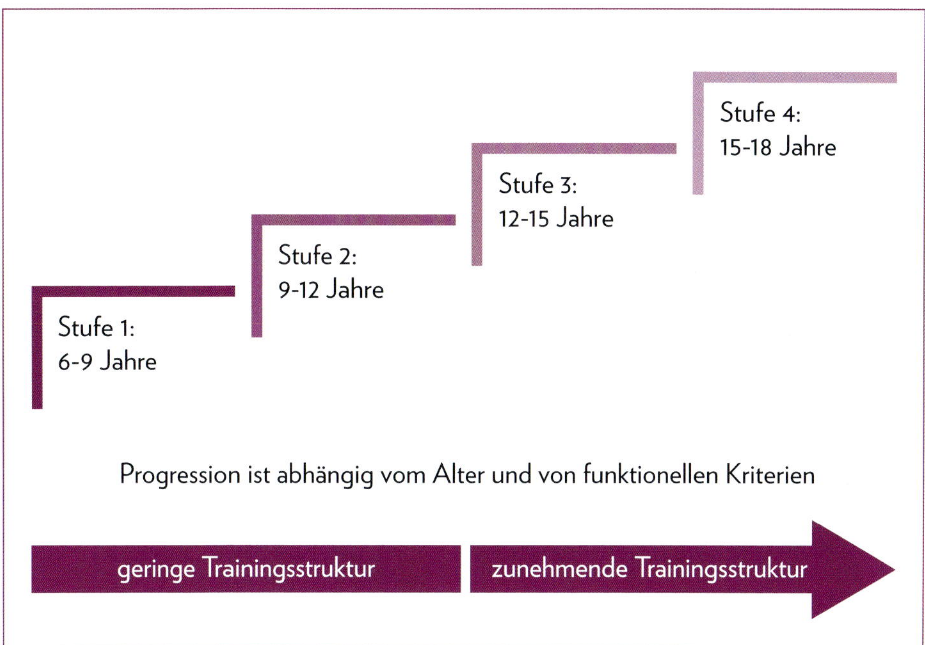

Abbildung 44: Stufenplan für das Krafttraining mit Kindern und Jugendlichen der Australian Strength and Conditioning Association (ASCA)

Der Grund für die Überlappung des Alters zwischen den vier Stufen ist auf die unterschiedliche Entwicklungsgeschwindigkeit von Kindern und Jugendlichen zurückzuführen. So kann beispielsweise ein Kind mit neun Jahren in Stufe 1 oder Stufe 2 trainieren. Wann es in die Stufe 2 wechselt, ist von funktionellen Kriterien abhängig.

Beginnt ein Kind beispielsweise mit elf Jahren mit dem Krafttraining, so steigt es altersentsprechend nicht direkt in Stufe 2 ein, sondern absolviert so lange Stufe 1, bis es die damit in Verbindung stehenden funktionellen Kriterien erfüllt. Ist hingegen ein Kind acht Jahre alt und beherrscht alle funktionellen Kriterien dieser Altersstufe, dann bleibt es trotzdem in dieser Stufe bis zum neunten Lebensjahr.

In den ersten beiden Stufen wird die Basis gelegt und es werden die Voraussetzungen geschaffen, um anschließend sicher und effektiv in den Stufen 3 und 4 weitertrainieren zu können.

Funktionelle Kriterien

Neben dem Alter entscheiden funktionelle Kriterien, ob ein Wechsel in die nächste Stufe stattfindet.

Die funktionellen Kriterien für die Stufen 2-4 gelten für durchschnittliche Kinder und Jugendliche. Sind sie hingegen besonders groß oder schwer, dann müssen diese Kriterien gegebenenfalls modifiziert werden.

Kriterien für Stufe 2

- Alter: mindestens neun Jahre
- „Sit and Reach“: Fingerspitzen berühren die Zehen (Abbildung 45)
- Horizontales Stützen mit Unterarmen, Ellenbogen und Füßen auf dem Boden: 60 Sekunden (Abbildung 46)
- Rumpfheben bis zur Horizontalen: Zehn kontrollierte Wiederholungen (Abbildung 47)
- Liegestütz über das gesamte Bewegungsausmaß mit den Händen und den Fußspitzen am Boden: Zehn kontrollierte Wiederholungen (Abbildung 48)
- Kniebeugen über das gesamte Bewegungsausmaß mit den Händen hinter dem Kopf und den Füßen flach auf dem Boden: Zehn kontrollierte Wiederholungen (Abbildung 49)
- Ausfallschrittkniebeugen über das gesamte Bewegungsausmaß: Fünf kontrollierte Wiederholungen (jeweils mit dem linken und rechten Bein vorn) (Abbildung 50)
- Wand-Kniebeuge: 60 Sekunden (Abbildung 51)

Mögliche Erleichterung der Kriterien für besonders große und schwere Kinder und Jugendliche.

- Fingerspitzen reichen bis fünf Zentimeter vor die Zehen (Abbildung 45)
- 30 Sekunden oder statt auf den Füßen auf den Knien stützend (Abbildung 46)
- Fünf kontrollierte Wiederholungen (Abbildung 47)
- Fünf kontrollierte Wiederholungen oder statt auf den Füßen auf den Knien stützend (Abbildung 48)
- Fünf kontrollierte Wiederholungen oder über ein reduziertes Bewegungsausmaß, bis das Gesäß einen Stuhl berührt (Abbildung 49)
- Drei kontrollierte Wiederholungen oder über ein reduziertes Bewegungsausmaß, bis das hintere Knie einen zehn Zentimeter hohen Klotz berührt (Abbildung 50)
- 30 Sekunden (Abbildung 51)

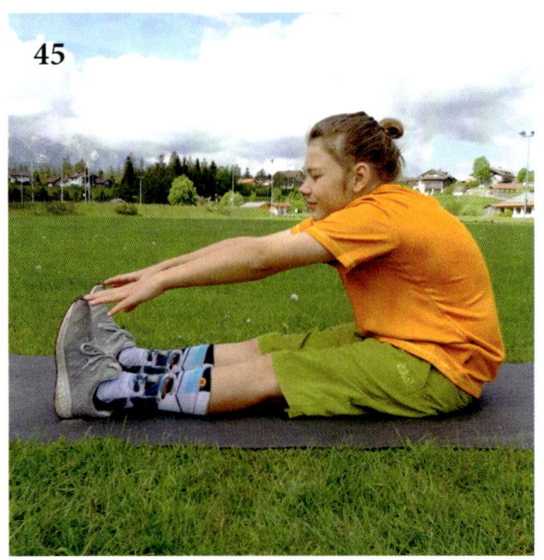
45

„Sit and Reach“

Das Kind oder der Jugendliche sitzt im Langsitz mit durchgestreckten Kniegelenken. Mit den Fingerspitzen versucht es/er nahe an die Zehen zu kommen oder über diese hinaus zu gelangen. Dabei wird die Körperrückseite, von den Waden bis über den Rumpf, lang gezogen und es entsteht ein Dehngefühl.

46

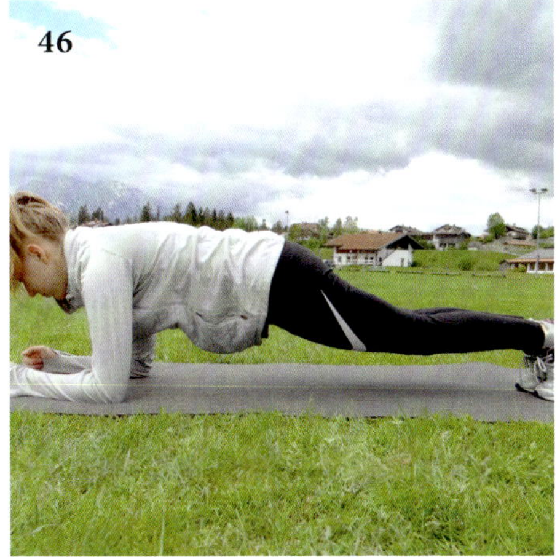

Horizontales Stützen

Das Kind oder der Jugendliche stützt auf den Unterarmen, Ellenbogen und Füßen. Der gesamte Körper wird angespannt, sodass eine gerade Linie zwischen den Schulter-, Hüft- und Sprunggelenken entsteht. Es ist darauf zu achten, dass die Unterarme und Ellenbogen über eine Protraktion des Schultergürtels fest in den Boden gedrückt werden, sodass das Brustbein sich von diesem möglichst weit entfernt. Im Bereich der Schultern sowie auf der Vorderseite des Rumpfes entsteht ein muskuläres Spannungsgefühl.

47

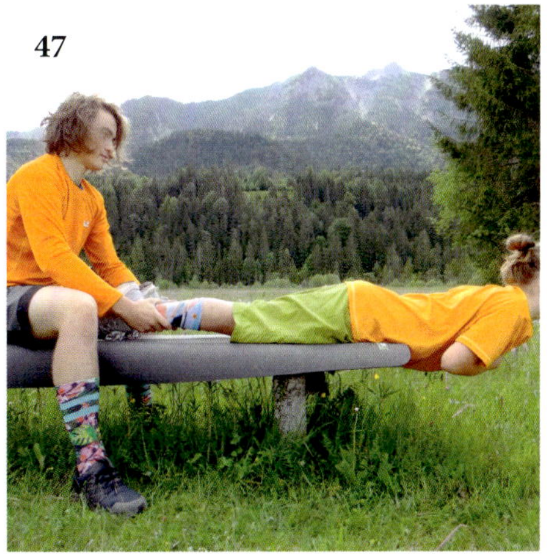

Rumpfheben bis zur Horizontalen

Das Kind oder der Jugendliche liegt mit den Beinen auf einer Bank, sodass das Becken an der Kante abschließt. Eine zweite Person (oder eine Sprossenwand) fixiert die Unterschenkel. Der Rumpf wird in einer horizontalen Position gehalten, sodass eine gerade Linie zwischen den Schulter-, Hüft- und Sprunggelenken entsteht. Vor allem auf der Rückseite des Rumpfes und der Oberschenkel entsteht ein muskuläres Spannungsgefühl.

48

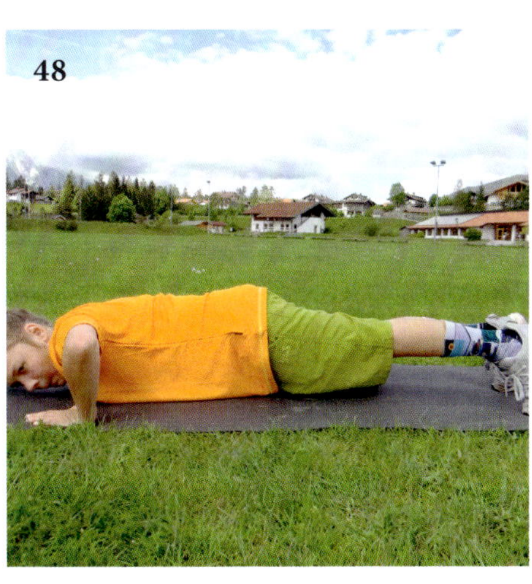

Liegestütz über das gesamte Bewegungsausmaß

Das Kind oder der Jugendliche stützt auf den Händen und Füßen. Der gesamte Körper wird angespannt, sodass eine gerade Linie zwischen den Schulter-, Hüft- und Sprunggelenken entsteht. In der oberen Umkehrposition ist darauf zu achten, dass die Hände über eine Protraktion des Schultergürtels fest in den Boden gedrückt werden. Anschließend wird es zum Boden geführt. Vor allem auf der Vorderseite des Rumpfes entsteht ein muskuläres Spannungsgefühl.

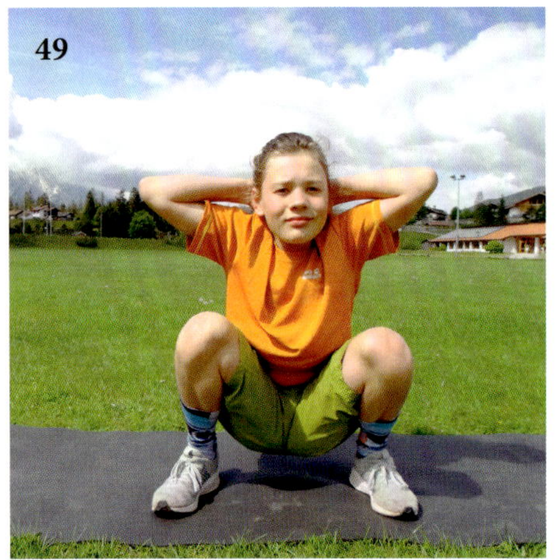

Kniebeugen über das gesamte Bewegungsausmaß

Das Kind oder der Jugendliche steht in einer aufrechten Position. Die Füße befinden sich etwa schulterbreit auseinander und die Hände hinter dem Kopf. Während der Abwärtsbewegung über das gesamte Bewegungsausmaß ist darauf zu achten, dass der Rumpf aufgerichtet bleibt und die Knie sich über den Füßen befinden. Vor allem auf der Oberschenkelvorderseite entsteht ein muskuläres Spannungsgefühl.

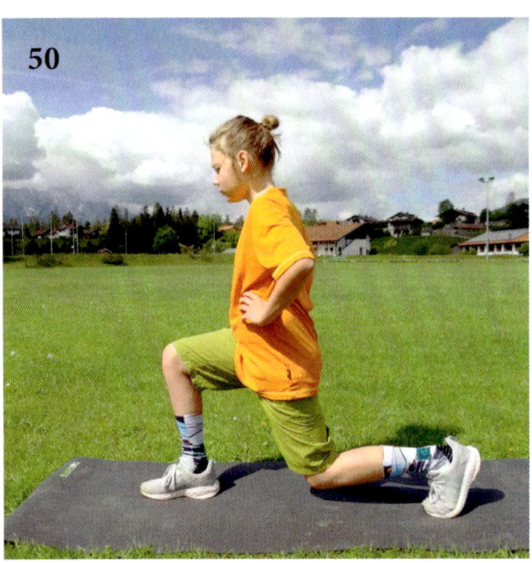

Ausfallschrittkniebeugen über das gesamte Bewegungsausmaß

Das Kind oder der Jugendliche steht aufrecht in einer Schrittstellung. Während der Abwärtsbewegung, bis das hintere Knie knapp den Boden berührt, ist darauf zu achten, dass der Rumpf aufgerichtet bleibt und die Knie sich in einer Linie mit den Füßen befinden. Vor allem auf der Oberschenkelvorderseite beider Beine entsteht ein muskuläres Spannungsgefühl.

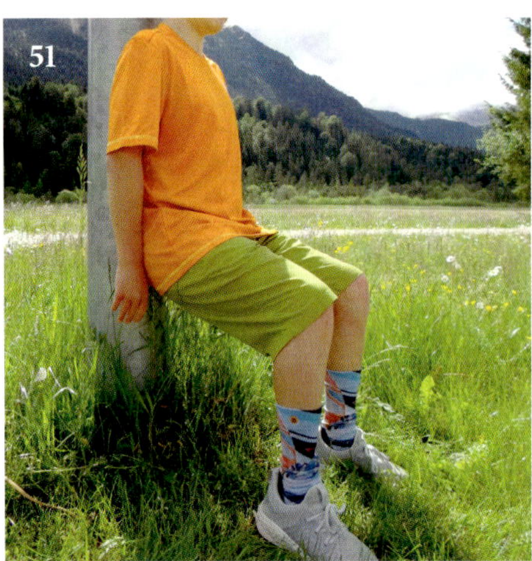

Wand-Kniebeuge

Das Kind oder der Jugendliche lehnt mit dem Rumpf an einem Pfosten oder einer Wand mit einem 90 Grad-Winkel in den Hüft- und Kniegelenken. Vor allem auf der Oberschenkelvorderseite entsteht ein muskuläres Spannungsgefühl.

Kriterien für Stufe 3

- Alter: mindestens zwölf Jahre
- Erfüllung der funktionellen Kriterien für Stufe 2
- „Sit and Reach“: Fingerspitzen reichen fünf Zentimeter über die Zehen hinaus (Abbildung 45)
- Horizontales Stützen mit den Unterarmen, Ellenbogen und Füßen auf dem Boden: 90 Sekunden (Abbildung 46)
- Langhantel-Bankdrücken mit 40 Prozent des Körpergewichtes: Zehn kontrollierte Wiederholungen (Abbildung 52)
- Kurzhantel-Rudern mit 15 Prozent des Körpergewichtes pro Hand: Zehn kontrollierte Wiederholungen (Abbildung 53)
- Klimmzüge im Untergriff mit gestreckten Beinen: Zehn kontrollierte Wiederholungen (Abbildung 54)
- Kurzhantel-Ausfallschrittkniebeugen über das gesamte Bewegungsausmaß mit zehn Prozent des Körpergewichtes pro Hand: Zehn kontrollierte Wiederholungen (jeweils mit dem linken und rechten Bein vorn) (Abbildung 55)

Mögliche Erleichterung der Kriterien für besonders große und schwere Kinder und Jugendliche.

- Fingerspitzen berühren die Zehen (Abbildung 45)
- 60 Sekunden oder statt auf den Füßen auf den Knien stützend (Abbildung 46)
- Fünf kontrollierte Wiederholungen oder mit 20 Prozent des Körpergewichts (Abbildung 52)
- Fünf kontrollierte Wiederholungen oder mit 7,5 Prozent des Körpergewichts (Abbildung 53)
- Fünf kontrollierte Wiederholungen oder mit Unterstützung eines Widerstandsbandes (Abbildung 54)
- Fünf kontrollierte Wiederholungen oder mit fünf Prozent des Körpergewichts (Abbildung 55)

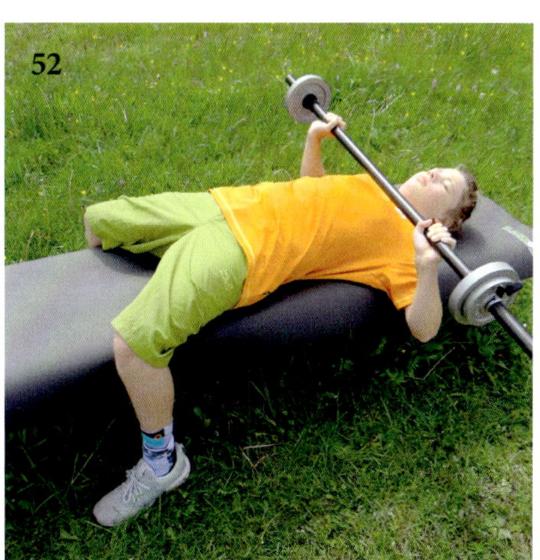
52

Langhantel-Bankdrücken

Das Kind oder der Jugendliche liegt mit dem Oberkörper auf einer Bank. Der Rumpf wird aktiv in seiner Neutralstellung stabilisiert. In der oberen Umkehrposition wird die Hantel über der Brust gehalten und über eine Protraktion des Schultergürtels nach oben gedrückt wird, sodass sie sich möglichst weit vom Brustbein entfernt befindet. Anschließend wird die Hantel kontrolliert zur Brust geführt. Vor allem auf der Vorderseite des Rumpfes und in den Armen entsteht ein muskuläres Spannungsgefühl.

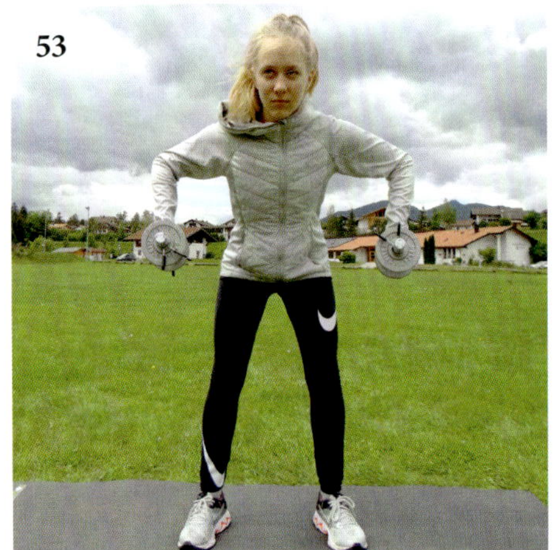
53

Kurzhantel-Rudern

Das Kind oder der Jugendliche steht mit den Füßen in einer etwa schulterbreiten Position und der gerade Rumpf ist in den Hüftgelenken nach vorn geneigt. In der unteren Umkehrposition zeigen die Arme mit den Hanteln gestreckt zum Boden. Bei der Aufwärtsbewegung werden die Ellenbogen nach oben gezogen, sodass sich in der oberen Umkehrposition die Arme in einer abgespreizten Stellung befinden. Vor allem auf der Rückseite des Rumpfes und in den Armen entsteht ein muskuläres Spannungsgefühl.

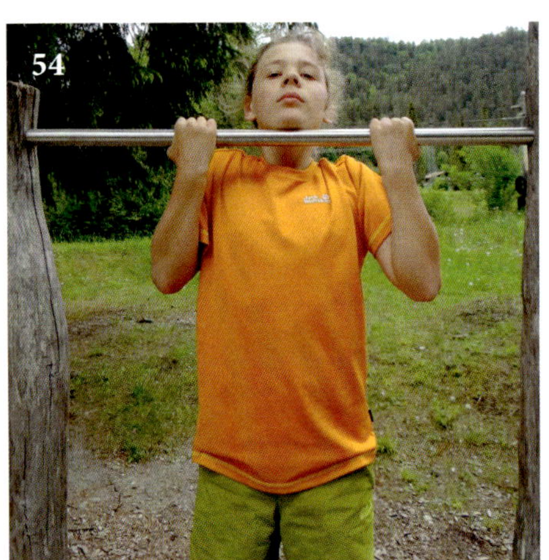
54

Klimmzüge im Untergriff mit gestreckten Beinen

Das Kind oder der Jugendliche hängt mit den Handflächen zu ihm zeigend und einem etwa schulterbreiten Griff mit gestreckten Beinen an einer Stange. Über eine Schultergürtelretraktion und Beugung der Arme zieht es/er sich nach oben, bis sich die Brust auf Höhe der Stange befindet. Es ist darauf zu achten, dass dabei der Rumpf zu jeder Zeit gestreckt bleibt. Vor allem auf der Rückseite des Rumpfes und in den Armen entsteht ein muskuläres Spannungsgefühl.

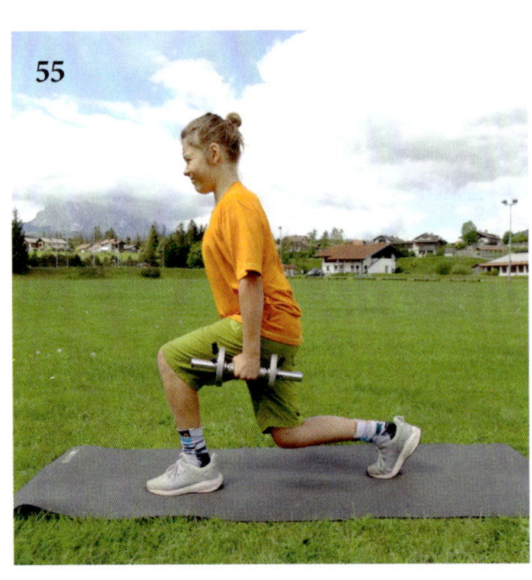
55

Kurzhantel-Ausfallschrittkniebeugen über das gesamte Bewegungsausmaß mit zehn Prozent des Körpergewichtes pro Hand

Das Kind oder der Jugendliche steht aufrecht in einer Schrittstellung und hält Hanteln in den Händen. Die Füße befinden sich so weit auseinander, dass in der unteren Umkehrposition in den Sprung- und Kniegelenken in etwa ein 90 Grad-Winkel entsteht. Auf der Oberschenkelvorderseite entsteht ein muskuläres Spannungsgefühl.

Kriterien für Stufe 4

- Alter: mindestens 15 Jahre
- Erfüllung der funktionellen Kriterien für Stufe 2 und 3
- Horizontales Stützen mit Unterarmen, Ellenbogen und Füßen auf dem Boden: 120 Sekunden (Abbildung 56)
- Einbeinige Kniebeugen über das gesamte Bewegungsausmaß: Fünf kontrollierte Wiederholungen mit jedem Bein (Abbildung 57)
- Nordic Hamstring Lowers: Fünf kontrollierte Wiederholungen (Abbildung 58)
- Jungen: Dips an Stangen: Zehn kontrollierte Wiederholungen (Abbildung 59); Mädchen: Dips auf einer Bank mit gestreckten Beinen: Zehn kontrollierte Wiederholungen (Abbildung 60)
- Klimmzüge im Obergriff mit gestreckten Beinen: Zehn kontrollierte Wiederholungen (Abbildung 61)
- Langhantel-Bankdrücken mit 70 Prozent (Jungen) bzw. 50 Prozent (Mädchen) des Körpergewichtes: Zehn kontrollierte Wiederholungen (Abbildung 62)

Mögliche Erleichterung der Kriterien für besonders große und schwere Kinder und Jugendliche.

- 90 Sekunden oder statt auf den Füßen auf den Knien stützend (Abbildung 56)
- Drei kontrollierte Wiederholungen (Abbildung 57)
- Drei kontrollierte Wiederholungen oder mit Unterstützung eines Widerstandsbandes (Abbildung 58)
- Fünf kontrollierte Wiederholungen oder mit Unterstützung eines Widerstandsbandes (Abbildung 59 und 60)
- Fünf kontrollierte Wiederholungen oder mit Unterstützung eines Widerstandsbandes (Abbildung 61)
- Fünf kontrollierte Wiederholungen (Abbildung 62)

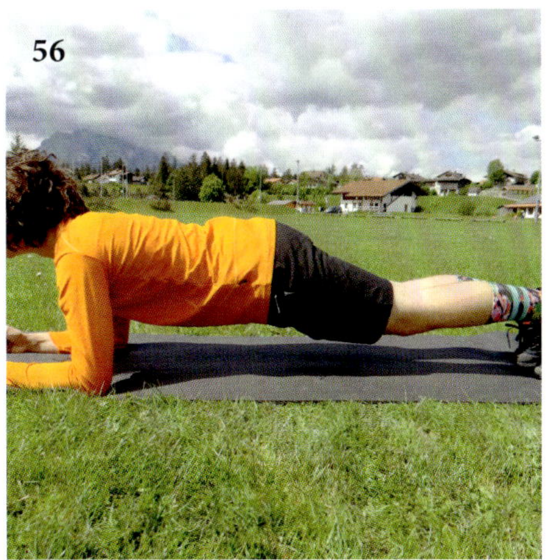
56

Horizontales Stützen

Das Kind oder der Jugendliche stützt auf den Unterarmen, Ellenbogen und Füßen. Der gesamte Körper wird angespannt, sodass eine gerade Linie zwischen den Schulter-, Hüft- und Sprunggelenken entsteht. Es ist darauf zu achten, dass die Unterarme über eine Protraktion des Schultergürtels fest in den Boden gedrückt werden, sodass das Brustbein sich von diesem möglichst weit entfernt. Im Bereich der Schultern entsteht ein muskuläres Spannungsgefühl.

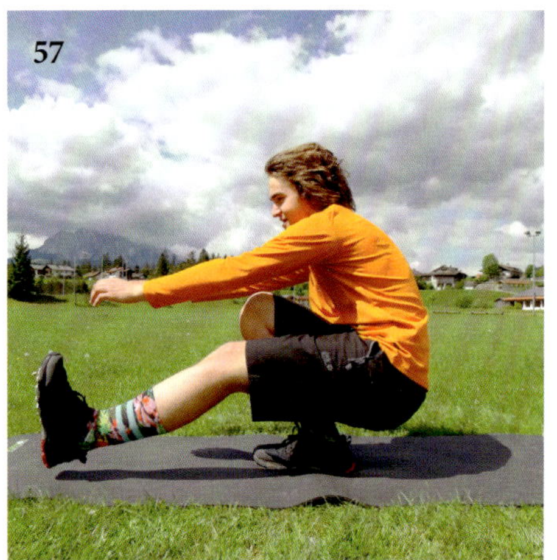

Einbeinige Kniebeugen über das gesamte Bewegungsausmaß

Das Kind oder der Jugendliche steht aufrecht auf einem Bein mit nach vorn gestreckten Armen. Während der Abwärtsbewegung über das gesamte Bewegungsausmaß wird das andere Bein nach vorn gerichtet. Es ist darauf zu achten, dass der Rumpf aufgerichtet bleibt und das Knie des Standbeins sich über dem Fuß befinden. Vor allem auf der Oberschenkelvorderseite entsteht ein muskuläres Spannungsgefühl.

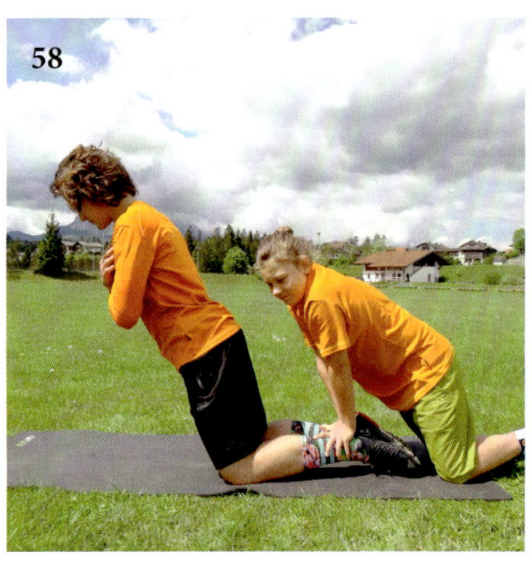

Nordic Hamstring Lowers

Das Kind oder der Jugendliche kniet und eine zweite Person (oder eine Sprossenwand) fixiert die Unterschenkel. Die Abwärtsbewegung erfolgt durch eine Streckung in den Kniegelenken, während die Hüftgelenke und der Oberkörper stabilisiert werden. Kurz vor der Position, die nicht mehr gehalten werden kann, erfolgt die Umkehrbewegung zurück in die Ausgangsposition. Vor allem auf der Oberschenkelrückseite entsteht ein muskuläres Spannungsgefühl.

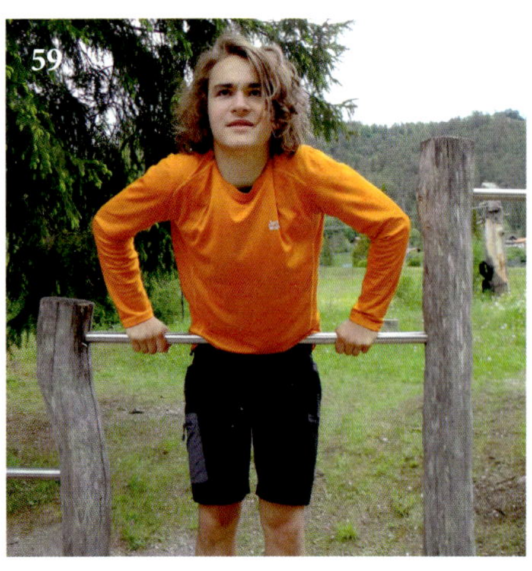

Dips an Stange

Das Kind oder der Jugendliche stützt mit durchgestreckten Armen, einem sich in Retraktion und Depression positionierten Schultergürtel und aufrechtem Oberkörper an einer Stange. Die Beine zeigen senkrecht zum Boden. Die Abwärtsbewegung wird durch Beugen der Ellenbogengelenke eingeleitet, bis eine etwa 90 Grad-Stellung in den Ellenbogengelenken entsteht. Vor allem in den Armen und an der Vorderseite des Rumpfes entsteht ein muskuläres Spannungsgefühl.

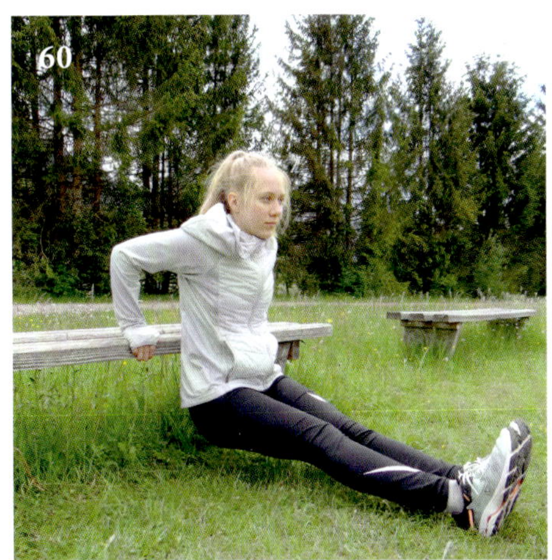
60

Dips an Bank

Das Kind oder der Jugendliche stützt mit durchgestreckten Armen, einem sich in Retraktion und Depression positionierten Schultergürtel und aufrechtem Oberkörper auf einer Bank. Die Beine sind nach vorn gestreckt und die Füße stützen auf dem Boden. Die Abwärtsbewegung wird durch Beugen der Ellenbogengelenke eingeleitet, bis eine etwa 90 Grad-Stellung in den Ellenbogengelenken entsteht. Vor allem in den Armen und an der Vorderseite des Rumpfes entsteht ein muskuläres Spannungsgefühl.

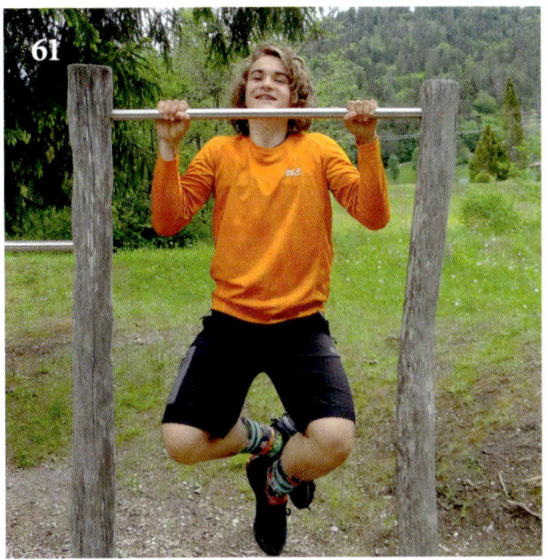
61

Klimmzüge im Obergriff mit gestreckten Beinen

Das Kind oder der Jugendliche hängt mit den Handrücken zu ihm zeigend und einem etwas über schulterbreiten Griff vollständig gestreckt an einer Stange. Über eine Schultergürtelretraktion und Beugung der Arme zieht es/er sich nach oben, bis sich die Brust auf Höhe der Stange befindet. Es ist darauf zu achten, dass der Rumpf dabei zu jeder Zeit gestreckt bleibt. Vor allem auf der Rückseite des Rumpfes und in den Armen entsteht ein muskuläres Spannungsgefühl.

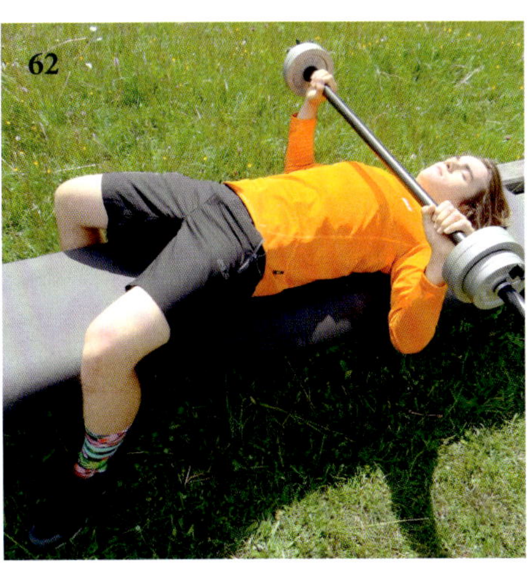
62

Langhantel-Bankdrücken

Das Kind oder der Jugendliche liegt mit dem Oberkörper auf einer Bank. Der Rumpf wird aktiv in seiner Neutralstellung stabilisiert. In der oberen Umkehrposition wird die Hantel über der Brust gehalten und über eine Protraktion des Schultergürtels nach oben gedrückt wird, sodass sie sich möglichst weit vom Brustbein entfernt befindet. Anschließend wird die Hantel kontrolliert zur Brust geführt. Vor allem auf der Vorderseite des Rumpfes und in den Armen entsteht ein muskuläres Spannungsgefühl.

6.8 TRAININGSPROGRAMME DER ASCA

Die Australian Strength and Conditioning Association (ASCA) zeigt in ihrer Leitlinie Beispiele für Trainingsprogramme für die unterschiedlichen Altersstufen. Diese dienen rein als Orientierung und können in Abhängigkeit von individuellen Besonderheiten und Zielen der Kinder und Jugendlichen, vorhandenem Trainingsequipment, Trainingszeit usw. modifiziert werden.

Es wird darauf hingewiesen, dass diese Trainingsprogramme von einem qualifizierten Trainer durchgeführt und aktiv gecoacht werden müssen. Das bedeutet, die Kinder und Jugendlichen müssen für sie adäquate Instruktionen und Feedbacks erhalten und überwacht werden. Um dies gewährleisten zu können, sollte ein Trainer maximal zehn Kinder zur selben Zeit trainieren.

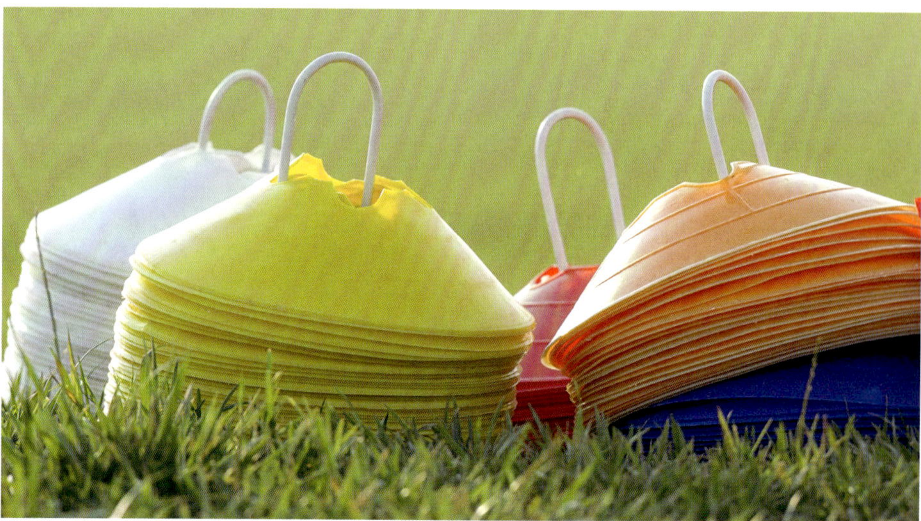

Parameter

Trainingsparameter sind wie Stellschrauben. Werden sie verändert, verändert sich der Reiz auf den Körper und infolgedessen seine Reaktion beziehungsweise Anpassung. Wird beispielsweise eine niedrige Intensität und eine hohe Wiederholungszahl gewählt, so kommt es vorwiegend zu einer lokalen Stoffwechselanpassung im trainierten Muskel. Wird dagegen die Intensität nach oben verändert und zeitgleich die Wiederholungszahl reduziert, dann führt dies hauptsächlich zur Steigerung der Kraft. Für eine optimale Trainingsanpassung müssen neben diesen Parametern weitere berücksichtigt werden. Sie bedingen sich teils gegenseitig. In Tabelle 17 sind die wichtigsten Trainingsparameter dargestellt und den einzelnen Trainingsstufen zugeordnet..

Trainingsprogramm Stufe 1

Ein Trainingsprogramm in Stufe 1 absolvieren Kinder im Alter von sechs bis neun Jahren oder ältere, die gerade erst mit dem Krafttraining beginnen. Es werden Übungen mit dem eigenen Körpergewicht oder leichten externen Widerständen durchgeführt. Im Vergleich zu den anderen Stufen ist die Anzahl mit mindestens 15 Wiederholungen hoch und damit die Belastung der einzelnen Übungen gering. Es sind drei Trainingseinheiten pro Woche empfohlen, mit einem Ruhetag dazwischen. Das Training wird als Zirkeltraining absolviert, bei dem der gesamte Körper beansprucht wird.

Ziel ist, die Kinder an ein regelmäßiges Training zu gewöhnen. Neben dem Erlernen von fundamentalen Bewegungsfähigkeiten und der Entwicklung einer körperlichen Fitness sollten sie in erster Linie Spaß haben. Am Ende dieser Stufe sollen die Kinder die funktionellen Kriterien für die Stufe 2 erreicht haben.

Trainingsparameter	Stufe 1	Stufe 2	Stufe 3	Stufe 4
Serien	1-2	1-3	2-4	3-4
Wiederholungen	15 + (20-60 Sekunden Belastungszeit)	10-15	8-15	6-15
Max. Intensität	–	60 % 1RM	70 % 1RM	80 % 1RM
Serienpause	40-60 Sekunden	1-2 Minuten	1-2 Minuten	2-3 / 1-2 Minuten (übungsabhängig)
Übungsauswahl	Übungen mit dem eigenen Körpergewicht und leichten externen Widerständen	Übungen mit dem eigenen Körpergewicht, freien Gewichten und Krafttrainingsmaschinen	Zusätzlich komplexere Übungen mit freien Gewichten	Weitere komplexe Übungen mit freien Gewichten
Organisationsform	Zirkeltraining	Stationstraining	Stationstraining	Stationstraining
Frequenz	Dreimal pro Woche	Dreimal pro Woche	Dreimal pro Woche	Drei- bis viermal pro Woche

Tabelle 17: Trainingsparameter für die Trainingsstufen 1-4

Übungen

Beispielübungen für ein Zirkeltraining in der Stufe 1

- Kastensteigen mit beiden Beinen im Wechsel (Höhe 20-30 Zentimeter) (Abbildung 63)
- Liegestütz auf den Knien, später auf den Füßen (Abbildung 64)
- Sternsprünge (Abbildung 65)
- Crunches, später Sit-ups (Abbildung 66)
- Dips auf dem Stuhl mit den Füßen nahe am Stuhl, später weiter entfernt vom Stuhl (Abbildung 67)
- 90° Wand-Kniebeuge (Abbildung 51)
- Beinstrecken in Bauchlage auf einem Kasten liegend, obere Position 1-2 Sekunden halten (Abbildung 68)
- Unterarmstütz auf den Knien, später auf den Füßen (Abbildung 69)

Zur Übungsauswahl

Ein Trainingsprogramm ist idealerweise ausgeglichen gestaltet. Das bedeutet, es beinhaltet Übungen, die am Oberkörper ziehende (z.B. Klimmzug) und drückende (z.B. Liegestütz) Muskulatur kräftigen, an den Beinen auf die Vorder- (z.B. Ausfallschrittkniebeuge) und Rückseite (z.B. Nordic Hamstring Lower) des Oberschenkels abzielen und am Rumpf in allen drei Bewegungsebenen stabilisieren. Ergänzend können Übungen, die kleinere Muskelgruppen oder Muskeln trainieren (z.B. Wade), hinzugefügt werden.

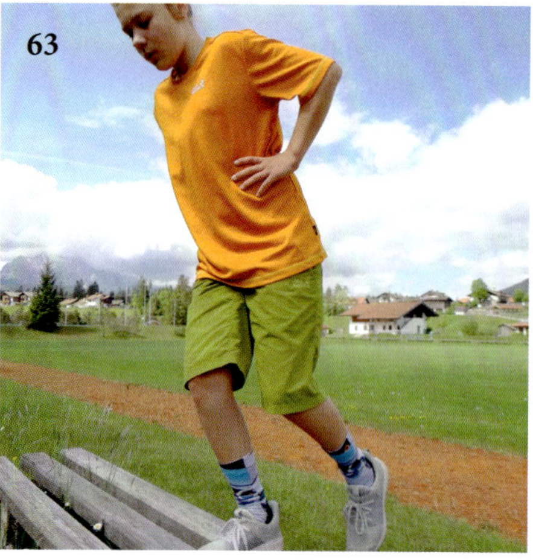
63

Kastensteigen

Das Kind oder der Jugendliche steht mit einem Fuß auf einem Kasten und mit dem anderen am Boden. Während der Rumpf stabil gehalten wird, drückt das obenstehende Bein den Körper hoch, bis es komplett gestreckt ist. Anschließend wird er mit dem gleichen Bein kontrolliert abgelassen bis das andere Bein wieder den Boden berührt. Vor allem auf der Oberschenkelvorderseite des drückenden Beines entsteht ein muskuläres Spannungsgefühl.

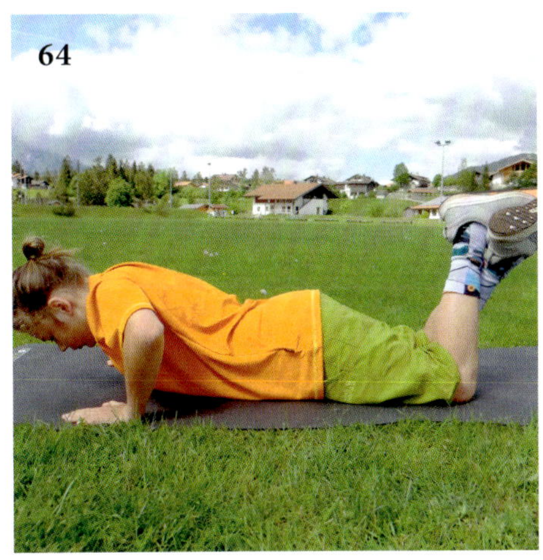

Liegestütz auf Knien

In der oberen Umkehrposition ist darauf zu achten, dass die Hände über eine Protraktion des Schultergürtels fest in den Boden gedrückt werden, sodass das Brustbein sich von diesem möglichst weit entfernt. Anschließend wird es kontrolliert nahe zum Boden geführt. Vor allem auf der Vorderseite des Rumpfes und in den Armen entsteht ein muskuläres Spannungsgefühl.

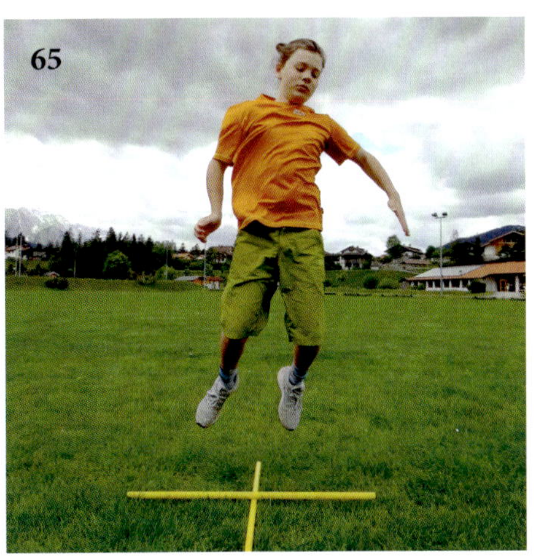

Sternsprünge

Das Kind oder der Jugendliche steht mit beiden Beinen in einem Quadranten. Nun springt es mehrmals hintereinander kraftvoll, in einer beliebigen oder vorgegebenen Reihenfolge, zu einem anderen. Es ist darauf zu achten, dass der Rumpf zu jeder Zeit kontrolliert wird. Vor allem in der Wade und auf der Vorderseite des Oberschenkels entsteht ein muskuläres Spannungsgefühl.

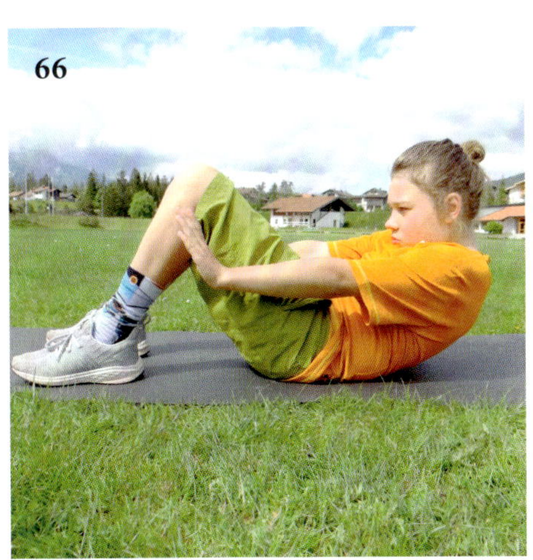

Crunches

Das Kind oder der Jugendliche liegt mit angestellten Beinen in Rückenlage. Die Arme zeigen in Richtung der Füße. Durch Abheben des Schultergürtels vom Boden entsteht ein muskuläres Spannungsgefühl auf der Vorderseite des Rumpfes. Später kann der gesamte Oberkörper vom Boden abgehoben werden. Es ist darauf zu achten, dass der Blick und Kopf in die Bewegungsrichtung zeigen.

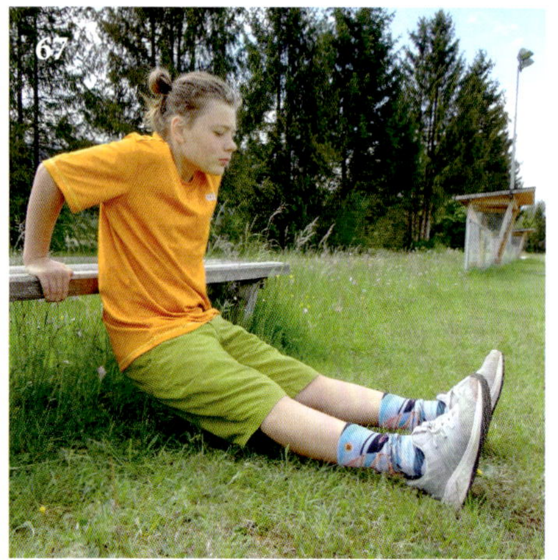

Dips auf der Bank

Das Kind oder der Jugendliche stützt mit durchgestreckten Armen, einem sich in Retraktion und Depression positionierten Schultergürtel und aufrechtem Oberkörper auf einer Bank. Die Beine sind nach vorn gestreckt und die Füße stützen auf dem Boden. Die Abwärtsbewegung wird durch Beugen der Ellenbogengelenke eingeleitet, bis eine etwa 90 Grad-Stellung in den Ellenbogengelenken entsteht. Vor allem in den Armen und an der Vorderseite des Rumpfes entsteht ein muskuläres Spannungsgefühl.

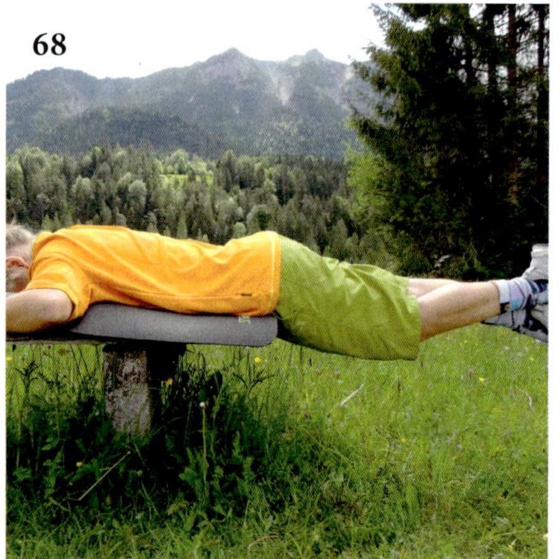

Beinstrecken in Bauchlage

Das Kind oder der Jugendliche liegt mit Oberkörper auf einer Bank, sodass das Becken an der Kante abschließt. Die Beine sind in den Hüftgelenken gebeugt. Nun werden die Beine gestreckt, bis sie sich in einer horizontalen Position befinden, die ein bis zwei Sekunden gehalten wird. Dabei ist auf eine gerade Linie zwischen den Schulter-, Hüft- und Sprunggelenken zu achten. Vor allem auf der Rückseite des Rumpfes und der Oberschenkel entsteht ein muskuläres Spannungsgefühl.

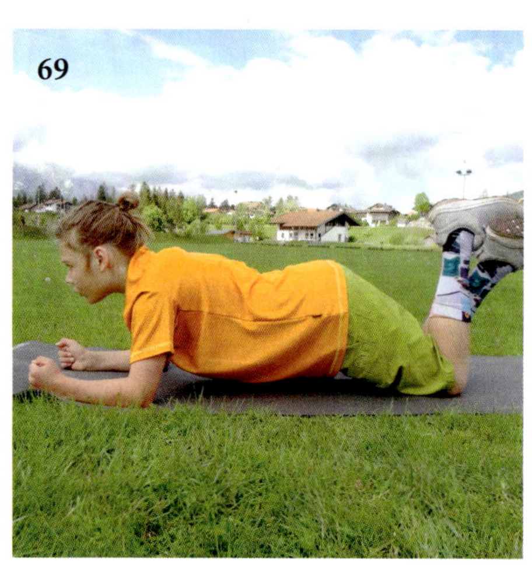

Unterarmstütz auf den Knien

Das Kind oder der Jugendliche stützt auf den Unterarmen, Ellenbogen und Knien, später auf den Füßen. Der gesamte Körper wird angespannt, sodass eine gerade Linie zwischen den Schulter-, Hüft- und Sprunggelenken entsteht. Es ist darauf zu achten, dass die Unterarme über eine Protraktion des Schultergürtels fest in den Boden gedrückt werden, sodass das Brustbein sich von diesem möglichst weit entfernt. Vor allem im Bereich der Schultern entsteht ein muskuläres Spannungsgefühl.

Progression und Regression

Tabelle 18 zeigt eine Möglichkeit, wie ein Zirkeltraining progressiv gestaltet werden kann. Die Dauer des Zirkeltrainings bezieht immer ein etwa fünfminütiges Warm-up und zehnminütiges Cool-down mit ein. Wenn der Zirkel in der jeweiligen Stufe gut absolviert werden kann, dann erfolgt der Wechsel in die nächste Progressionsstufe. Die gesamte Trainingsdauer sollte nicht mehr als eine Stunde betragen.

		Progressionsstufe				
	Start	Stufe 1	Stufe 2	Stufe 3	Stufe 4	Stufe 5
Belastung: Erholung (Sekunden)	20:40	30:40	30:40	40:50	50:50	60:60
Runden	1	1	2	2	2	2
Dauer des Zirkeltrainings (Minuten)	25	27	38	40	43	47

Tabelle 18: Parameter für ein progressives Zirkeltraining in der Stufe 1

Progression

Wenn alle Progressionsstufen gut absolviert werden konnten, dann kann die Intensität einiger Übungen erhöht werden. Beispielsweise kann auf einen höheren Kasten gestiegen, der Liegestütz auf den Zehen stützend und das Rumpfheben gegen den leichten Widerstand eines Medizinballs durchgeführt werden. Die Intensitätssteigerung sollte jedoch langsam erfolgen. Beispielsweise können bei einer Belastungsdauer von 60 Sekunden die Liegestütze die ersten 30 Sekunden auf den Zehen und die nächsten 30 Sekunden auf den Knien stützend absolviert werden. Zudem können bisherige Übungen durch neue ausgetauscht oder durch zusätzliche Übungen ergänzt werden.

Regression

Sollten bereits die Basisübungen zu schwierig sein, das heißt, kann beispielsweise ein Kind keine 20 Sekunden lang einen Liegestütz auf den Knien durchführen, dann sollte eine leichtere Variante angeboten werden, zum Beispiel an der Wand stützend.

Zur Progression und Regression

Dynamische Übungen, können zur Erschwerung beispielsweise über ein größeres Bewegungsausmaß, mit einer höheren konzentrischen und langsameren exzentrischen Geschwindigkeit oder mit einer höheren Last durchgeführt werden. Bei statischen Haltepositionen können dagegen der Lastarm und die Haltedauer verlängert werden sowie die Durchführung auf einem instabilen Untergrund oder in einer instabilen Aufhängung erfolgen. Zur Erleichterung gilt das Gegenteilige.

Trainingsprogramm Stufe 2

Ein Trainingsprogramm in Stufe 2 absolvieren Kinder im Alter von neun bis zwölf Jahren, welche die Kriterien für die Stufe 2 erfüllen oder ältere, welche die funktionellen Kriterien für die Stufe 3 noch nicht erfüllen. Es werden Übungen mit dem eigenen Körpergewicht, freien Gewichten und an Krafttrainingsmaschinen durchgeführt. Letztere müssen an die Körpergröße des Kindes angepasst sein. Es werden zehn bis 15 Wiederholungen mit einer Belastung von maximal 60 Prozent der Maximalkraft durchgeführt. Zu Beginn wird von jeder Übung nur eine Serie gemacht, später bis zu drei. Die Pausenzeit zwischen den Serien beträgt ein bis zwei Minuten. Es sind drei Trainingseinheiten pro Woche empfohlen, mit einem Ruhetag dazwischen. Das Training wird als Stationstraining absolviert, bei dem der gesamte Körper beansprucht wird.

Ziel ist, die körperlichen Fähigkeiten und die Fitness der Kinder fortdauernd zu steigern. Am Ende dieser Stufe sollten sie die funktionellen Kriterien für die Stufe 3 erreicht haben.

Übungen

Beispielübungen für ein Stationstraining in der Stufe 2

- Ausfallschrittkniebeuge mit dem Körpergewicht, später mit leichten Kurzhanteln (Abbildung 50)
- Kniebeuge mit dem Körpergewicht, später mit einem Widerstandsband (Abbildung 70)
- Bankdrücken mit einer Langhantel (Abbildung 52)
- Klimmzug im Untergriff mit Unterstützung, später ohne (Abbildung 71)
- Rudern mit einem Widerstandsband (Abbildung 72)
- Rumpfheben auf einem Kasten liegend mit dem Oberkörpergewicht, später mit einer Gewichtsscheibe in den Händen haltend (Abbildung 47)
- Trizepsdrücken in Rückenlage mit Kurzhanteln (Abbildung 73)
- Bizeps Curl im Stehen mit einer Langhantel (Abbildung 74)
- Hängendes gebeugtes Beinheben (Abbildung 75)

Zirkeltraining versus Stationstraining

Bei einem Zirkeltraining werden mehrere Übungen nacheinander absolviert. Wenn alle Übungen durchgeführt worden sind, dann ist eine Runde beendet. Danach können weitere Runden erfolgen. Bei einem Stationstraining werden dagegen mehrere Serien einer Übung durchgeführt, bevor der Wechsel zur nächsten Übung erfolgt. Steht als Ziel die Verbesserung der Kraftausdauer im Vordergrund, dann ist ein Zirkeltraining gut geeignet. Zur Steigerung der Maximal-, Schnell- und Reaktivkraft ist hingegen das Stationstraining im Vorteil, da es dabei zu einer besseren neuronalen Anpassung kommt.

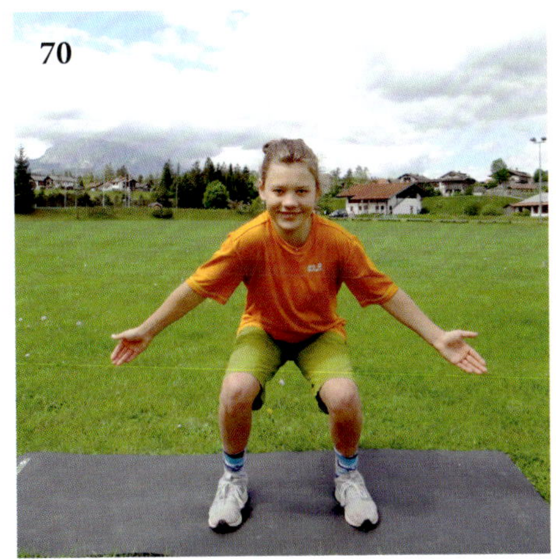

Kniebeuge mit dem Körpergewicht

Das Kind oder der Jugendliche steht in etwa schulterbreit mit einem aufrechten Oberkörper. Die Abwärtsbewegung wird durch eine Rückführung des Gesäßes eingeleitet, während der Rumpf stabil gehalten wird und der Blick nach vorn gerichtet ist. Es ist darauf zu achten, dass sich die Knie stets über den Füßen befinden. Vor allem auf der Vorder- und Rückseite des Oberschenkels entsteht ein muskuläres Spannungsgefühl.

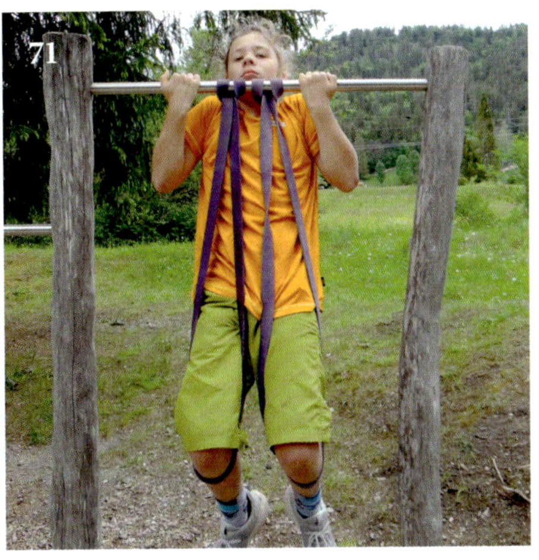

Klimmzug im Untergriff mit Unterstützung

Das Kind oder der Jugendliche hängt mit den Handflächen zu ihm zeigend und einem etwa schulterbreiten Griff an einer Stange. Die Beine sind in einem Widerstandsband eingehängt. Über eine Schultergürteldepression und -retraktion sowie Beugung der Arme zieht es/er sich nach oben, bis sich die Brust auf Höhe der Stange befindet. Es ist darauf zu achten, dass der Rumpf dabei zu jeder Zeit gestreckt bleibt.

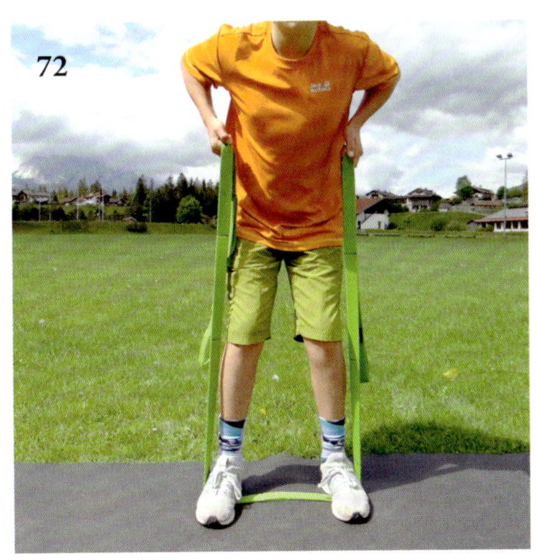

Rudern mit Widerstandsband

Das Kind oder der Jugendliche steht mit den Füßen in einer etwa schulterbreiten Position und der gerade Rumpf ist in den Hüftgelenken nach vorn geneigt. In der unteren Umkehrposition zeigen die Arme gestreckt zum Boden. Bei der Aufwärtsbewegung werden die Ellenbogen gegen den Widerstand des Bandes nahe dem Körper nach oben gezogen. Vor allem auf der Rückseite des Rumpfes und in den Armen entsteht ein muskuläres Spannungsgefühl.

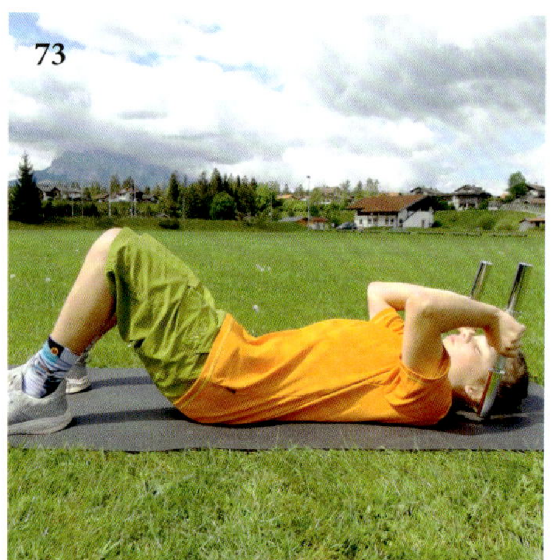
73

Trizepsdrücken in Rückenlage mit Kurzhanteln

Das Kind oder der Jugendliche liegt in Rückenlage mit nach oben gestreckten Armen. Anschließend werden die Ellenbogen bis in die untere Umkehrposition kontrolliert gebeugt. Es ist darauf zu achten, dass die Oberarme stabil gehalten werden und die Unterarme symmetrisch bewegen. Vor allem auf der Rückseite des Oberarms entsteht ein muskuläres Spannungsgefühl.

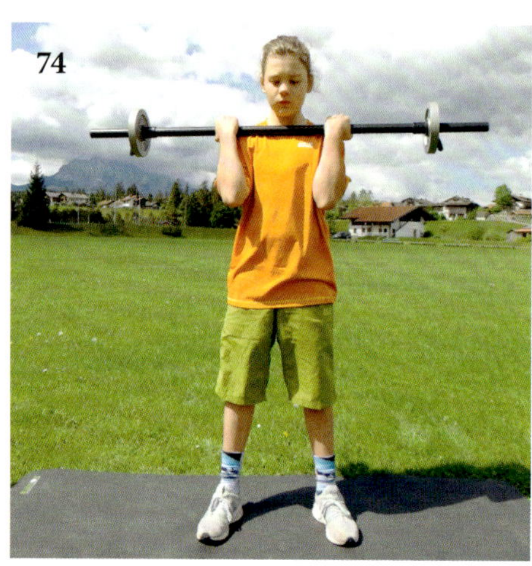
74

Bizeps Curl im Stehen mit einer Langhantel

Das Kind oder der Jugendliche steht in einem aufrechten und schulterbreiten Stand. Die Arme sind gestreckt und die Hantelstange wird in etwa schulterbreit mit den Handflächen zum Körper zeigend umgriffen. Anschließend werden die Ellenbogen bis in die obere Umkehrposition kontrolliert gebeugt. Es ist darauf zu achten, dass der Rumpf stabil gehalten wird. Vor allem auf der Vorderseite des Oberarms entsteht ein muskuläres Spannungsgefühl.

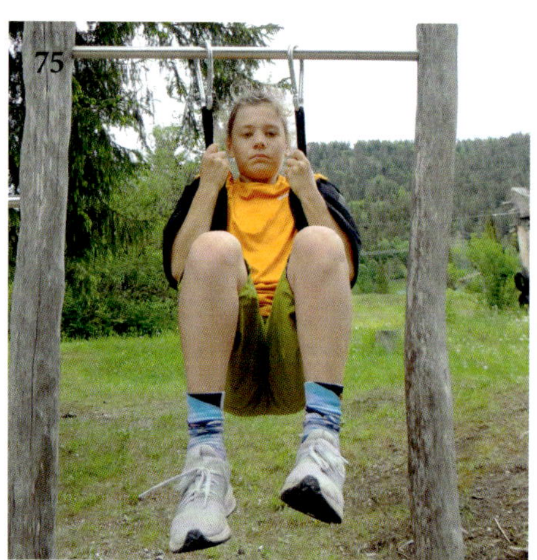
75

Hängendes gebeugtes Beinheben

Das Kind oder der Jugendliche hängt mit gestreckten Beinen und angewinkelten Armen in Schlaufen. Nun werden die Beine gebeugt und kontrolliert zum Körper gezogen. Es ist darauf zu achten, dass der Schultergürtel zu jeder Zeit stabil am Rumpf gehalten wird. Vor allem auf der Vorderseite des Rumpfes entsteht ein muskuläres Spannungsgefühl.

Trainingsprogramm Stufe 3

Ein Trainingsprogramm in Stufe 3 absolvieren Jugendliche im Alter von zwölf bis 15 Jahren, welche die funktionellen Kriterien für die Stufe 3 erfüllen oder ältere, welche die funktionellen Kriterien für die Stufe 4 noch nicht erfüllen. Es werden komplexere Übungen mit freien Gewichten integriert. Die Wiederholungszahl beträgt acht bis 15 und die Intensität maximal 70 Prozent der Maximalkraft. Zu Beginn werden von jeder Übung zwei Serien gemacht, später bis zu vier. Die Pausenzeit zwischen den Serien beträgt ein bis zwei Minuten. Es sind drei Trainingseinheiten pro Woche empfohlen, mit einem Ruhetag dazwischen. Das Training wird als Stationstraining absolviert, bei dem der gesamte Körper beansprucht wird. Zum Ende der Stufe 3 können spezielle Krafttrainingsmethoden, wie das Pyramidentraining, genutzt werden. Ziel ist, die körperlichen Fähigkeiten und die körperliche Fitness der Jugendlichen immer weiter zu steigern. Am Ende dieser Stufe sollten sie die funktionellen Kriterien für die Stufe 4 erreicht haben.

Übungen

Beispielübungen für ein Stationstraining in der Stufe 3

- Front-Kniebeuge mit einer Langhantel (Abbildung 76)
- Kastensteigen mit Kurzhanteln (Abbildung 77)
- Bankdrücken mit einer Langhantel (Abbildung 78)
- Klimmzug im Obergriff mit Unterstützung, später ohne (Abbildung 79)
- Rumpfheben auf einem Kasten liegend mit dem Oberkörpergewicht und einem zweisekündigen Stopp am oberen Umkehrpunkt, später mit einer Gewichtsscheibe in den Händen haltend (Abbildung 80)
- Hängendes gebeugtes Beinheben, später gestreckt (Abbildung 81)
- Überkopfdrücken mit Kurzhanteln (Abbildung 82)
- Dips an zwei Stangen (auf dem Stuhl, wenn nicht mindestens acht Wiederholungen erreicht werden) (Abbildung 60)
- Stütz-Zirkel: 60 Sekunden Frontstütz und jeweils 30 Sekunden Seitstütz (Abbildung 46 und 83)
- Bizeps Curl im Stehen mit Kurzhanteln (Abbildung 84)

Pyramidentraining

Das Pyramidentraining ist eine Methode des Krafttrainings. Es ist charakterisiert durch wechselnde Intensitäten und Wiederholungszahlen. Häufig wird mit einer niedrigen Intensität und hohen Wiederholungszahl (z.B. 15-20) begonnen (aufsteigende Pyramide). Von Serie zu Serie wird dann die Intensität erhöht und die Wiederholungszahl reduziert (z.B. 8-12 und 1-6). Fortgeschrittene können die Pyramide im Anschluss rückwärts trainieren, indem sie die Intensität wieder reduzieren und die Wiederholungszahl erhöhen (absteigende Pyramide).

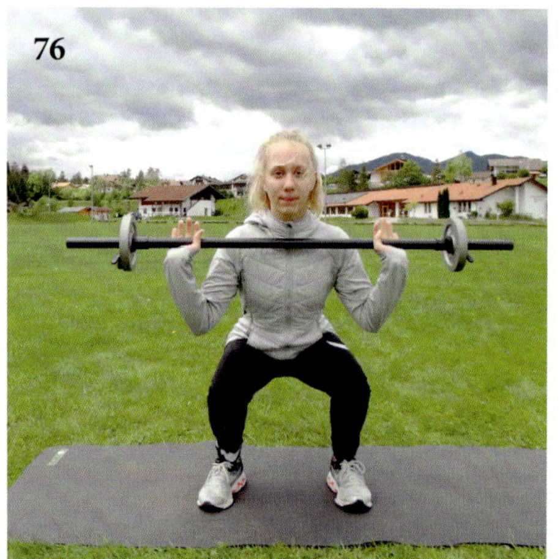
76

Front Kniebeuge mit einer Langhantel

Das Kind oder der Jugendliche steht in etwa schulterbreit mit einem aufrechten Oberkörper. Die Hantel ist auf dem vorderen Teil der Schulter aufgelegt und wird mit den Fingern umgriffen. Die Abwärtsbewegung wird durch eine Rückführung des Gesäßes eingeleitet, während der Rumpf stabil gehalten wird und der Blick nach vorn gerichtet ist. Es ist darauf zu achten, dass sich die Knie stets über den Füßen befinden. Vor allem auf der Vorderseite der Oberschenkel entsteht ein muskuläres Spannungsgefühl.

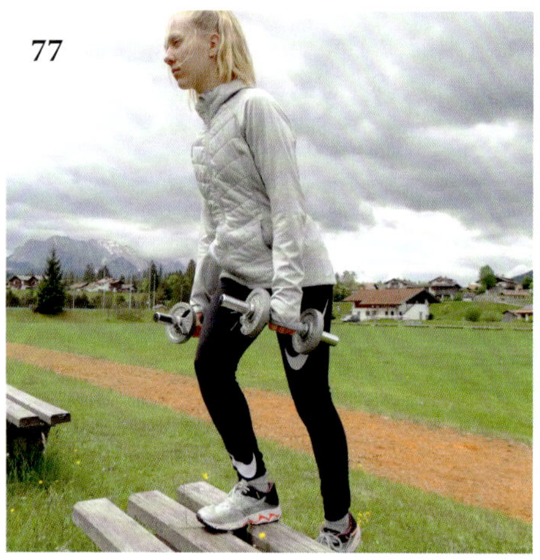
77

Kastensteigen mit Kurzhanteln

Das Kind oder der Jugendliche steht mit einem Fuß auf einem Kasten und mit dem anderen am Boden. Zwei Hanteln werden in den Händen gehalten. Während der Rumpf stabilisiert wird, drückt das obenstehende Bein den Körper hoch, bis es komplett gestreckt ist. Anschließend wird er mit dem gleichen Bein kontrolliert abgelassen, bis das anderen Bein wieder den Boden berührt. Vor allem auf der Oberschenkelvorderseite des drückenden Beines entsteht ein muskuläres Spannungsgefühl.

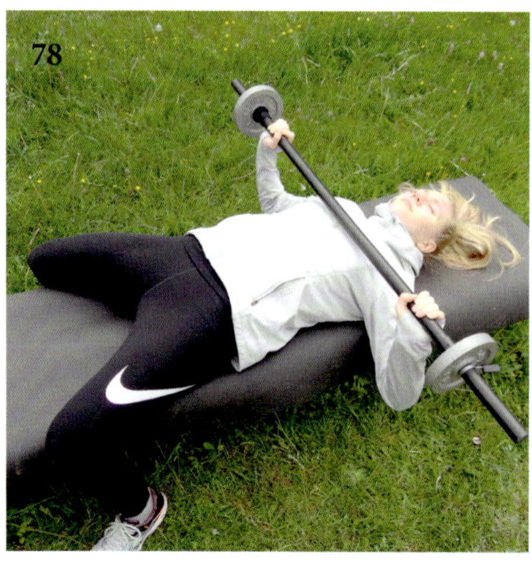
78

Bankdrücken mit einer Langhantel

Das Kind oder der Jugendliche liegt mit dem Oberkörper auf einer Bank. Der Rumpf wird aktiv in seiner Neutralstellung stabilisiert. In der oberen Umkehrposition wird die Hantel über der Brust gehalten und über eine Protraktion des Schultergürtels nach oben gedrückt wird, sodass sie sich möglichst weit vom Brustbein entfernt befindet. Anschließend wird die Hantel kontrolliert zur Brust geführt. Vor allem auf der Vorderseite des Rumpfes und in den Armen entsteht ein muskuläres Spannungsgefühl.

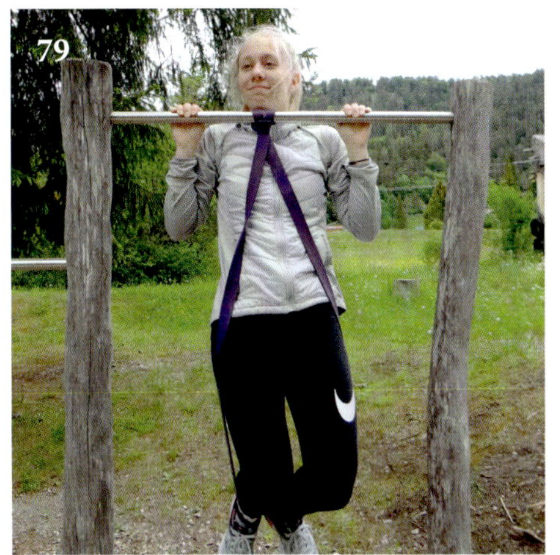

79

Klimmzug im Obergriff mit Unterstützung

Das Kind oder der Jugendliche hängt mit dem Handrücken zu ihm zeigend und einem etwas über schulterbreiten Griff an einer Stange. Die Beine sind in einem Widerstandsband eingehängt. Über eine Schultergürteldepression und -retraktion sowie Beugung der Arme zieht es/er sich nach oben, bis sich die Brust auf Höhe der Stange befindet. Der Rumpf sollte zu jeder Zeit gestreckt bleiben. Auf der Rückseite des Rumpfes und in den Armen entsteht ein muskuläres Spannungsgefühl.

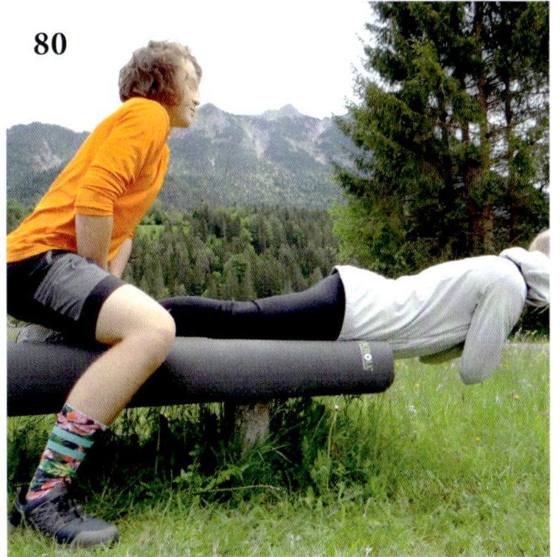

80

Rumpfheben auf einem Kasten

Das Kind oder der Jugendliche liegt mit den Beinen auf einer Bank, sodass das Becken an der Kante abschließt. Eine zweite Person (oder Sprossenwand) fixiert die Unterschenkel. In der unteren Umkehrposition ist der in einer Neutralstellung stabilisierte Rumpf in den Hüftgelenken gebeugt, sodass der Kopf zum Boden zeigt. Anschließend wird er nach oben in eine horizontale Position bewegt, bis eine gerade Linie zwischen den Schulter-, Hüft- und Sprunggelenken entsteht.

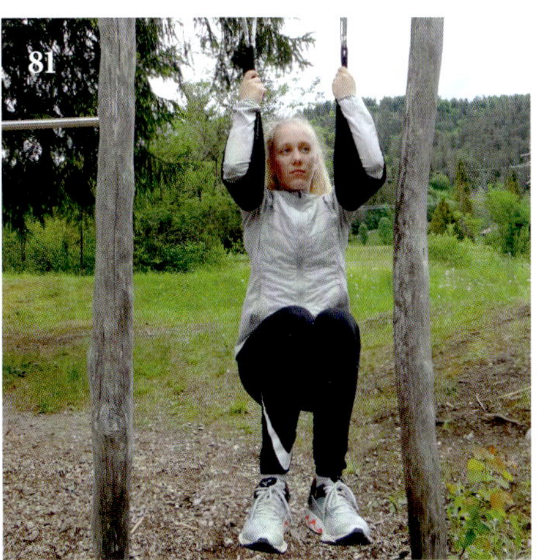

81

Hängendes gebeugtes Beinheben

Das Kind oder der Jugendliche hängt mit gestreckten Beinen und angewinkelten Armen in Schlaufen. Nun werden die Beine gebeugt und kontrolliert zum Körper gezogen. Es ist darauf zu achten, dass der Schultergürtel zu jeder Zeit stabil am Rumpf gehalten wird. Vor allem auf der Vorderseite des Rumpfes entsteht ein muskuläres Spannungsgefühl.

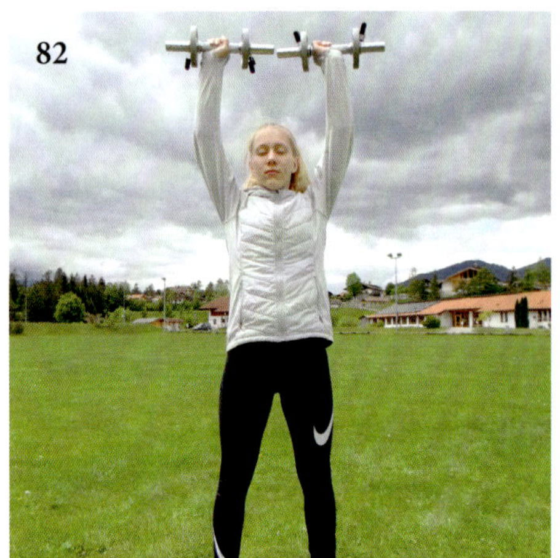

Überkopfdrücken mit Kurzhanteln

Das Kind oder der Jugendliche steht in etwa schulterbreit mit einem aufrechten Oberkörper. In der unteren Umkehrposition befinden sich die Arme gebeugt neben dem Rumpf und die Hände in etwa auf Höhe der Schultern. Anschließend werden die Hanteln nach oben gedrückt, bis die Arme vollständig gestreckt sind. Es ist darauf zu achten, dass der Rumpf zu jeder Zeit stabil gehalten wird. Vor allem im Bereich der Schultern und auf der Rückseite des Oberarms entsteht ein muskuläres Spannungsgefühl.

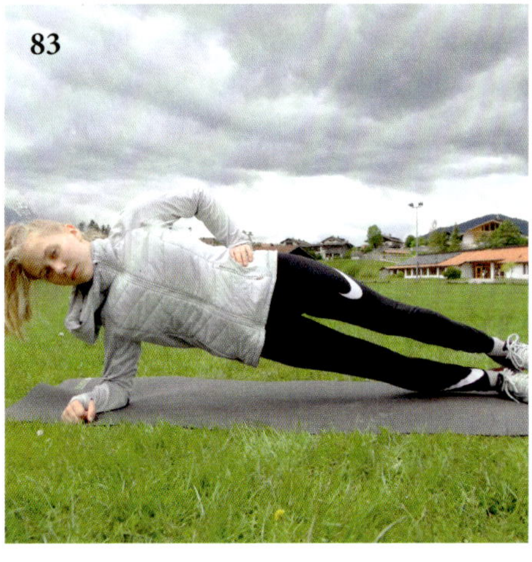

Seitstütz im Stütz-Zirkel

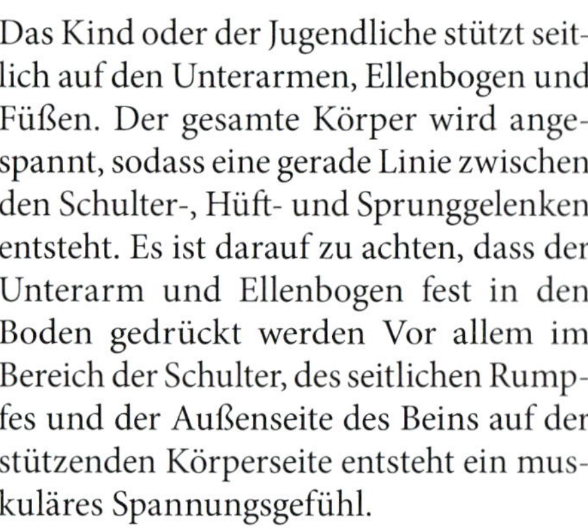

Das Kind oder der Jugendliche stützt seitlich auf den Unterarmen, Ellenbogen und Füßen. Der gesamte Körper wird angespannt, sodass eine gerade Linie zwischen den Schulter-, Hüft- und Sprunggelenken entsteht. Es ist darauf zu achten, dass der Unterarm und Ellenbogen fest in den Boden gedrückt werden Vor allem im Bereich der Schulter, des seitlichen Rumpfes und der Außenseite des Beins auf der stützenden Körperseite entsteht ein muskuläres Spannungsgefühl.

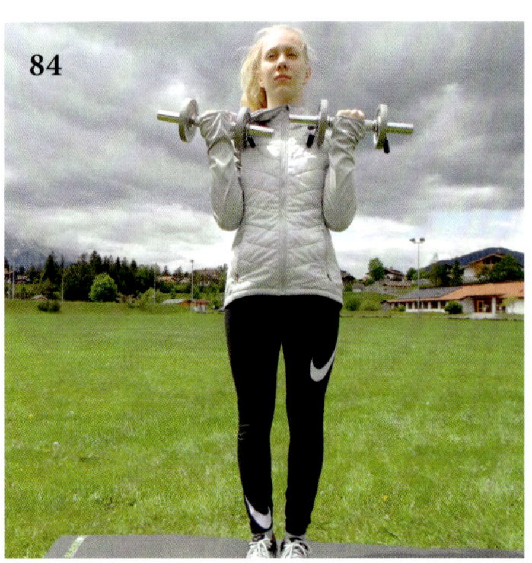

Bizeps Curl im Stehen mit Kurzhanteln

Das Kind oder der Jugendliche steht in einem aufrechten und schulterbreiten Stand. Die Arme sind gestreckt und die Hantelstangen werden in etwa schulterbreit mit den Handflächen zum Körper zeigend umgriffen. Anschließend werden die Ellenbogen bis in die obere Umkehrposition kontrolliert gebeugt. Es ist darauf zu achten, dass der Rumpf stabil gehalten wird. Vor allem auf der Vorderseite des Oberarms entsteht ein muskuläres Spannungsgefühl.

Trainingsprogramm Stufe 4

Ein Trainingsprogramm in Stufe 4 absolvieren Jugendliche im Alter von 15 bis 18 Jahren, welche die funktionellen Kriterien für die Stufe 4 erfüllen. Die komplexen Übungen mit freien Gewichten werden weiter verfeinert. Die Wiederholungszahl beträgt sechs bis 15 und die Intensität maximal 80 Prozent der Maximalkraft. Von jeder Übung werden drei bis vier Serien absolviert. Die Pausenzeit zwischen den Serien beträgt bei einfachen Übungen ein bis zwei Minuten und bei sehr anspruchsvollen Übungen zwei bis drei Minuten. Es sind zunächst drei Trainingseinheiten pro Woche empfohlen, mit einem Ruhetag dazwischen. Das Training wird als Stationstraining absolviert, bei dem der gesamte Körper beansprucht wird. Spezielle Krafttrainingsmethoden, wie das Pyramidentraining, werden genutzt.

Ziel ist, die körperlichen Fähigkeiten und die körperliche Fitness der Jugendlichen immer weiter zu steigern. Am Ende dieser Stufe sollten sie die funktionellen Kriterien für die Stufe 4 erreicht haben.

Übungen

Beispielübungen für ein Stationstraining in der Stufe 4

- Bankdrücken mit einer Langhantel oder Kurzhanteln, später auf einer abfallenden Bank (Abbildung 85)
- Umsetzen und Überkopfdrücken mit einer Langhantel (Abbildung 86)
- Überzüge mit einer Kurzhantel (Abbildung 87)
- Dips an zwei Stangen (Abbildung 59)
- Kniebeuge mit einer Langhantel (Abbildung 88)
- Kreuzheben mit einer Langhantel (Abbildung 89)
- Hängendes gebeugtes Beinheben mit einem Medizinball (1-3 kg) zwischen den Beinen (Abbildung 90)
- Bizeps Curl im Stehen mit Kurzhanteln (Abbildung 91)
- Sit-ups auf einer abfallenden Bank (Abbildung 92)
- Wadenheben mit dem Körpergewicht, später mit einer Langhantel oder Kurzhanteln (Abbildung 93)

Komplexübungen

Bei Komplexübungen werden gleichzeitig mehrere Gelenke bewegt und mehrere Muskeln aktiviert. Dazu zählen beispielsweise die Kniebeuge oder das Rudern mit einer Langhantelstange. Solche Übungen erfordern ein hohes Maß an Bewegungskompetenz und sollten nur dann mit höheren Zusatzlasten durchgeführt werden, wenn eine gute Bewegungsqualität besteht und diese durch die Intensität des Krafttrainings nicht maßgeblich beeinträchtigt wird. Durch Methoden des motorischen Lernens kann diese erreicht werden. Andernfalls können leicht Überlastungen und Verletzungen entstehen.

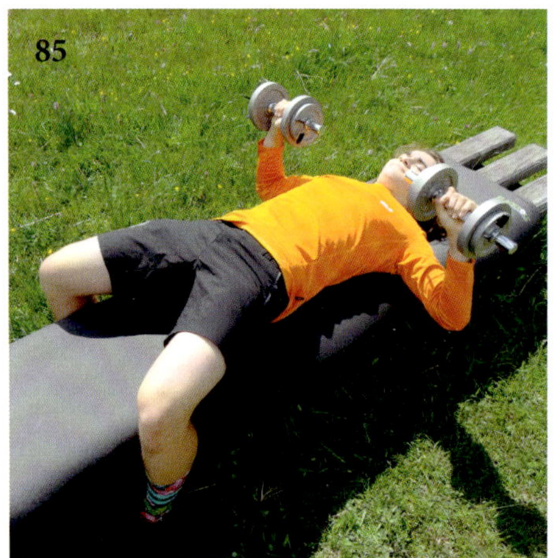

85

Bankdrücken mit Kurzhanteln

Das Kind oder der Jugendliche liegt mit dem Oberkörper auf einer Bank. Der Rumpf wird aktiv in seiner Neutralstellung stabilisiert. In der oberen Umkehrposition werden die Hanteln über der Brust gehalten und über eine Protraktion des Schultergürtels nach oben gedrückt wird, sodass sie sich möglichst weit vom Brustbein entfernt befinden. Anschließend werden die Hanteln kontrolliert zur Brust geführt. Vor allem auf der Vorderseite des Rumpfes und in den Armen entsteht ein muskuläres Spannungsgefühl.

86

Umsetzen und Überkopfdrücken mit einer Langhantel

Das Kind oder der Jugendliche steht in einem aufrechten und schulterbreiten Stand und die Arme zeigen zum Boden. Nun wird die Hantel schnell in Richtung Kinn beschleunigt. Am oberen Umkehrpunkt werden die Arme unter die Hantel gedreht, die dann überkopf gedrückt wird. Es ist darauf zu achten, dass der Rumpf zu jeder Zeit stabil gehalten wird. Dabei werden vor allem die ziehenden und drückenden Muskeln des Rumpfes und der Arme trainiert.

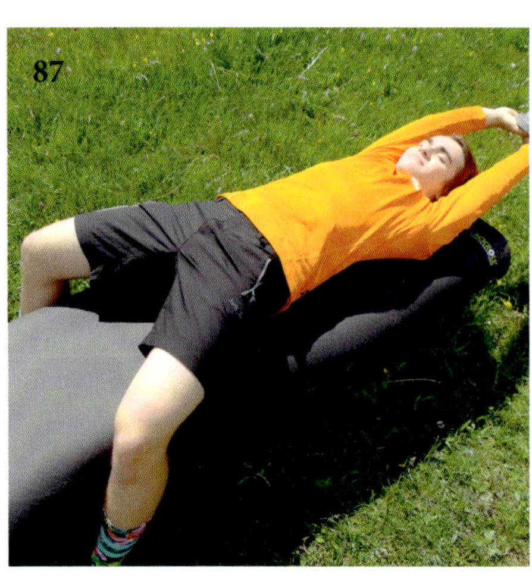

87

Überzüge mit einer Kurzhantel

Das Kind oder der Jugendliche liegt mit dem Oberkörper auf einer Bank. Der Rumpf wird aktiv in seiner Neutralstellung stabilisiert. In der Ausgangsposition wird die Hantel über der Brust stabilisiert und von dort aus kontrolliert nach hinten geführt, bis die Arme sich in etwa in einer horizontalen Position befinden. Vor allem auf der Vorderseite des Rumpfes und in den Armen entsteht ein muskuläres Spannungsgefühl.

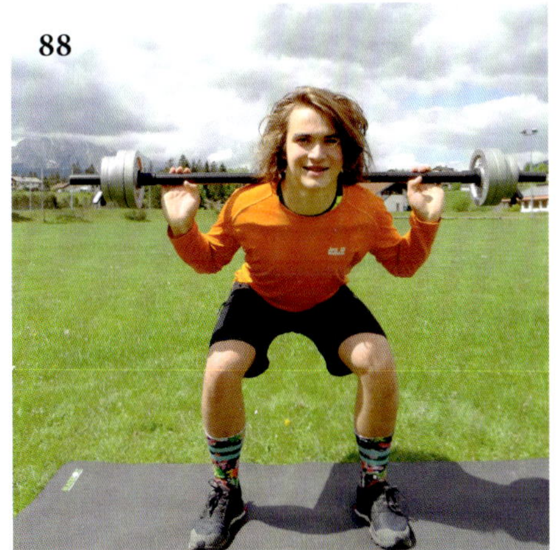
88

Kniebeuge mit einer Langhantel

Das Kind oder der Jugendliche steht in etwa schulterbreit mit einem aufrechten Oberkörper. Die Hantel befindet ist auf dem hinteren Teil der Schultern und dem Nackenmuskel aufgelegt und wird mit den Händen umgriffen. Die Abwärtsbewegung wird durch eine Rückführung des Gesäßes eingeleitet, während der Rumpf stabil gehalten wird und der Blick nach vorn gerichtet ist. Vor allem auf der Vorder- und Rückseite der Oberschenkel sowie im Gesäß entsteht ein muskuläres Spannungsgefühl.

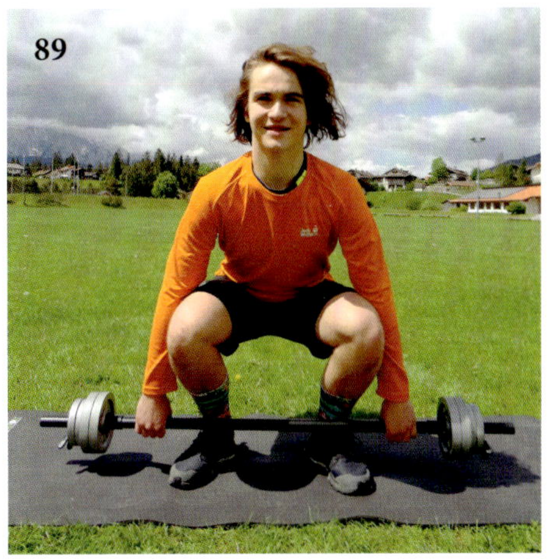
89

Kreuzheben mit einer Langhantel

Das Kind oder der Jugendliche steht in etwa schulterbreit in einer in den Knien und Hüften gebeugten Position. Die Hantel befindet sich über den Füßen nahe den Unterschenkeln. Durch eine Hüft- und Kniestreckung wird die Hantel angehoben, bis sich der gesamte Körper in einer gestreckten Position befindet. Es ist darauf zu achten, dass der Schultergürtel sich zu jeder Zeit in einer Depression und Retraktion befindet. Auf der Rückseite des Oberschenkels sentsteht ein muskuläres Spannungsgefühl.

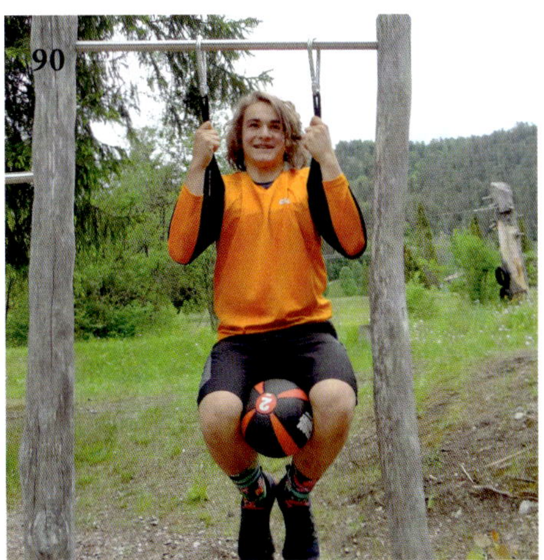
90

Hängendes gebeugtes Beinheben mit einem Medizinball

Das Kind oder der Jugendliche hängt mit gestreckten Beinen und angewinkelten Armen in Schlaufen. Zwischen den Beinen befindet sich ein Medizinball zur Erhöhung der Übungsintensität. Anschließend werden die Beine gebeugt und kontrolliert zum Körper gezogen. Es ist darauf zu achten, dass der Schultergürtel zu jeder Zeit stabil am Rumpf gehalten wird. Vor allem auf der Vorderseite des Rumpfes entsteht ein muskuläres Spannungsgefühl.

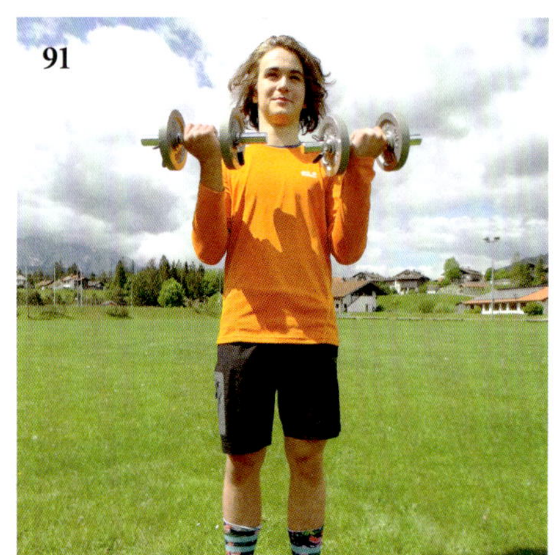
91

Bizeps Curl im Stehen mit Kurzhanteln

Das Kind oder der Jugendliche steht in einem aufrechten und schulterbreiten Stand. Die Arme sind gestreckt und die Hantelstangen werden in etwa schulterbreit mit den Handflächen zum Körper zeigend umgriffen. Anschließend werden die Ellenbogen bis in die obere Umkehrposition kontrolliert gebeugt. Es ist darauf zu achten, dass der Rumpf stabil gehalten wird. Vor allem auf der Vorderseite des Oberarms entsteht ein muskuläres Spannungsgefühl.

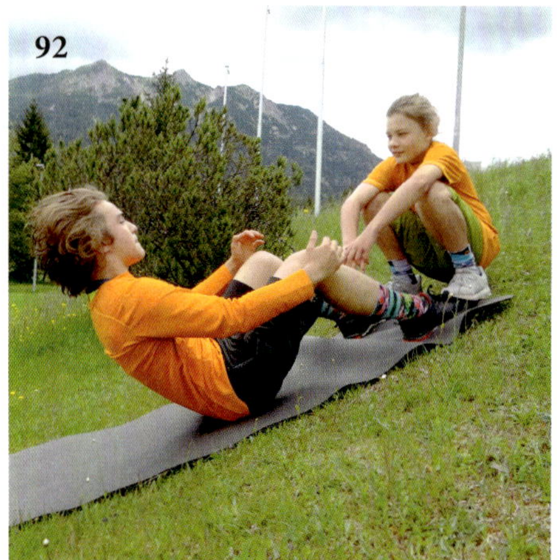
92

Sit-ups auf einer abfallenden Bank

Das Kind oder der Jugendliche liegt mit angestellten Beinen in Rückenlage und mit dem Kopf nach unten auf einer schrägen Bank oder einem Hang. Eine zweite Person (oder eine Sprossenwand) fixiert die Unterschenkel. Die Arme zeigen in Richtung der Füße. Durch Abheben des Oberkörpers vom Boden entsteht ein muskuläres Spannungsgefühl auf der Vorderseite des Rumpfes. Es ist darauf zu achten, dass der Blick und Kopf in die Bewegungsrichtung zeigen.

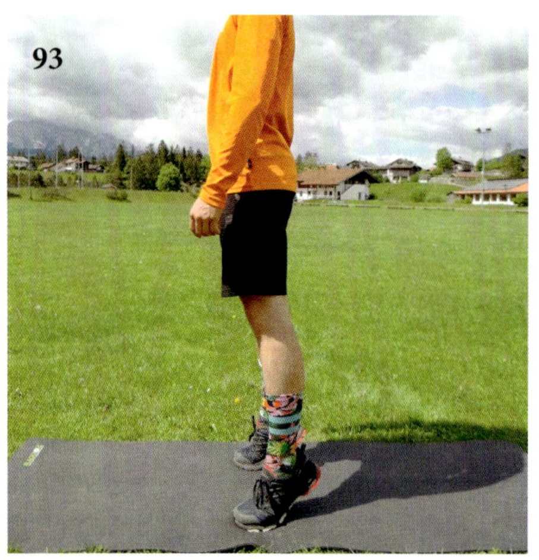
93

Wadenheben mit dem Körpergewicht

Das Kind oder der Jugendliche steht hüftbreit in einem aufrechten Stand. Nun werden die Fersen möglichst weit vom Boden abgehoben. Zur Gleichgewichtssicherung können die Hände beispielsweiser an einer Sprossenwand stützen. Vor allem im Bereich der Wade entsteht ein muskuläres Spannungsgefühl.

Progression

Nach etwa zwölf Monaten kann ein vierter Trainingstag und damit ein Split-Programm eingeführt werden. Bei diesem werden an den unterschiedlichen Trainingstagen verschiedene Schwerpunkte gesetzt. Folgend zwei Beispiele:

- Unterteilt nach Körperregion
  - Montag und Mittwoch: Beine und Lendenwirbelsäulenbereich (z. B. Kniebeugen, Kreuzheben)
  - Dienstag und Donnerstag: Arme, Brust- und Halswirbelsäulenbereich (z. B. Bankdrücken, Seitheben)
- Unterteilt nach Druck- und Zugübungen
  - Montag und Mittwoch: Druckübungen (z. B. Bankdrücken, Schulterdrücken)
  - Dienstag und Donnerstag: Zugübungen (z. B. Klimmzüge, Rudern)

Periodisierung

Auf diesem Niveau angekommen, kann nun eine Periodisierung für die komplexen Hauptübungen vorgenommen werden. Dies gewährleistet eine stetige körperliche Trainingsanpassung. Beim Ziel, Muskulatur aufzubauen und Kraft zuzulegen, kann beispielsweise die folgende zwölfwöchige lineare Periodisierung verwendet werden:

- Woche 1-4: hoher Trainingsumfang bei niedriger Intensität, vier Serien à 15 Wiederholungen mit dem höchstmöglichen Gewicht
- Woche 5-8: mäßiger Trainingsumfang bei mäßiger Intensität, vier Serien à zehn Wiederholungen mit dem höchstmöglichen Gewicht
- Woche 9-12: niedriger Trainingsumfang bei hoher Intensität, vier Serien à sechs Wiederholungen mit dem höchstmöglichen Gewicht.

Selbst in der letzten Stufe wird höchstens mit 80 Prozent der Maximalkraft trainiert, denn Kinder und Jugendliche sollten in der Regel keine maximalen Gewichte bewegen, bis sie die physische und skelettale Reife erreicht haben [251].

6.9 ÜBUNGSAUSWAHL UND -REIHENFOLGE

Es gibt eine Vielzahl an Übungen, die für Kinder und Jugendliche geeignet sind. Welche Übungen letztendlich in ein Trainingsprogramm aufgenommen werden, sollte in erster Linie von der Fähigkeit der technischen Ausführung abhängig gemacht werden. Zudem spielen die Körperkonstitution und das Leistungslevel des Trainierenden, die Fachkompetenz des Trainers und natürlich das Ziel des Trainingsprogramms eine Rolle. Folgendes Equipment wird häufig verwendet: Maschinen, freie

Gewichte wie Lang- und Kurzhanteln, Widerstandsbänder, Medizinbälle und nicht zuletzt das eigene Körpergewicht.

Bei der Gestaltung eines Trainingsplans oder einer Trainingseinheit sollten folgende Regeln beachtet werden:

- Neue, stärker herausfordernde Übungen vor bekannten, routinierten Übungen
- Übungen, die auf große Muskelgruppen abzielen vor Übungen, die kleine Muskelgruppen trainieren
- Mehrgelenkige Übungen vor eingelenkigen Übungen

Zusammenfassung

Das Krafttraining mit Kindern und Jugendlichen wird immer populärer. Untersuchungen haben mehrfach nachgewiesen, dass es eine hohe Bedeutung für die Gesundheit hat und Verletzungen sowie Überlastungsbeschwerden vorbeugt. Entgegen älterer Meinungen ist es nicht gefährlich! Wenn es zu Problemen kommt, dann kann die Ursache meist auf eine mangelnde Kompetenz des Trainers zurückgeführt werden.

Ein Krafttraining führt in allen Phasen der Entwicklung zu Kraftsteigerungen. Vor der Pubertät werden diese hauptsächlich durch neuronale Anpassungen erzielt. Während und nach der Pubertät kommt es aufgrund von hormonellen Veränderungen zusätzlich zu morphologischen Adaptionen. Das heißt, der Querschnitt der Muskulatur nimmt zu.

Mit dem Krafttraining kann ab etwa sechs Jahren begonnen werden – dann, wenn die nötige Reife vorhanden ist, um Instruktionen des Trainers zu verstehen und diese zu befolgen. Die Trainingsprogression richtet sich nach Alter und funktionellen Kriterien. Die technische hochwertige Ausführung einer Übung muss gewährlistet sein, bevor der Trainingsumfang und die Intensität zunehmen. Gerade zu Beginn des Trainings sollten Spaß und Freude an der Bewegung im Vordergrund stehen, damit die Kinder und Jugendlichen möglichst lange motiviert bleiben und einen langfristigen Nutzen daraus ziehen.

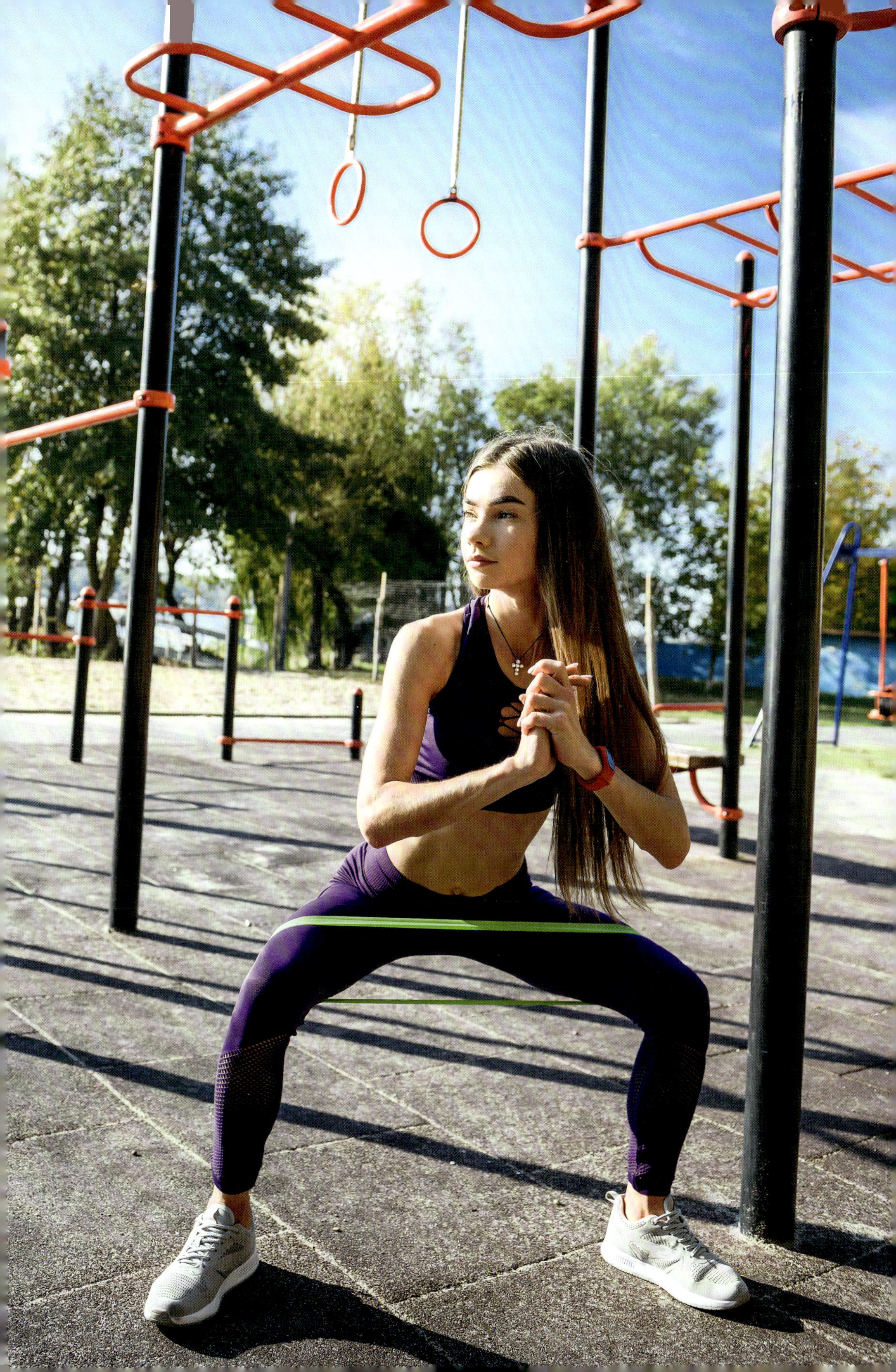

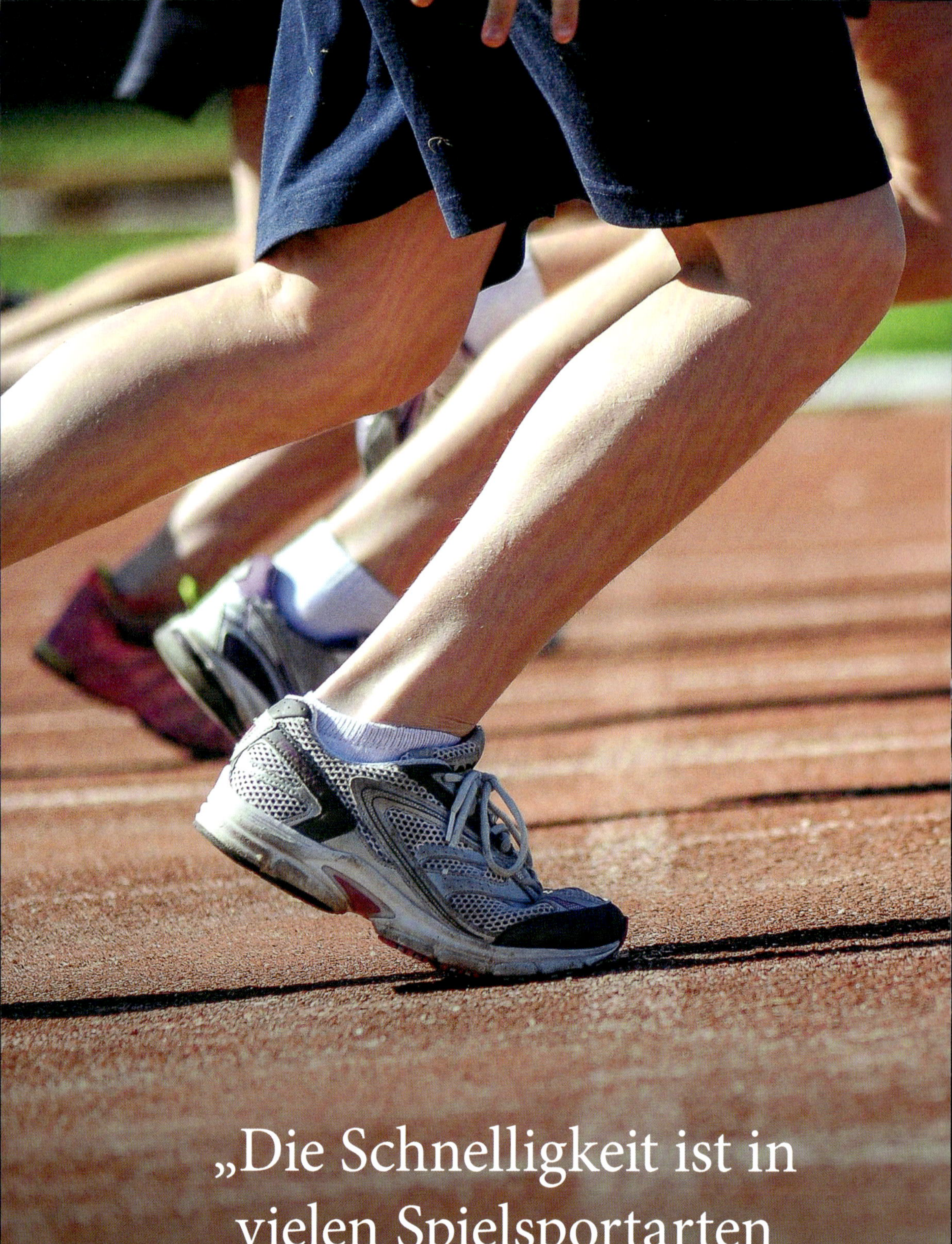

„Die Schnelligkeit ist in vielen Spielsportarten leistungsbestimmend.“

7. Schnelligkeit

7.1 Schnelligkeit in Spielsportarten 161

7.2 Sprintfähigkeit 161

7.3 Spezifische Trainingsformen 163

7.4 Agility-Leistungsfähigkeit 169

7.5 Training der Agility-Leistungsfähigkeit 170

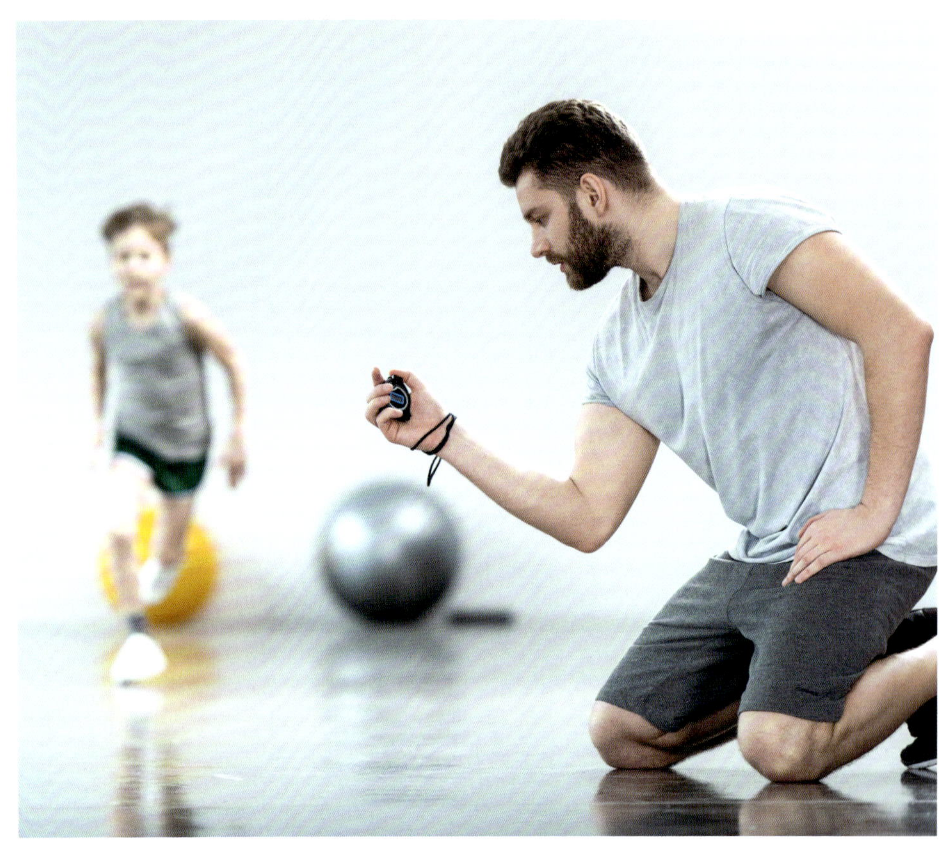

„Es kommt vor allem darauf an, wie Kinder sprinten, nicht wie schnell."

Wissenswertes vorab

- Die Schnelligkeit ist leistungsbestimmend in vielen Spielsportarten.
- Zur Schnelligkeit gehören die lineare Sprintfähigkeit sowie die Leistungsfähigkeit im Bereich Agility.
- Die Sprintschnelligkeit ergibt sich aus der Schrittfrequenz und Schrittlänge.
- Die Agility-Leistungsfähigkeit erfordert fundamentale Bewegungsfähigkeiten, nichtreaktive und reaktive Agility-Fähigkeiten.

7.1 SCHNELLIGKEIT IN SPIELSPORTARTEN

Die Schnelligkeit ist leistungsbestimmend in vielen Spielsportarten. Gerade die Distanzen bis fünf Meter (Antrittsschnelligkeit), bis zehn Meter (Beschleunigungsschnelligkeit) und bis 30 Meter (maximale Schnelligkeit) sind von besonderer Bedeutung [289, 292, 305]. Sie entscheiden häufig über den Erfolg eines Spielers [293, 305]. Zur Schnelligkeit gehören die lineare Sprintfähigkeit sowie die Leistungsfähigkeit im Bereich Agility. Letztere bezieht sich vorwiegend auf schnelle Richtungswechsel. Beide Fähigkeiten werden im Folgenden näher beschrieben. Zudem werden Möglichkeiten aufgezeigt, diese zu trainieren.

Gerade die Sprintfähigkeit über kurze Distanzen entscheidet in vielen Spielsportarten über die Leistungsfähigkeit des Spielers.

7.2 SPRINTFÄHIGKEIT

Mehr als auf die quantitative Sprintfähigkeit kommt es gerade bei Kindern darauf an, wie sie sprinten [302]. Bis zur dritten Klasse sollten sie eine altersentsprechend gute Sprintqualität entwickelt haben. Studien zeigen jedoch, dass etwa 60 Prozent der Kinder eine mangelhafte Sprintfähigkeit aufweisen. Folglich nehmen sie weniger an sportlichen Aktivitäten teil, bei denen diese Fähigkeit erforderlich ist [312]. Dadurch entsteht oftmals ein verstärkt passives Verhalten mit Ablehnung gegen körperliche Aktivität. Daher ist es von hoher Bedeutung, die Sprintfähigkeit von Kindern und Jugendlichen gezielt zu trainieren. Es steigert ihre Leistungsfähigkeit und gibt ihnen das Vertrauen, an entsprechenden Spielsportarten teilzunehmen.

> 60 Prozent der Kinder weisen eine mangelhafte Sprintfähigkeit auf.

Entwicklung der Sprintschnelligkeit

Für die Entwicklung der Sprintschnelligkeit sind physiologische und biomechanische Faktoren von besonderer Bedeutung. Beide werden nachfolgend näher beschrieben.

Physiologische Faktoren

Das Sprinten gehört zu den fundamentalen Bewegungsfähigkeiten, die sich vorwiegend während der schnellen Entwicklung des zentralen Nervensystems im frühen Kindesalter ausprägen [299, 302]. Fortschritte der Sprintfähigkeit zeigen sich aber auch im Jugendalter. Hierfür sind in erster Linie die zunehmende Beinlänge und Muskelmasse, die Veränderungen der physiologischen Eigenschaften von Muskeln und Sehnen sowie die Entwicklung des anaeroben Stoffwechsels verantwortlich [291]. Etwa zwölf Monate vor dem Beginn des beschleunigten pubertären Längenwachstums (Kapitel 3) nimmt die Sprintfähigkeit vorübergehend ab. Dies steht im Zusammenhang mit der plötzlichen Veränderung der Körperkonstitution, bei der es zu einem überproportionalen Längenwachstum der Extremitäten kommt. Koordinative Störungen sind bei vielen Jugendlichen die Folge. Kurze Zeit danach, während des beschleunigten pubertären Längenwachstums, nimmt die Sprintleistung wieder zu [304].

So kommt es über alle Entwicklungsphasen hinweg zu einer nichtlinearen Zunahme der Sprintschnelligkeit [299, 313]. Vor der Pubertät ist diese geschlechtsunabhängig, wenn auch Jungen eine etwas höhere Leistungsfähigkeit aufweisen als Mädchen. Ab dem Alter von etwa 15 Jahren klafft der geschlechtsspezifische Unterschied deutlich auseinander. Während Jungen plötzlich einen starken Zuwachs erfahren, kommt es bei Mädchen zu einem Abflachen ihrer Schnelligkeitsleistung [303].

> Das frühe Kindesalter ist die ideale Phase, um das Sprinten zu erlernen.

Biomechanische Faktoren

Die Sprintschnelligkeit ergibt sich größtenteils aus der einfachen Formel: Schrittlänge (SL) x Schrittfrequenz (SF) [302]. Für eine hohe SF bedarf es einer hohen Kraftentwicklungsrate, die bereits im Kindesalter gut trainierbar ist. Eine hohe SL ist hingegen stark von der maximal generierbaren Bodenreaktionskraft und Beinlänge abhängig.

Da Kinder bereits in jungen Jahren eine hohe Kraftentwicklungsrate aufbringen, jedoch noch keine starken Bodenreaktionskräfte generieren können und im Vergleich zu Jugendlichen verhältnismäßig kurze Beine haben, ist bei ihnen die Sprintschnelligkeit hauptsächlich von der SF abhängig. Bereits im mittleren Kindesalter nimmt diese jedoch ab und es bildet sich ein Plateau. Zur gleichen Zeit nimmt die SL zu. Ab dem Jugendalter ist diese dann maßgeblich für die Sprintschnelligkeit verantwortlich. Dies hängt damit zusammen, dass Jugendliche höhere Bodenreaktionskräfte erzielen können und längere Beine haben. Im Allgemeinen ist die SL bedeutender für die Sprintschnelligkeit als die SF [290, 295, 302, 309, 310, 314].

Kinder erreichen ihre Sprintschnelligkeit vorwiegend über eine hohe Schrittfrequenz, Jugendliche hingegen über eine weite Schrittlänge.

Neben der SL ist die Bodenkontaktzeit ein weiterer Schlüsselpunkt für die Sprintschnelligkeit. Dies ist die einzige Zeit, in der bei einem Sprint Kraft gegen den Boden generiert werden kann. Sie wird beeinflusst von der Gewebesteifigkeit im Bereich der Beine und der Kraftfähigkeit [288, 314].

Für die Sprintschnelligkeit sind die Bodenreaktionskraft, die die SL beeinflusst, und Bodenkontaktzeit leistungsbestimmend. Beide können durch ein Krafttraining verbessert werden.

7.3 SPEZIFISCHE TRAININGSFORMEN

Die geläufigste spezifische Trainingsform zur Verbesserung der Sprintfähigkeit bei Kindern und Jugendlichen ist das klassische Sprinttraining, bei dem Sprints auf ebenem Boden durchgeführt werden (Abbildung 94). Daneben bestehen zwei weitere Trainingsformen: das resisted Sprinttraining und das assisted Sprinttraining. Beim resisted Sprinttraining (Abbildung 95) werden Sprints gegen einen Widerstand durchgeführt. Dieser kann durch Sprinten an einem leichten Anstieg oder mithilfe von Trainingsequipment, wie Schlitten, Widerstandsgurten oder Gewichtswesten generiert werden. Hierbei wird vor allem die Kraftentwicklung während des Sprints trainiert. Beim assisted Sprinttraining (Abbildung 96) wird der Sportler gezwungen, schneller zu sprinten, als er es nichtassistiert könnte. Dies kann über Sprinten an einem leichten Gefälle oder durch Zuggurte realisiert werden. Im Vordergrund steht hier das Training der Schrittfrequenz.

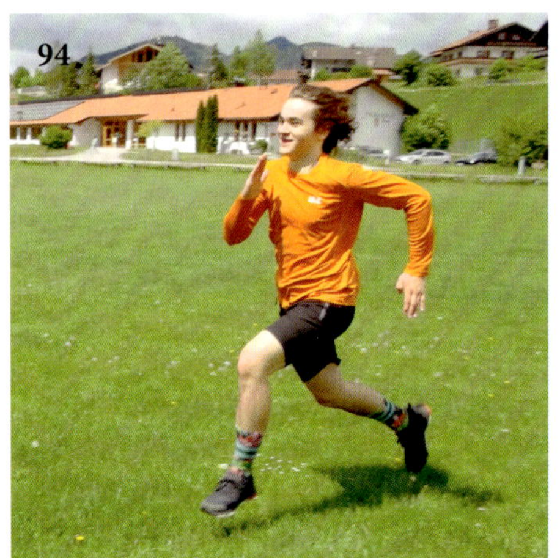
94

Klassisches Sprinttraining

Das Kind oder der Jugendliche beschleunigt und sprintet mit maximalem Tempo auf einer ebenen Fläche. Das vordere Knie wird bis etwa Hüfthöhe angehoben und das hintere Bein maximal gestreckt. Beide Ellenbogen sind circa 90 Grad gebeugt. Der Unterarm des vorderen Arms befindet sich in senkrecht und der Oberarm des hinteren Arms horizontal zum Boden.

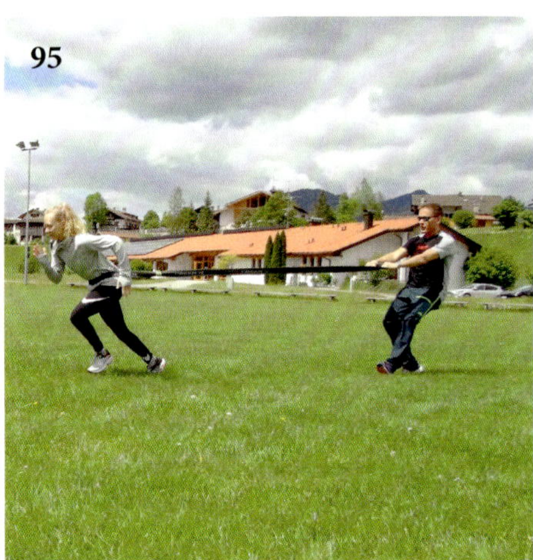
95

Resisted Sprinttraining

Das Kind oder der Jugendliche beschleunigt und sprintet gegen den Widerstand des Gurtes mit maximalem Tempo auf einer ebenen Fläche. Dafür ist eine erhöhte Kraftentwicklung erforderlich und es wird vorwiegend die Beschleunigung trainiert.

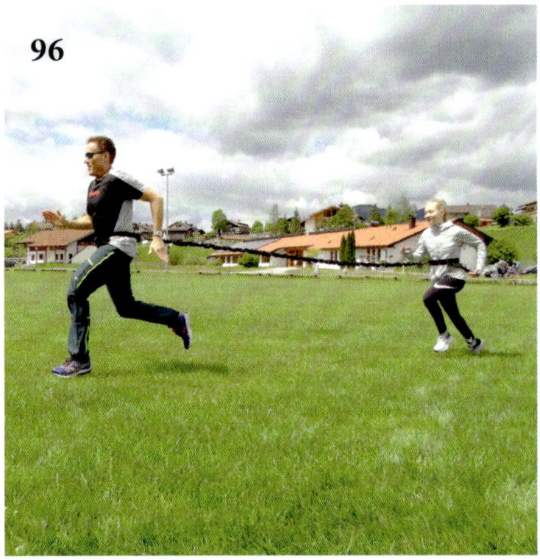
96

Assisted Sprinttraining

Das Kind oder der Jugendliche beschleunigt und sprintet unterstützt durch den Zug des Gurtes mit maximalem Tempo auf einer ebenen Fläche. Dafür ist ein erhöht Schrittfrequenz erforderlich und es wird vorwiegend die maximale Schnelligkeit trainiert.

Ein „Resisted Sprinttraining“ steigert die Kraftentwicklung, ein „Assisted Sprinttraining“ die Schrittfrequenz.

Unspezifische Trainingsformen

Unspezifische Trainingsformen sind Methoden des Krafttrainings. Dazu zählen das Maximalkraftt-, Schnellkraft- und Reaktivkrafttraining (Kapitel 6). Darüber hinaus gehört hierzu das kombinierte Training (Abbildung 97a und b). Bei letzterem werden zwei Trainingsmethoden miteinander kombiniert. Dies kann zum Beispiel ein Maximalkrafttraining verbunden mit einem Reaktivkrafttraining oder klassischem Sprinttraining sein.

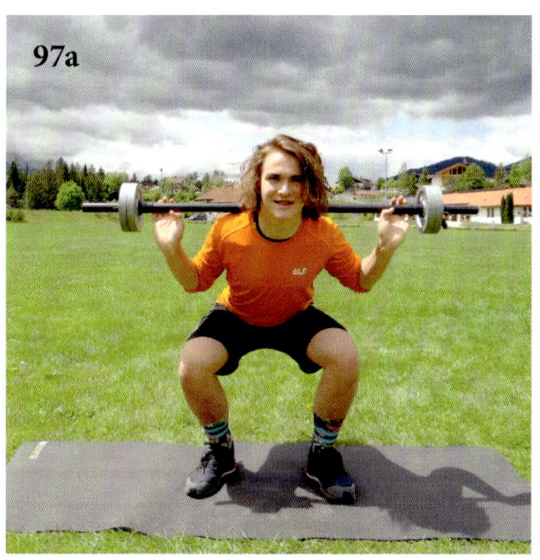

97a

Kombiniertes Training zur Verbesserung der Sprintfähigkei

Das Kind oder der Jugendliche führt wenige Wiederholungen einer Kniebeuge gegen einen hohen Widerstand durch …

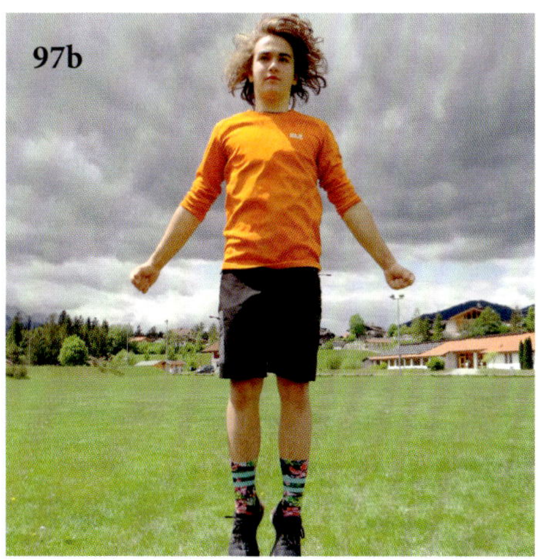

97b

Kombiniertes Training zur Verbesserung der Sprintfähigkeit

… Nach einer nur kurzen Pause springt es mehrmals mit maximaler Beschleunigung in die Höhe.

Trainingsschwerpunkte

Rumpf und seine Kollegen veröffentlichten eine Übersichtsarbeit, in der sie spezifische und unspezifische Trainingsformen zur Verbesserung der Sprintfähigkeit nach ihrer Effektivität in verschiedenen Altersgruppen untersuchten. Sie gruppierten die Kinder und Jugendlichen nach ihrem PHV-Alter (Pre-PHV, Mid-PHV und Post-PHV) ein [306]. Die PHV (Peak Height Velocity) ist das beschleunigte pubertäre Längenwachstum (Kapitel 3).

Pre-PHV

Im Alter vor dem Eintritt des beschleunigten pubertären Längenwachstums zeigte sich das Reaktivkrafttraining als effektivste Trainingsmethode zur Verbesserung der Sprintzeit. Danach folgte das klassische Sprinttraining. Der Effekt eines Maximal- und Schnellkrafttrainings sowie eines resisted und assisted Sprinttrainings konnte aufgrund von fehlenden Untersuchungen in dieser Altersgruppe nicht ausgewertet werden [306]. In einer weiteren Studie, in der die Autoren das resisted Sprinttraining untersuchten, konnten sie keine Verbesserungen der Sprintleistung erkennen [307].

Mid-PHV

Im Alter während des beschleunigten pubertären Längenwachstums war weiterhin das Reaktivkrafttraining die erfolgreichste Trainingsmethode, gefolgt von einem Maximalkrafttraining und kombinierten Training. Aufgrund einer unzureichenden Studienlage konnten keine Angaben bezüglich eines spezifischen Sprinttrainings gemacht werden [306]. Ein resisted Sprinttraining zeigte jedoch in einer weiteren Studie eine Steigerung der Sprintfähigkeit [307].

Post-PHV

Im Alter nach dem beschleunigten pubertären Längenwachstum war das kombinierte Training und Maximalkrafttraining den anderen Trainingsmethoden überlegen [306]. Wie schon im mid-PHV-Alter zeigt auch hier ein resisted Sprinttraining eine Verbesserung der Sprintfähigkeit [307]. Daraus lässt sich schlussfolgern, dass Kinder vor allem von einem Training profitieren, bei dem größtenteils das neuronale System leistungsbestimmend ist. Dies ist bei einem Sprint- und Reaktivkrafttraining der Fall. Jugendliche profitieren hingegen von einem Training, bei dem zusätzlich morphologische Faktoren die Leistung beeinflussen. Dazu gehören das Maximalkraft- und das Schnellkrafttraining [306].

Stufenplan

Tabelle 19 zeigt einen Stufenplan zur Verbesserung der Sprintfähigkeit von Kindern und Jugendlichen in den verschiedenen Entwicklungsphasen. Dieser beschreibt die jeweiligen Trainingsschwerpunkte und gibt Hinweise für ein ergänzendes Training [306].

	Stufe 1	Stufe 2	Stufe 3	Stufe 4
Entwicklungsphase	Frühe Kindheit 0–7 Jahre	Präpubertär Mädchen 7–11 Jahre Jungen 7–12 Jahre	Während der Pubertät Mädchen 11–15 Jahre Jungen 12–16 Jahre	Postpubertär Mädchen 15+ Jahre Jungen 16+ Jahre
Trainingsalter	← 0 Jahre ——— 12 Jahre →			
Trainingsschwerpunkt	Erlernen und Entwickeln der fundamentalen Bewegungsfähigkeiten	Sprinttechnik	Sprinttechnik und maximale Sprints	Maximale Sprints
Ergänzungstraining	Maximalkrafttraining	Festigen und Verfeinern der fundamentalen Bewegungsfähigkeiten, Maximal-, Schnell- und Reaktivkrafttraining	Maximal-, Schnell- und Reaktivkrafttraining, Hypertrophietraining	Maximal-, Schnell- und Reaktivkrafttraining, Hypertrophietraining

Tabelle 19: Trainingsaufbau zur Verbesserung der Sprintfähigkeit

Parameter

Tabelle 20 zeigt Trainingsparameter für ein klassisches Sprinttraining mit Kindern und Jugendlichen in unterschiedlichen Entwicklungsphasen einer Meta-Analyse. Mit diesen Parametern konnte in allen Altersgruppen die Sprintleistung gesteigert werden. Der Effekt war im pre-PHV-Alter gering und am höchsten bei den Jugendlichen nach ihrem beschleunigten pubertären Wachstumsschub [301]. Sie zeigen ähnliche Trainingsanpassungen durch ein Sprinttraining wie Erwachsene [298]. Dies geht mit den Ergebnissen von Myers und seinen Kollegen einher [300].

	pre-PHV	mid-PHV	post-PHV	Ø
Anzahl der Sprints	25,0 ± 7,1	21,9 ± 7,3	11,4 ± 6,1	16,7 ± 8,6
Sprintdistanz (m)	13,5 ± 2,1	30,3 ± 20,0	22,2 ± 15,0	22,7 ± 15,0
Gesamtbelastung (m) (Sprints x Distanz)	330,0 ± 42,4	742,6 ± 364,1	340,4 ± 290,8	418,8 ± 301,7
Sprintintervall (s)	5,0	4,0	–	4,5 ± 0,7
Pausenintervall (s)	100,0 ± 35,4	88,0 ± 39,0	140,3 ± 58,6	116,2 ± 52,5
Trainingshäufigkeit pro Woche	1,5 ± 0,7	2,2 ± 0,8	1,8 ± 0,5	1,9 ± 0,6
Anzahl an Wochen	9,0 ± 4,2	10,3 ± 4,5	7,4 ± 2,2	8,7 ± 3,5
Anzahl an Trainingseinheiten	15,0 ± 12,7	21,5 ± 9,2	12,8 ± 4,9	16,3 ± 8,3

Tabelle 20: Trainingsparameter für ein klassisches Sprinttraining mit Kindern und Jugendlichen in verschiedenen Entwicklungsphasen

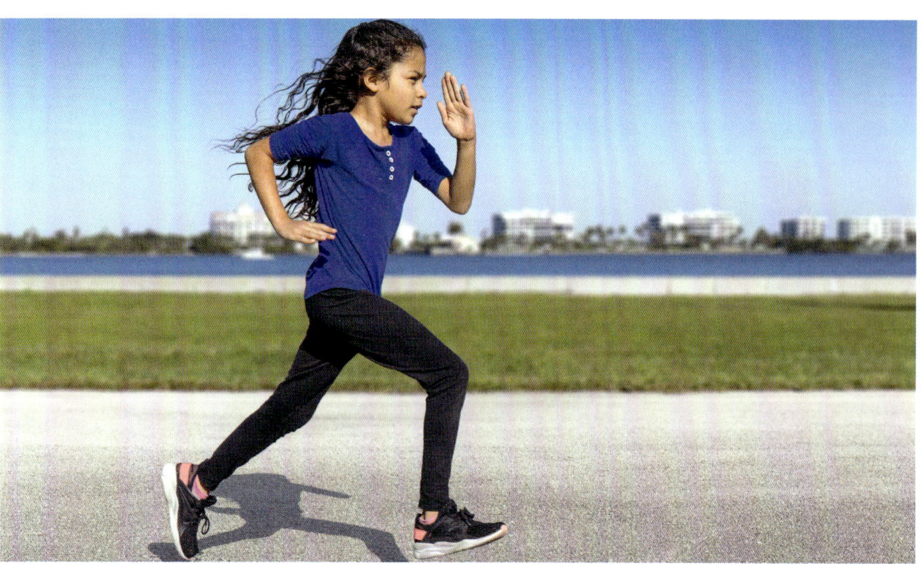

7.4 AGILITY-LEISTUNGSFÄHIGKEIT

Wie schon die Sprintschnelligkeit so ist auch die Agility-Leistungsfähigkeit in vielen Spielsportarten, die Kinder und Jugendliche ausüben, leistungsbestimmend. Dennoch gibt es nur wenige Studien, die Hinweise auf eine optimale Trainingssteuerung liefern [296].

Agility bezieht sich auf die Fähigkeit, schnell zu beschleunigen, abrupt abzubremsen, einen plötzlichen Richtungswechsel einzuleiten und erneut schnell zu beschleunigen [311]. In Spielsportarten ist dies in der Regel reaktiv erforderlich, das heißt, auf einen externen Stimulus. Dies kann beispielsweise eine Körpertäuschung des Gegners oder ein Pass eines Mitspielers sein. Für eine gute Agility-Leistung sind eine ausgeprägte Sprinttechnik sowie physische und kognitive Fähigkeiten erforderlich. Zu den physischen zählen vor allem die Komponenten Kraft (Maximalkraft, Schnellkraft, Reaktivkraft) und Schnelligkeit, zu den kognitiven die Wahrnehmungs- und Entscheidungsfähigkeit. Die Wahrnehmungsfähigkeit wird wiederum von den Fähigkeiten bestimmt, visuell zu scannen und dadurch Situationen zu erkennen, beziehungsweise Muster wiederzuerkennen. Ebenso trägt eine hohe Antizipationsfähigkeit, das heißt die Gabe, Situationen vorhersehen zu können, zur Agility-Leistung bei [296].

Entwicklung der Agility-Leistungsfähigkeit

Die Agility-Leistung verbessert sich während der Entwicklung vom Kindesalter zum Jugendalter auf natürlichem Wege in einem nichtlinearen Verlauf [296]. Vor der Pubertät zeigen Jungen und Mädchen eine ähnliche Leistungsfähigkeit. Während des beschleunigten pubertären Längenwachstums (Kapitel 3) bilden sich hingegen deutliche Unterschiede aus. Die schnellste Zunahme der Agility-Leistungsfähigkeit erfahren Jungen im Alter zwischen 13 und 14 Jahren. Im Anschluss kommt es bei ihnen zu einer weiteren Steigerung, während sich bei den Mädchen ein Plateau ausbildet oder es sogar zu einer Leistungsabnahme kommt. Zurückzuführen ist dies auf die jeweiligen Trainingsanpassungen in den verschiedenen Entwicklungsphasen. Vor der Pubertät ist die Trainingsanpassung hauptsächlich neuronal – unabhängig vom Geschlecht. Das heißt, es kommt vorwiegend zur Verbesserung der intra- und intermuskulären Koordination und damit der relativen Kraft. Während und nach der Pubertät kommen vor allem bei Jungen durch hormonelle Veränderungen morphologische Anpassungen dazu. Diese führen zu einem weiteren Anstieg der Kraftfähigkeit und somit der Agility-Leistungsfähigkeit. Die Fähigkeiten, Situationen schneller wahrzunehmen und daraufhin eine passende Entscheidung zu treffen, können durch ein Agility-Training gesteigert werden. Es ist jedoch unklar, wie sich die Trainingsanpassungen im Laufe der Entwicklungsphasen verändern.

7.5 TRAINING DER AGILITY-LEISTUNGSFÄHIGKEIT

Das Training der Agility-Leistungsfähigkeit setzt sich aus drei Komponenten zusammen: fundamentale Bewegungsfähigkeiten (FBF), nichtreaktive Agility-Fähigkeit (NRAF) und reaktive Agility-Fähigkeit (RAF).

Unabhängig von der Entwicklungsphase sollten alle drei Komponenten, welche die Agility-Leistungsfähigkeit bestimmen, trainiert werden, jedoch mit einer unterschiedlichen Gewichtung. Tabelle 21 zeigt die Verteilung der Trainingsschwerpunkte in den Entwicklungsphasen vor, während und nach dem beschleunigten pubertären Längenwachstum (PHV) (Kapitel 3).

	pre-PHV	mid-PHV	post-PHV
Trainingsschwerpunkte mit prozentualer Verteilung	FBF 60 % NRAF 25 % RAF 15 %	FBF 30 % NRAF 40 % RAF 30 %	FBF 20 % NRAF 20 % RAF 60 %
Trainingsstruktur	niedrig	mäßig	hoch

Tabelle 21: Verteilung der Trainingsschwerpunkte für die Verbesserung der Agility-Leistungsfähigkeit in unterschiedlichen Entwicklungsphasen

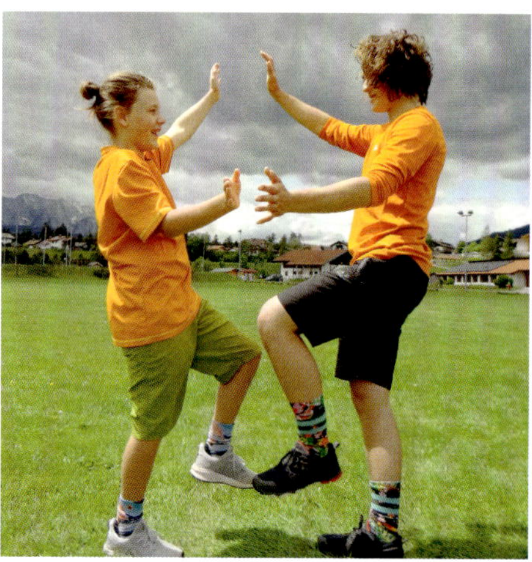

Abbildung 98: Training der fundamentalen Bewegungsfähigkeit „einbeiniges Balancieren“

pre-PHV

Vor dem Eintritt der Pubertät sollte der Schwerpunkt beim Agility-Training auf der Verbesserung der erforderlichen FBF liegen. Eine ist beispielsweise das einbeinige Balancieren in Verbindung mit einer guten Körperkontrolle. Diese sollten in einer sicheren und spaßigen Umgebung entwickelt und gefestigt werden, bevor sie in komplexeren sportspezifischen Situationen angewendet werden.

Begleitend dazu sollte ein Stabilisationstraining für die gesamte untere Extremität (Fuß, Knie und Hüfte) sowie den Rumpf stattfinden. NRAF und RAF haben eine nur geringe Priorität.

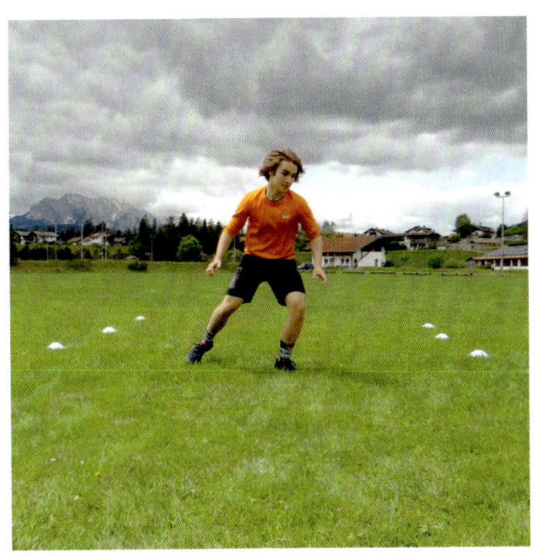

Abbildung 99: Training der nichtreaktiven Agility-Fähigkeit

mid-PHV

Nachdem die FBF vor dem Eintritt des beschleunigten pubertären Längenwachstums entwickelt und gefestigt wurden, verschiebt sich nun der Fokus auf die Verbesserung der NRAF. Hierbei werden verschiedene FBF miteinander kombiniert und in einer kontrollierten und vorausgeplanten Umgebung sportartspezifischer trainiert. Das bedeutet, der Ablauf einer jeden Übungen ist für die Trainierenden genauestens bekannt.

Begleitend werden in einem geringeren Umfang die FBF verfeinert und die RAF trainiert.

> In dieser Phase muss bedacht werden, dass es bei einigen Jugendlichen aufgrund des starken Längenwachstums der Extremitäten zu einer Abnahme der Bewegungskontrolle und damit vorübergehenden Verschlechterung der FBF kommen kann. Um Überlastungen und Verletzungen zu vermeiden, muss dann das Training angepasst werden.

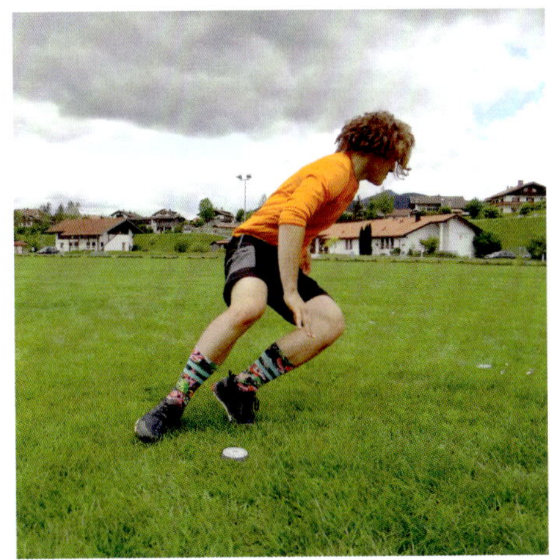

Abbildung 100: Training der reaktiven Agility-Fähigkeit

post-PHV

Nach dem beschleunigten pubertären Längenwachstum wird das Agility-Training herausfordernder. Der Schwerpunkt liegt nun auf der Verbesserung der RAF. Das bedeutet, es werden nun verstärkt Übungen durchgeführt, bei denen die Jugendlichen auf externe Reize reagieren müssen. Dies kann beispielsweise durch ein Training mit Lichtsignalen realisiert werden.

Begleitend werden in einem geringeren Umfang die FBF verfeinert und NRAF optimiert.

Zusammenfassung

Die Schnelligkeit, vor allem über Distanzen bis 30 Meter, ist in vielen Sportarten leistungsbestimmend. Dazu gehören die lineare Sprintfähigkeit und Agilityleistung. Ein Training führt in allen Entwicklungsphasen bis zum Erwachsenenalter zu Verbesserungen. In jungen Jahren vor allem durch neurale Adaptionen, später zusätzlich aufgrund von morphologischen Veränderungen durch ein Krafttraining.

Die Sprintleistung wird bestimmt durch die Schrittlänge und die Schrittfrequenz. Während Kinder ihre Sprintleistung hauptsächlich über eine hohe Schrittfrequenz erreichen, erzielen sie Jugendliche größtenteils durch eine hohe Schrittlänge. Entscheidend für die Sprintschnelligkeit ist zudem die Bodenkontaktzeit.

Zur Verbesserung der Sprintfähigkeit werden spezifische und nichtspezifische Trainingsformen verwendet. Für eine Steigerung der Agility-Leistungsfähigkeit bedarf es einer guten Ausprägung fundamentaler Bewegungsfähigkeiten sowie nichtreaktiver und reaktiver Agility-Fähigkeiten.

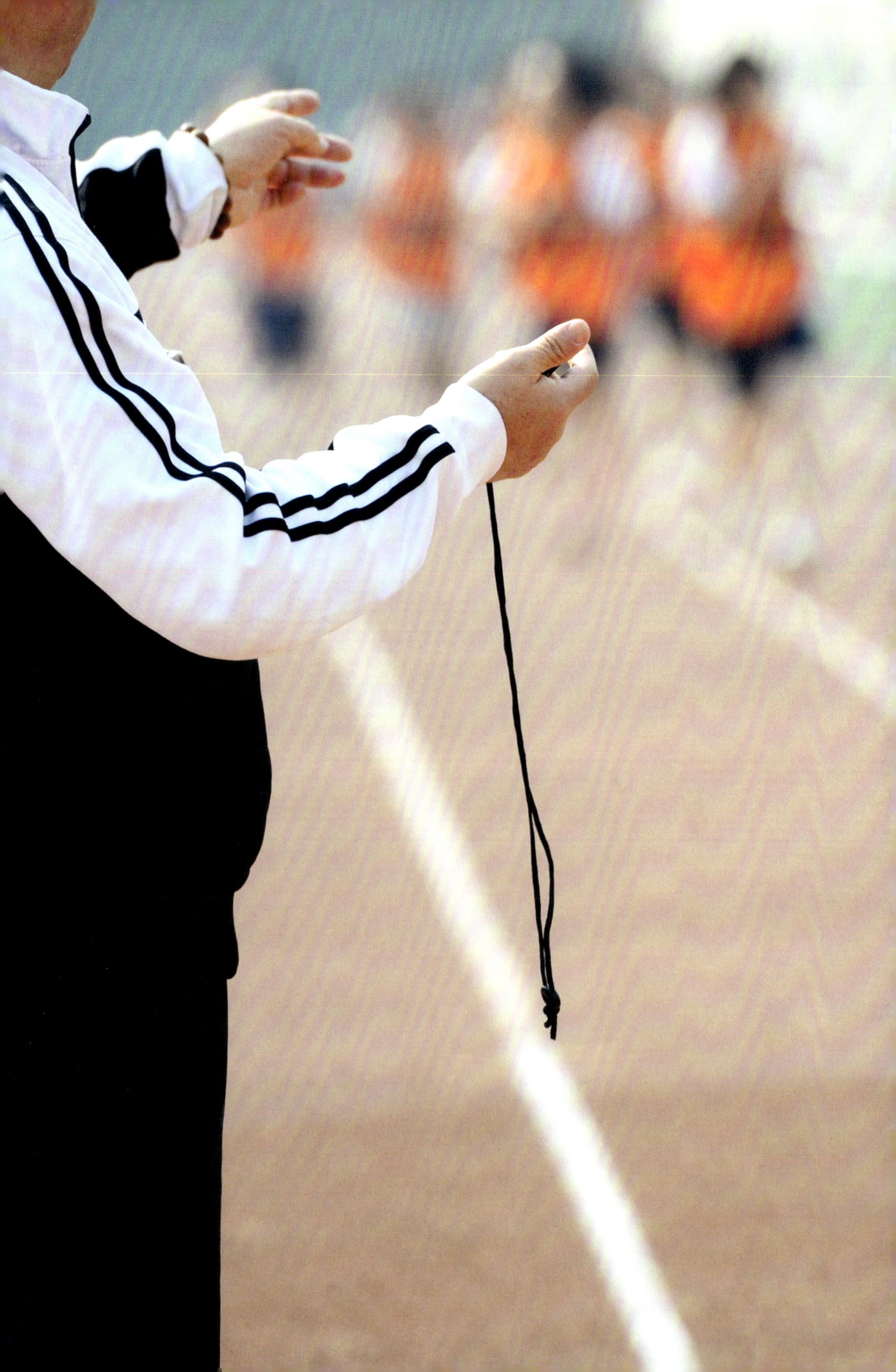

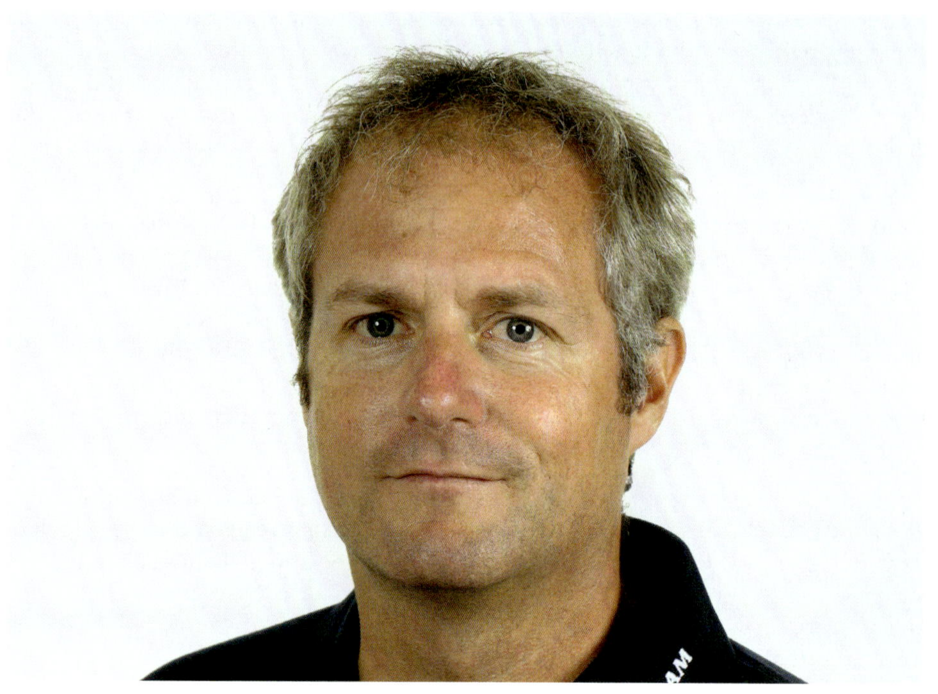

„Die Erfahrung und Fähigkeit des Trainers, seine Sportler einzuschätzen, spielen eine wichtige Rolle."

Bernhard Kröll
Biathlontrainer von Magdalena Neuner

Nach dem Interview mit Magdalena Neuner führte ich mit Bernhard Kröll, ihrem ehemaligen Schüler- und Jugendtrainier sowie Heimtrainer während ihrer Profikarriere, ein weiteres sehr interessantes Gespräch. Magdalena erzählte mehrmals, dass sie mit Bernhard ein Riesenglück hatte und dass seine Art zu trainieren perfekt zu ihr passte. Nun wollte ich herausfinden, was diesen Trainer so besonders macht.

Bernhard, du giltst als einer der erfolgreichsten Biathlon-Trainer der Welt. Aus deiner Trainingsgruppe gingen schon viele bekannte Sportlerinnen, wie Magdalena Neuner, Laura Dahlmeier, Miriam Gössner und Martina Glagow hervor. Du hast ihnen mehrfach zu Weltcupsiegen, Weltmeistertiteln und Olympischen Medaillen verholfen. Und das, obwohl eure Trainingsbedingungen in Mittenwald, verglichen mit den großen Leistungszentren, nicht die besten sind. Wie hast du das gemacht?

Ich denke, in erster Linie hatte ich das Glück, Sportlerinnen mit einem solchen Potenzial in meiner Trainingsgruppe gehabt zu haben. Sie hatten einfach das notwendige Talent und den Willen zum Leistungssport. Dadurch musste ich nur noch schaffen, dass den Mädels der Spaß am Sport nicht verlorengeht. Zudem habe ich immer versucht, mit ihnen gut und vertrauensvoll zusammenzuarbeiten. Das ist wichtig, um zu erfahren, welches Training zu welchem Zeitpunkt gebraucht wird, um die maximale Leistung abrufen zu können.

Wenn wir die Zeit rückwärtsgehen. Worin unterscheidet sich bei dir das Training zwischen Erwachsenen, Jugendlichen und Kindern?

Der größte Unterschied ist ganz klar der zeitliche Umfang. Bei der Profimannschaft ist dieser absolut leistungsorientiert und somit sehr hoch.

Bei der Stützpunktmannschaft, in der Jugendliche und junge Erwachsene im Alter zwischen 15 und 18/19 Jahren trainieren, ist der Umfang wesentlich geringer. Sie gehen eben in erster Linie zur Schule – das ist das Wichtigste. Das betone ich auch immer wieder. Der Schulabschluss legt den Grundstein für das, von dem sie später leben. Man kann nicht davon ausgehen, dass man vom Sport leben kann. Selbst wenn man sportlich erfolgreich ist und damit Geld verdient – irgendwann ist der Sport vorbei.

Nichtsdestotrotz trainieren wir vier- bis sechsmal pro Woche. Mehr ist kaum zu schaffen. Aber das müssen wir machen, um auf nationaler Ebene gute Platzierungen erreichen zu können. Denn das sind die Voraussetzungen, um vielleicht irgendwann einmal aus dem Hobby den Beruf machen zu können. Von den meisten ist das ja das Ziel.

Bei der Schülermannschaft steht hingegen der Spaß im Vordergrund. Das Training ist zudem möglichst vielseitig. Im Sommer üben die Kinder auch andere Sportarten aus und im Winter fahren sie zusätzlich Ski alpin. Man merkt sofort, wenn Kinder das Alpinfahren gelernt haben. Sie profitieren davon beim Langlaufen, wenn zum Beispiel in Rennen mal schwere Abfahrten kommen.

Kennst du dieses Phänomen, dass Jugendliche zunächst gar nicht besonders gut sind, sie dann aber aufholen und später doch zu den Besten gehören?

Ja das gibt es schon. Wenn sie allerdings mit 15/16 Jahren bei den Rennen vier Minuten hinterherlaufen, dann werden sie es wahrscheinlich nicht packen. Aber wenn sie sich hingegen stetig zwischen Platz fünf und Platz acht bewegen, dann können sie es auf alle Fälle noch schaffen. Gerade bei Jungs ist dies immer wieder zu erkennen. Bei ihnen entscheidet viel mehr als bei Mädchen der individuelle Entwicklungsstand über die Leistungsfähigkeit – und dieser kann deutlich variieren.

War es bei Magdalena auch so?

Nein. Magdalena und auch Laura waren absolute Ausnahmen – sie waren immer die Besten! Nur so kam es auch zustande, dass sie bereits mit 25 Jahren alles gewonnen hatten, was man beim Biathlon gewinnen kann. Normalerweise schafft man mit 24/25 Jahren gerade den Sprung in den Weltcup. Von den beiden darf man daher nicht ausgehen. Der gewöhnliche Weg ist ein anderer.

Welches Alter haben die Sportler, die aktuell bei dir trainieren?

Hier in dieser Region bin ich für den Kleinkaliberbereich zuständig. In diesen wechseln die Biathleten und Biathletinnen mit etwa 15 Jahren. Von da an trainieren sie unter meiner Verantwortung gemeinsam mit meinen beiden Co-Trainern.

Wie kann man sich so ein Training vorstellen?

Das Training unterscheidet sich in Abhängigkeit von der Jahreszeit. Wir beginnen Anfang Mai. Bis Ende Juli liegen die Schwerpunkte auf dem Grundlagenschießen, das heißt, Schießen ohne körperliche Belastung sowie auf einem möglichst vielseitigen Ausdauertraining. Hierbei versuchen wir unsere Möglichkeiten optimal auszunutzen. Beispielsweise machen wir Bergtouren und Dauerläufe, fahrend Rennrad und Mountainbike. Alles, was die Natur bei uns bietet, versuche ich in das Training einzubauen. Hinzu kommt ein allgemeines Koordinations- und Krafttraining.

Von August bis Ende November wird das Training spezifischer. Wir machen ein Komplextraining, das heißt, eine Kombination aus einem Lauf- und Schießtraining auf Skirollern. Ab Dezember beginnt dann die Wettkampfsaison.

Passt du das Training an den einzelnen Sportler an?

Ja, auf alle Fälle. Vor allem im Profibereich ist das absolut wichtig. Es bedarf zwar eines höheren Aufwands von der Trainingsplanung bis zur Durchführung, aber es ist zielführend. Wir haben Sportler in der Mannschaft, die sind gerade 17/18 Jahre alt und andere, die sind schon Ende 20 oder Anfang 30. Die können nicht alle gleich trainieren.

Empfindest du diese Verschiedenheit in einer Trainingsgruppe als Nachteil?

Nein. Ich denke sogar, dass das ein Vorteil ist. Die Jungen lernen viel von den Alten und die Alten merken, dass die Jungen nachdrücken und sie nicht locker lassen dürfen. Die Mannschaft als Ganzes profitiert davon.

Sind die Trainingsgruppen in den Leistungszentren auch so inhomogen?

Nein. Die Trainingsgruppen sind dort deutlich getrennt. Das ist möglich, da es dort viel mehr hauptamtliche Trainer gibt. Bei uns würde das gar nicht gehen – ich bin ja fast allein (lacht). Aber wie gesagt, ich empfinde es gar nicht unbedingt als Nachteil.

Wie häufig trainiert Ihr Kraft?

Von insgesamt acht bis zehn Trainingseinheiten bei den Profis finden während der Saisonvorbereitung zwei bis drei im Kraftraum statt. Bei den Jugendlichen sind es zwei von etwa sechs Trainingseinheiten und bei den Kindern ist es nur eine Einheit.

Worin unterscheidet sich das Krafttraining in den verschiedenen Altersstufen?

Bei den Kindern trainieren wir ausschließlich mit dem eigenen Körpergewicht. Meiner Meinung nach ist das ausreichend, da braucht es noch keine Gewichte. Das ändert sich natürlich, je älter die Sportler werden. Trotzdem sind wir vorsichtig, um keine gesundheitlichen Schäden zu provozieren.

Nach welchen Kriterien entscheidest du, ab wann sich das Training von einem spielerischen kindlichen Training zu einem leistungsorientierteren jugendlichen Training verändert?

Neben dem Alter lasse ich die Ziele und die Trainingserfahrung der Sportler in den Entscheidungsprozess einfließen. Ich berücksichtige beispielsweise die Dauer und was schon trainiert wurde.

Magdalena sagte, dass sie aufgrund ihrer starken Leistungen bereits als 13-Jährige mit den 15-/16-Jährigen trainierte. Wie kann man in einem solchen Fall die optimale Belastungsdosierung finden, um eine körperliche, aber auch mentale Überforderung zu vermeiden?

Das ist sicherlich eine große Herausforderung. Gerade extrem motivierte Sportler müssen immer wieder gebremst werden. Die Erfahrung und Fähigkeit des Trainers, seine Sportler einzuschätzen, spielen hierfür sicherlich eine wichtige Rolle. Der Sportler muss aber auch das Vertrauen zum Trainer haben, um über dessen Befinden ehrlich zu sprechen – dann klappt sowas.

Wie stehst du einer frühen Spezialisierung auf eine bestimmte Sportart von Kindern und Jugendlichen gegenüber?

Prinzipiell bin ich für eine möglichst vielseitige sportliche Ausbildung. Wenn man in einem Sport jedoch weiterkommen möchte, dann muss man sich ab dem Alter von 15/16 Jahren jedoch auf diesen einen konzentrieren. Es ist zeitlich kaum möglich, mehr zu machen.

Du bist als Trainer mit hohem Fachwissen aber auch mit starkem Einfühlungsvermögen gegenüber deinen Sportlern bekannt. Ist Letzteres der Schlüssel zum Erfolg?

Ja, ich glaube schon, dass das Trainer-Sportler-Verhältnis über den Erfolg mitentscheidet.

Wie würdest du dein Verhältnis zu deinen Sportlern beschreiben?

Ich denke, dass ich mit allen meinen Sportlern ganz gut kann. Im Training geht es manchmal auch um private Sachen. Wahrscheinlich sehen sie mich in diesen Momenten nicht nur als Trainer, sondern auch als Freund oder vielleicht sogar als Berater. Ich bin ja schon ein bisschen älter und in gewissen Dingen etwas erfahrener als sie. Meine Sportler wissen, dass sie jederzeit mit allem zu mir kommen können – auch mit Themen außerhalb des Sports.

Handhabst du das mit Sportlern in jedem Alter so?

Prinzipiell schon.

Magdalena meinte, dass du als Trainer sehr viel individueller auf sie eingegangen bist als es andere getan haben. Was glaubst du, was sie damit meinte?

Magdalena hatte schon immer ein gutes Körpergefühl. Daher habe ich als Trainer ihre Einschätzungen immer sehr ernst genommen und bin darauf eingegangen. Es kam vor, dass ich meine Trainingsplanung kurzfristig geändert habe, wenn sie meinte, es geht heute nicht so gut. Ich muss zugeben, das ist mir nicht immer leichtgefallen, aber manchmal ist eben weniger mehr. Wir haben uns gegenseitig vertraut.

Wie schaffst du es, beim Umgang mit deinen Sportlern die richtigen Worte zu finden. Ist das dein Naturell oder hast du dir das erarbeitet?

Beides. Ich habe einerseits Kommunikation mit Sportlern gelernt, aber anderseits habe ich gewisse Fähigkeiten schon gehabt. Vielleicht ist es die Kombination, die mir hier hilft.

Magdalena löste sich in ihrem letzten Jahr als Profi von der Nationalmannschaft und trainierte nur noch mit dir. Daraus entstand ihr erfolgreichstes Jahr. Was genau habt Ihr anders gemacht?

Inhaltlich haben wir gar nicht so viel anders gemacht. Wir haben hier vor Ort in der Trainingsgruppe trainiert. Mit dieser hat sie sich sehr gut verstanden. Das war eine ganz gemischte Gruppe – vor allem auch mit Männern. Das war Magdalena schon immer wichtig, denn an ihnen hat sie ihre Leistung gemessen.

Habt Ihr ausschließlich in und um Mittenwald trainiert?

Nein. Die spezielle Vorbereitung haben wir dort gemacht, wo es ihr gut gefällt – in Obertilliach/Osttirol. Dort hatten wir mit dem Gasthof Unterwöger ein Quartier, in dem wir uns sehr wohl fühlten. Das hat die harte Trainingsarbeit etwas erleichtert und ich denke, das hat sie in ihrem letzten Jahr als Profi nochmal richtig genossen.

Sie mochte es eben nicht so sehr, wie in den Jahren zuvor, im nördlichen Skandinavien zu trainieren, wo es täglich nur zwei Stunden Tageslicht gibt. Das war sicherlich auch ein Grund, weshalb sie die Lehrgangsmaßnahmen mit der Nationalmannschaft nicht mehr besuchte.

Hätte das gleiche Training, das du mit Magdalena gemacht hast, auch mit einem anderen Sportler erfolgreich sein können?

Das Training war sehr auf sie angepasst. Von daher glaube ich nicht, dass es für jeden anderen auch gepasst hätte. Ich denke, ich hatte immer ein ganz gutes Gefühl für das, was Magdalena braucht. Sie selbst hatte aber natürlich auch Erfahrungen – jedes Jahr mehr. Und so haben wir es zusammen ganz gut hinbekommen.

War es nur das Training, das die Saison so erfolgreich werden ließ?

Ich glaube, sie war in diesem Jahr nicht nur zu 100 %, sondern zu 110 % motiviert. Gerade weil sie wusste, dass es ihre letzte Saison als Biathletin sein wird. Ich denke, sie wollte aber auch zeigen, dass die Saisonvorbereitung auch nur mit uns beiden funktioniert.

Was muss ein Kind mitbringen, um im Leistungssport bestehen zu können?

Erstmal braucht es das Talent für die Sportart – aber natürlich auch den Willen, sich zu quälen und auf vieles zu verzichten. Das andere sind die körperlichen und organischen Voraussetzungen. Talent allein reicht nicht.

Du bist seit circa 20 Jahren als Trainer tätig. Haben sich die Kinder- und Jugendlichen über die Jahre verändert?

Ja, das konnte ich schon beobachten. Folgendes Beispiel habe ich bereits mehrfach erzählt. Als Magdalena so 13/14 war und Martina im Weltcup gelaufen ist, da träumte Magdalena im Training mit ihrer Freundin. Sie sagte damals, sie möchte einmal so gut werden, dass sie so einen coolen Audi fahren kann wie Martina und zudem möchte sie Weltmeisterin und Olympiasiegerin werden. Das waren ihre Ziele.

Hingegen ging es an einem Abend vor fünf oder sechs Jahren im Rahmen eines Trainingswochenendes ebenso um die Ziele der jungen Sportler. Da kamen allerdings Antworten wie: guter Schul- oder Hochschulabschluss, viel Geld verdienen usw. Aber keines der 15 Kinder sagte, dass es Weltmeister oder Olympiasieger werden möchte. Erst auf Nachfrage kamen die sportlichen Ziele. Die waren dann aber eher so formuliert: „Ach so, sportlich, naja, vielleicht mal einen Weltcup bestreiten".

Bitte versteh mich nicht falsch. Diese genannten Ziele sind absolut gut. Zu Magdalenas Zeiten wären solche Antworten im Rahmen des Trainings aber nie gekommen. Der Fokus lag in diesem Moment voll und ganz auf dem Sport. Das hat sich gedreht.

Womit hängt das zusammen?

Der Stand und die Anerkennung von Spitzensportlern sind meiner Meinung nach geringer geworden. Das Ansehen eines Leistungssportlers bei Erfolg ist glaube ich nicht mehr so, wie es einmal war. Und das merken bereits die jungen Sportler.

Welchen Tipp hast du für Trainer, die mit Kindern und Jugendlichen arbeiten?

Aus meiner Sicht ist das Wichtigste, das Training so zu gestalten, dass die Kinder Spaß haben. Sie sollen ja immer wieder gern zum Training kommen. Zudem finde ich eine vielseitige sportliche Ausbildung enorm wichtig.

Darüber hinaus sollten Trainer versuchen, die Kinder zu verstehen. Ich denke, nicht jeder, der mal jammert, ist gleich ein Drückeberger. Immer häufiger kommt es vor, dass es beispielsweise familiäre Probleme gibt und vielleicht ist das dann der Grund, weshalb das Kind im Moment beim Training nicht bei der Sache ist. Und wenn es gelingt, darauf einzugehen, dann kann man dem Kind vielleicht etwas mitgeben, sodass es mit fröhlicherer Stimmung vom Training nach Hause geht. Das ist der soziale Aspekt des Trainings.

Bernhard, vielen Dank, dass du mir Einblicke in dein Training mit den besten Biathletinnen der Welt gewährt hast.

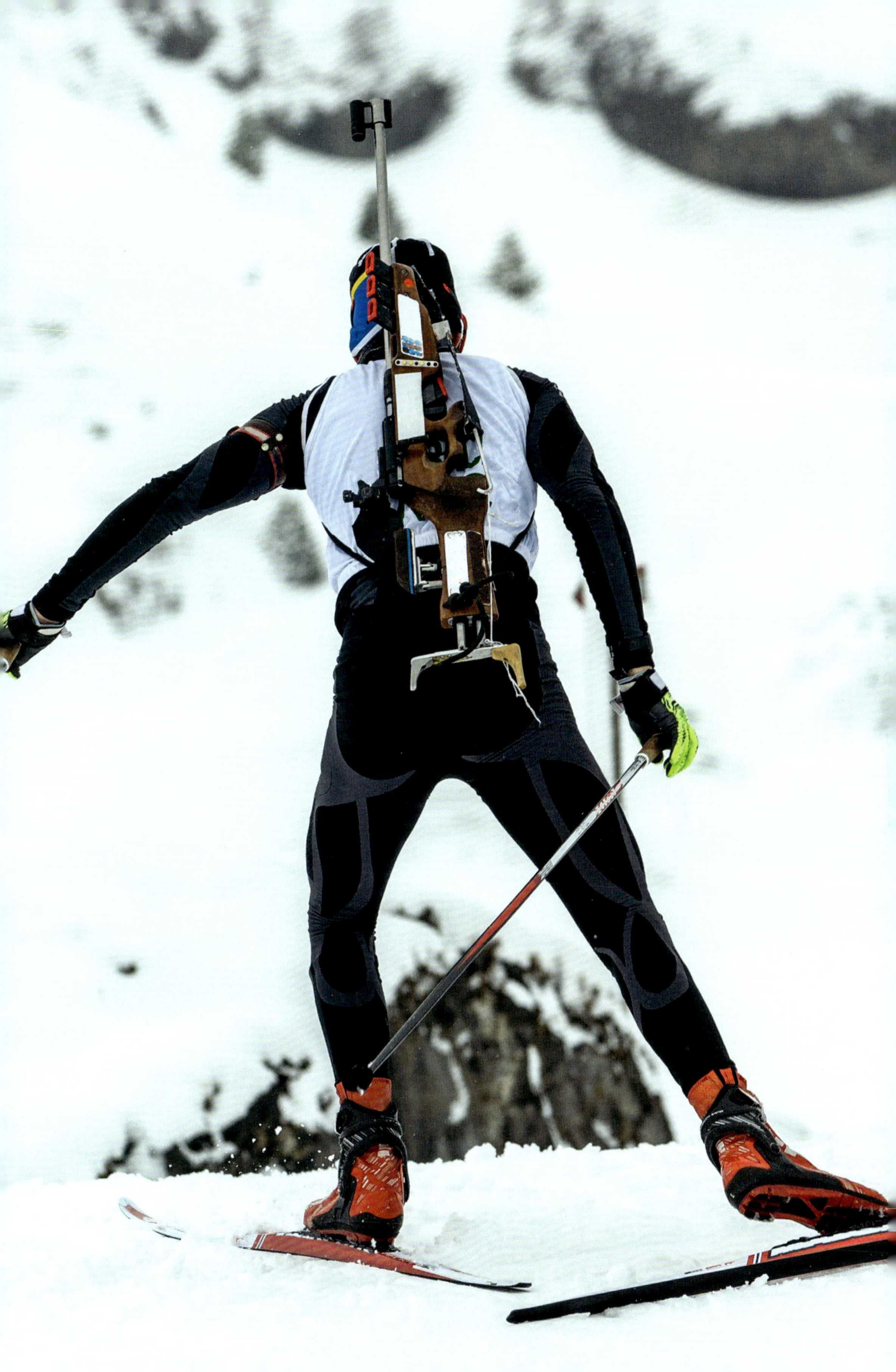

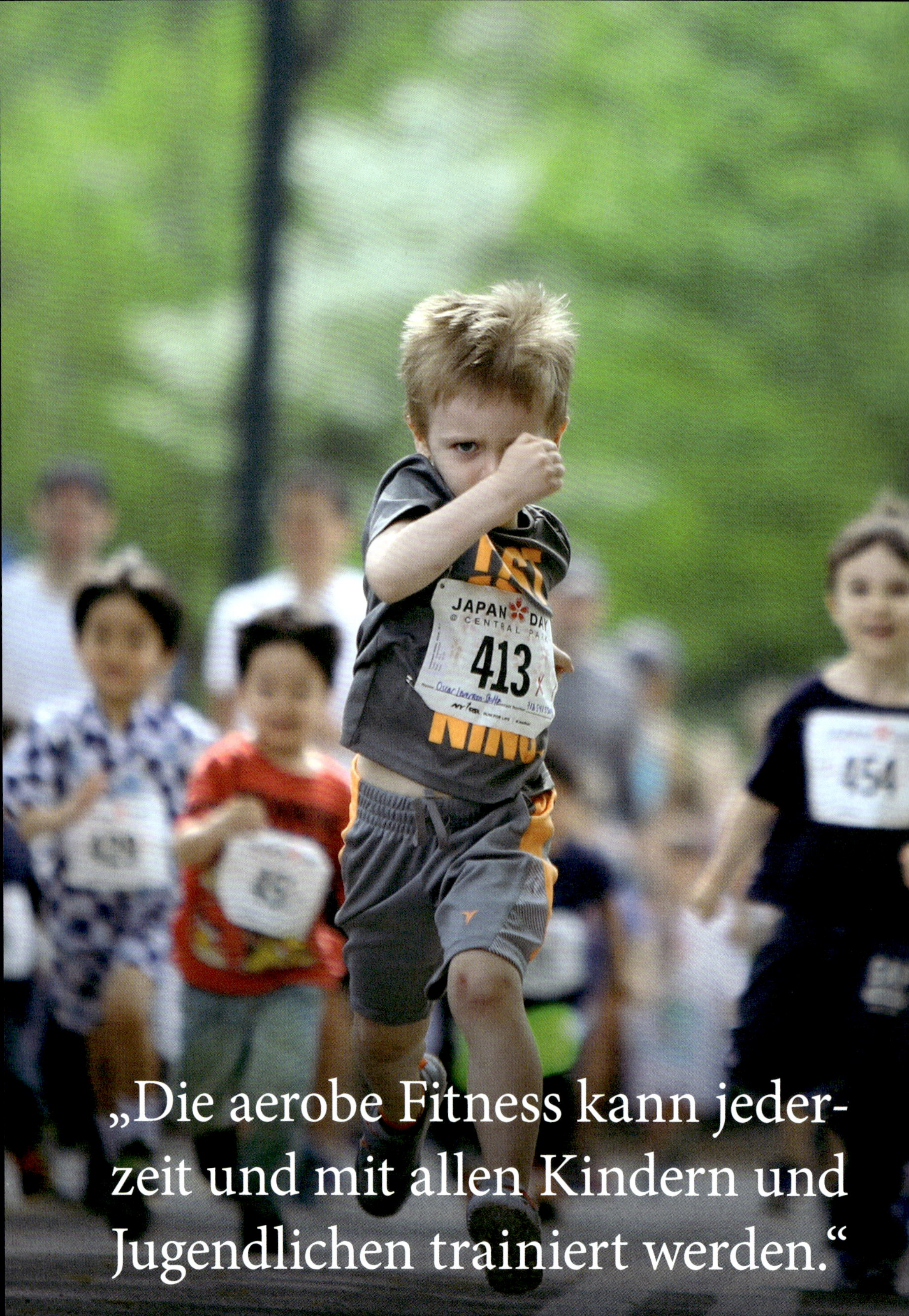

„Die aerobe Fitness kann jederzeit und mit allen Kindern und Jugendlichen trainiert werden.“

8. Ausdauer

8.1	Aerobe Fitness	185
8.2	Moderate-Intensity Continuous Training	195
8.3	High-Intensity Interval Training	197
8.4	Small-Sided Games	204
8.5	Training der geistigen Leistungsfähigkeit	208

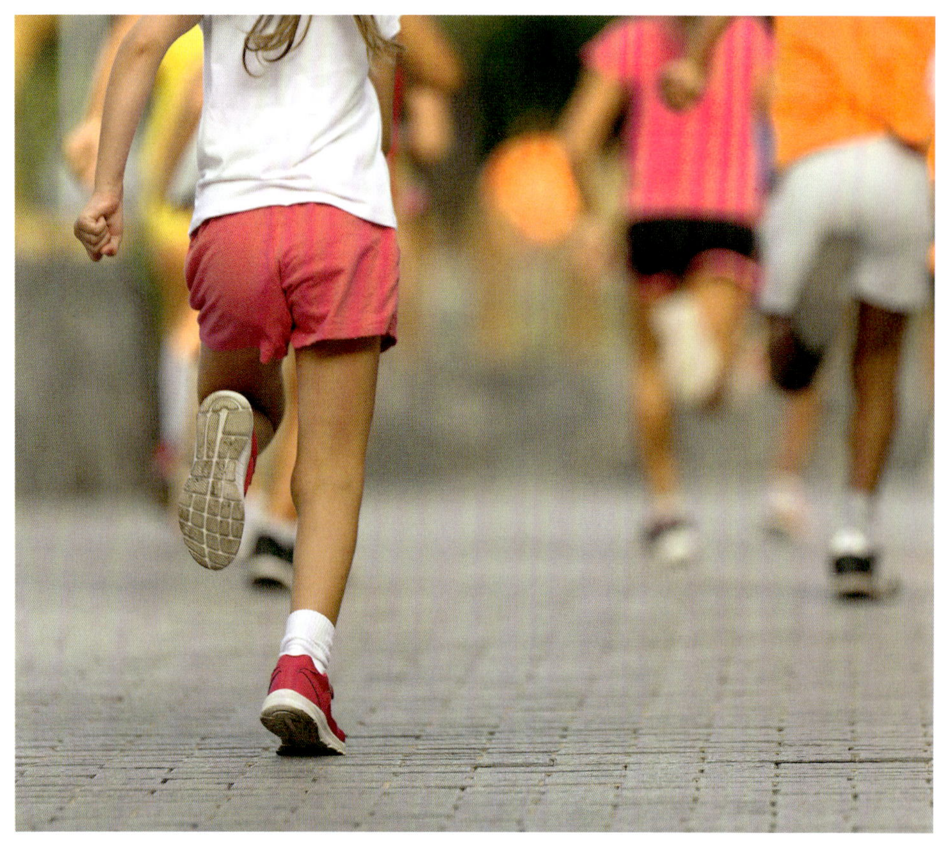

„Je mehr Kinder und Jugendliche körperlich aktiv sind, desto besser ist in der Regel deren aerobe Fitness."

Wissenswertes vorab

- Ein Ausdauertraining hat eine hohe gesundheitsfördernde Wirkung und dient der Leistungssteigerung im Sport.
- Verschiedene Methoden des Ausdauertrainings führen zu ähnlichen Verbesserungen.
- Kinder und Jugendliche müssen mit einer höheren Intensität trainieren als Erwachsene.

8.1 AEROBE FITNESS

Ein Ausdauertraining ist ein strukturiertes Trainingsprogramm, das mit einer bestimmten Häufigkeit, Dauer und Intensität durchgeführt wird, um in erster Linie die aerobe Fitness zu verbessern [321]. Für diese ist ein optimales Zusammenwirken des Atemsystems, Herz-/Kreislaufsystems, des Stoffwechsels und des neuromuskulären Systems erforderlich [349, 381]. Die aerobe Fitness ist definiert als die Fähigkeit, über die Atmung ausreichend Sauerstoff zur Muskulatur zu befördern und diesen dort zur Energiegewinnung bei körperliche Aktivität zu nutzen [320, 321, 323, 324]. Je höher der Umfang an körperlicher Aktivität bei Kindern und Jugendlichen ist, desto besser ist in der Regel deren aerobe Fitness ausgeprägt [358]. Eine geringe aerobe Fitness zeigen sie hingegen, wenn sie in ihrer Freizeit wenig körperlich aktiv sind und viel Zeit vor Bildschirmen, also vor dem Smartphone, Tablet, Computer oder Fernseher verbringen [317].

Die aerobe Fitness steht in einem engen Zusammenhang mit dem Umfang an körperlicher Aktivität.

Ein niedriges aerobes Leistungsniveau hat nur einen Vorteil: Schon mit einem geringen zeitlichen Trainingsaufwand lassen sich deutliche Verbesserungen erzielen. Logan und seine Kollegen zeigten, dass bereits ein zweiminütiges „High-Intensity Intervall Training" (HIIT) an zwei Tagen pro Woche, über einen Zeitraum von acht Wochen, zur Steigerung der aeroben Fitness führt. Begleitend ließen sie ihre Probanden einmal pro Woche ein Krafttraining durchführen. Darüber hinaus erkannten sie Verbesserungen gesundheitsrelevanter Parameter, wie dem Fettanteil des Körpers und der inneren Organe sowie dem Verhältnis zwischen Körpergröße und Taillenumfang [362].

Aerobe Fitness und die körperliche Gesundheit

Die aerobe Fitness ist einer der bedeutendsten Marker für die Gesundheit und Leistungsfähigkeit im Sport [325, 331, 349, 377]. Zeigen Kinder und Jugendliche ein gutes

Level, steht dies in Verbindung mit einer hohen Herz-Kreislauf-Gesundheit – auch in ihrem späteren Erwachsenenalter [376]. Weisen sie hingegen ein niedriges Level auf, so sind sie meist auch als Erwachsene wenig aktiv und zeigen Einschränkungen in ihrer Lebensqualität sowie Risikofaktoren für Herz-/Kreislauf- und Stoffwechselerkrankungen [367, 376].

> Das Level der aeroben Fitness bei Kindern lässt einen Rückschluss auf das Level in ihrem Erwachsenenalter zu.

Aerobe Fitness und das Gehirn

Eine gute aerobe Fitness hat darüber hinaus eine positive Auswirkung auf die Plastizität des Gehirns und dessen Funktion – gerade bei Kindern. Fittere Kinder zeigen gegenüber unfitteren ein größeres Volumen der Basalganglien und des Hippocampus. Dies sind Teile des Gehirns, die bedeutend für die Lösung von kognitiven Aufgaben und das Gedächtnis sind. Dadurch erreichen fittere Kinder oftmals bessere schulische Leistungen und sie können alltägliche Situationen leichter meistern. Auch auf ihr Verhalten und psychisches Wohlempfinden sowie ihre psychosoziale Kompetenz und Aufmerksamkeit wirkt sich eine gute aerobe Fitness vorteilhaft aus. Bezüglich letzterem sind kurzfristige Verbesserungen schon nach einer einzelnen Trainingseinheit erkennbar. Die aktuelle aerobe Fitness ist darüber hinaus ein Prädikator, um die künftige kognitive Leistungsfähigkeit abzuschätzen [333, 334, 347, 354, 358, 369, 378].

> Eine gute aerobe Fitness geht oftmals mit besseren schulischen Leistungen einher.

Maximale Sauerstoffaufnahme

Die maximale Sauerstoffaufnahme (VO2max) gilt als beste Messgröße zur Bestimmung der aeroben Fitness bei Kindern und Jugendlichen [340, 320, 318, 325]. Die meisten wissenschaftlichen Arbeiten nutzen sie, um die Wirkung eines Ausdauertrainings nachzuweisen [321]. Die VO2max zeigt an, wie viel Milliliter Sauerstoff der Körper bei einer Ausbelastung maximal pro Minute verwerten kann. Die Angabe erfolgt in Milliliter Sauerstoff pro Minute (ml O2/min). Für eine bessere Vergleichbarkeit verschiedener Menschen mit einer unterschiedlichen Körpermasse wird daraus häufig die relative VO2max (ml O2/kg/min) berechnet. Sie setzt die Leistungsfähigkeit in Relation zum Körpergewicht. Da die aerobe Fitness in einem engen Zusammenhang mit der körperlichen Aktivität von Kindern und Jugendlichen steht, zeigen in diesem Bereich gut Trainierte eine höhere VO2max als Untrainierte [320, 322]. Dies ist in erster Linie auf ihr größeres Schlagvolumen des Herzens zurückzuführen [321]. Ob unterschiedliche Intensitäten des Ausdauertrainings die VO2max auf verschiedene Weise beeinflussen, ist nicht gänzlich geklärt [340].

Kinder mit einer guten aeroben Fitness weisen eine hohe maximale Sauerstoffaufnahme auf.

Entwicklungsbedingte Veränderungen

Die VO2max nimmt mit dem Alter und der körperlichen Entwicklung nahezu linear zu und zwar um 200 Milliliter pro Minute und Jahr. Dies gilt bis zum Eintritt der Pubertät. Zwischen den Geschlechtern besteht dabei kaum ein Unterschied, wenn auch Mädchen eine etwas größere Variabilität aufweisen. Der präpubertäre geschlechtsspezifische Unterschied beträgt rund zehn Prozent.

Zu Beginn der Pubertät kommt es dann zu einem steilen Anstieg. Bei Mädchen ist dies um das zwölfte, bei Jungen zwischen dem 13. und 15. Lebensjahr. Während bei Jungen dieser Anstieg bis zum 16. Lebensjahr fortführend ist, kommt es bei Mädchen bereits um das 14. Lebensjahr zu einer Abflachung. Dies führt dazu, dass die VO2max bei Jungen zwischen acht und 16 Jahren um 150, bei Mädchen hingegen nur um 80 Prozent zunimmt. Somit beträgt der Unterschied zwischen den Geschlechtern im Alter von 16 Jahren 35 Prozent. Dafür ist in erster Linie die stärkere Zunahme der Herz- und Lungengröße, der Muskulatur sowie des Blutvolumens bei Jungen verantwortlich. Aber auch die verstärkte Aktivierung zellulärer aerober Enzyme und die Zunahme von zirkulierenden Hormonen wie Testosteron tragen dazu bei [320, 321, 346, 349].

Vor der Pubertät entwickelt sich die maximale Sauerstoffaufnahme bei Jungen und Mädchen ähnlich. Ein länger anhaltender Anstieg bei Jungen ab der Pubertät führt dazu, dass sie eine höhere aerobe Leistungsfähigkeit erlangen.

Da jedoch auch das Körpergewicht mit der Pubertät stark zunimmt, bleibt die relative VO2max bei Jungen nahezu unverändert (etwa 48-50 ml/kg/min). Bei Mädchen reduziert sie sich hingegen von rund 45 auf 35 ml/min/kg [320, 321].

Trainierbarkeit

Entgegen den Ergebnissen älterer Untersuchungen kann heute sicher gesagt werden, dass die aerobe Fitness jederzeit und mit allen Kindern und Jugendlichen trainierbar ist. Beispielsweise erhöht ein zwölfwöchiges Ausdauertraining, mit drei bis vier Trainingseinheiten pro Woche und einer Intensität von mindestens 80 Prozent der maximalen Herzfrequenz (HFmax), die VO2max um acht bis zwölf Prozent – unabhängig vom Alter, der biologischen Entwicklung und dem Geschlecht. Bei Untrainierten kommt es sogar zu einer schnelleren und deutlicheren Zunahme [321, 326, 364].

Voraussetzung für die Steigerung der VO2max ist jedoch die Intensität des Trainings. Diese muss bei Kindern und Jugendlichen höher liegen als bei Erwachsenen. In den Studien, in denen keine positiven Veränderungen erkannt wurden, wurde in der Regel mit einer zu niedrigen Intensität trainiert [321].

> Die Intensität eines Ausdauertrainings muss bei Kindern und Jugendlichen höher sein als bei Erwachsenen.

Ausdauertrainierte jugendliche Jungen können eine VO2max von mehr als 60, Mädchen von mehr als 50 ml/kg/min erreichen. Diese Werte, verglichen mit denen von Untrainierten, werden durch morphologische und funktionelle Anpassungen erzielt. Zu den morphologischen gehört beispielsweise die Zunahme der Herzgröße und zu den funktionellen die Steigerung des Herzschlagvolumens [321, 323].

Testung der aeroben Fitness

Zur Beurteilung der aeroben Fitness wird die Messung der VO2max als Goldstandard angesehen [331]. Die exakte Testung erfolgt in der Sportwissenschaft über einen Ausbelastungstest auf einem Laufband oder Ergometer in Verbindung mit einer Atemgasanalyse. Ein solches Equipment steht nicht jedem zur Verfügung und ist zudem recht kostspielig. Daher haben sich zusätzlich Testmöglichkeiten etabliert, die mit einem geringen Equipment, nahezu überall und einfach durchgeführt werden können. Einer der bekanntesten Tests ist der 20-Meter-Shuttle-Run-Test. Anhand dessen Testergebnisses und weiterer Parameter wird die VO2max berechnet. Auch wenn die Labortestung etwas genauer ist, kann die berechnete VO2max, unabhängig vom Geschlecht und der aktuellen Ausdauerleistungsfähigkeit, als verlässliche Orientierungsgröße betrachtet werden [366, 381].

20-Meter-Shuttle-Run-Test

Der 20-Meter-Shuttle-Run-Test erfordert kaum Equipment und ist in einer geringen Zeit durchführbar. Bei Bedarf können sogar mehrere Kinder und Jugendliche gleichzeitig getestet werden. Eine hohe Motivationsbereitschaft ist jedoch die Voraussetzung für verlässliche Testergebnisse.

Testdurchführung

Verschiedene Modifikationen sind seit der Erstbeschreibung des Tests im Jahr 1982 entstanden [359]. Nachfolgend sind die Testparameter beschrieben, wie sie zuerst von Léger und seinen Kollegen bei Kindern und Jugendlichen verwendet wurden [360]. Diese haben eine gute Aussagekraft für die Bestimmung der VO2max [366].

Erforderliche Materialien:

- 20-Meter-Maßband
- 2-8 Markierungsteller (abhängig davon, wie viele Kinder und Jugendliche gleichzeitig getestet werden)
- Abspielgerät und Audiosignal (CD, MP3, App), welches das Lauftempo beim Test vorgibt

Zunächst wird eine Strecke von 20 Metern abgemessen und mit Markierungstellern begrenzt. Anschließend stellen sich die Kinder und Jugendlichen an der Startlinie auf (Abbildung 101). Wenn der Test zum ersten Mal durchgeführt wird, können zunächst zwei bis drei Bahnen mit dem Audiosignal gelaufen werden, um ein Gefühl für das Starttempo zu bekommen. Es ist jedoch empfehlenswert, den Test zum Kennenlernen zunächst in einer Trainingseinheit als Trainingsmaßnahme durchzuführen. Dabei muss nicht zwingend bis zur maximalen Ausbelastung durchgehalten werden.

Wenn das Audiosignal zum ersten Mal ertönt, laufen die Kinder und Jugendlichen los. In der ersten Stufe beträgt die Laufgeschwindigkeit 8,5 km/h. Sie laufen bis zu den vor ihnen liegenden Markierungstellern und müssen die Verbindungslinie beim Signalton berühren, ehe sie den Richtungswechsel einleiten. Nun laufen sie bis zur Startlinie zurück und müssen erneut beim Signalton dort ankommen und den Richtungswechsel einleiten. Dies wird kontinuierlich wiederholt. Nach einer Minute erfolgt der Wechsel in Stufe zwei, in der das Tempo 0,5 km/h höher ist. Das bedeutet, von Stufe zu Stufe sind die zeitlichen Abstände zwischen den Signaltönen kürzer. Erreicht ein Kind oder ein Jugendlicher die Markierungslinie vor dem Signalton, muss bis zum Weiterlaufen so lange gewartet werden, bis dieser ertönt. Wird hingegen die Markierungslinie zweimal hintereinander nicht rechtzeitig erreicht, dann ist der Test für die jeweilige Person zu Ende.

Der Testleiter notiert die letzte vollständig gelaufene Stufe und berechnet mittels einer Formel die individuelle VO2max. Alternativ kann die VO2max in einer Tabelle nachgeschlagen werden.

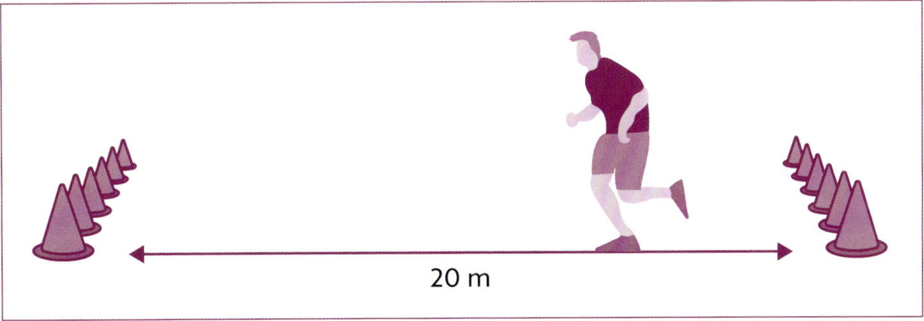

Abbildung 101: Aufbau des 20-Meter-Shuttle-Run-Tests

Berechnung der maximalen Sauerstoffaufnahme

Seit der ersten Beschreibung des 20-Meter-Shuttle-Run-Tests sind viele Formeln entstanden, um die VO2max zu berechnen. Die Formel nach Léger und seinen Kollegen ist die ursprüngliche und am häufigsten verwendete bei Kindern und Jugendlichen. Die Formel nach Matsuzaka und den Kollegen bezieht zusätzliche Parameter für die Berechnung mit ein, wodurch sie etwas genauer wird. Die Korrelation bei der Formel nach Léger und Kollegen beträgt 0,54 - 0,90. Bei der Formel nach Matsuzaka und Kollegen ist sie 0,72 - 0,90 [360, 365, 367, 381]. Das bedeutet, je näher die Zahl an der eins liegt, desto mehr stimmt die berechnete VO2max mit der tatsächlichen VO2max überein.

Formel nach Léger und Kollegen

Bei der Formel nach Léger und Kollegen werden zur Berechnung der VO2max die Variablen „maximale Shuttle-Run-Geschwindigkeit" und „Alter" verwendet [360].

Formel nach Léger und Kollegen

VO2max (ml/min/kg) = 31,025 + (3,238 x G) – (3,248 x A) + (0,1536 x G x A)

G = maximale Shuttle-Run-Geschwindigkeit

A = auf das volle Jahr abgerundetes Alter

Formel nach Matsuzaka und Kollegen

Bei der Formel nach Matsuzaka und Kollegen werden neben der „maximalen Shuttle-Run-Geschwindigkeit" und dem Alter auch die Variablen Geschlecht und Body-Maß-Index (BMI) zur Berechnung der VO2max herangezogen [365].

Formel nach Matsuzaka und Kollegen

VO2max (ml/min/kg) =
25,9 – (2,21 x Geschlecht) – (0,449 x A) – (0,831 x BMI) + (4,12 x G)

Geschlecht: Jungen = 0; Mädchen = 1

A = auf das volle Jahr abgerundetes Alter

BMI = Körpergewicht (kg): (Körpergröße (m))^2

G = maximale Shuttle-Run-Geschwindigkeit

Stufe (min.)	Max. Shuttle-Run-Geschwindigkeit (km/h)	Berechnete VO2max (ml/min/kg)												
		Alter												
		6	7	8	9	10	11	12	13	14	15	16	17	18
1	8,5	46.9	45.0	43.0	41.1	39.1	37.2	35.2	33.3	31.4	29.4	27.5	25.5	23.6
2	9,0	49.0	47.1	45.2	43.4	41.5	39.6	37.8	35.9	34.1	32.2	30.3	28.5	26.6
3	9,5	51.1	49.3	47.5	45.7	43.9	42.1	40.3	38.5	36.7	35.0	33.2	31.4	29.6
4	10,0	53.1	51.4	49.7	48.0	46.3	44.6	42.9	41.2	39.4	37.7	36.0	34.3	32.6
5	10,5	55.2	53.6	51.9	50.3	48.7	47.0	45.4	43.8	42.1	40.5	38.9	37.2	35.6
6	11,0	57.3	55.7	54.2	52.6	51.1	49.5	47.9	46.4	44.8	43.3	41.7	40.2	38.6
7	11,5	59.4	57.9	56.4	54.9	53.4	52.0	50.5	49.0	47.5	46.0	44.6	43.1	41.6
8	12,0	61.5	60.1	58.6	57.2	55.8	54.4	53.0	51.6	50.2	48.8	47.4	46.0	44.6
9	12,5	63.5	62.2	60.9	59.6	58.2	56.9	55.6	54.2	52.9	51.6	50.3	48.9	47.6
10	13,0	65.6	64.4	63.1	61.9	60.6	59.4	58.1	56.9	55.6	54.4	53.1	51.9	50.6
11	13,5	67.7	66.5	65.3	64.2	63.0	61.8	60.6	59.5	58.3	57.1	56.0	54.8	53.6
12	14,0	69.8	68.7	67.6	66.5	65.4	64.3	63.2	62.1	61.0	59.9	58.8	57.7	56.6
13	14,5	71.9	70.8	69.8	68.8	67.8	66.8	65.7	64.7	63.7	62.7	61.6	60.6	59.6
14	15,0	73.9	73.0	72.0	71.1	70.2	69.2	68.3	67.3	66.4	65.4	64.5	63.6	62.6
15	15,5	76.0	75.1	74.3	73.4	72.5	71.7	70.8	69.9	69.1	68.2	67.3	66.5	65.6
16	16,0	78.1	77.3	76.5	75.7	74.9	74.1	73.4	72.6	71.8	71.0	70.2	69.4	68.6
17	16,5	80.2	79.5	78.7	78.0	77.3	76.6	75.9	75.2	74.5	73.8	73.0	72.3	71.6
18	17,0	82.3	81.6	81.0	80.3	79.7	79.1	78.4	77.8	77.2	76.5	75.9	75.3	74.6
19	17,5	84.3	83.8	83.2	82.7	82.1	81.5	81.0	80.4	79.9	79.3	78.7	78.2	77.6
20	18,0	86.4	85.9	85.4	85.0	84.5	84.0	83.5	83.0	82.5	82.1	81.6	81.1	80.6

Tabelle 22: VO2max, berechnet nach Léger et al. in Abhängigkeit von Geschwindigkeit und Alter

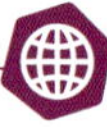

Auf der Webseite des Autors kann jeweils ein Excel-Sheet heruntergeladen werden, das die VO2max nach Léger und Kollegen sowie Matsuzuka und Kollegen berechnet. Dazu müssen nur die erforderlichen Variablen eingegeben werden. Bei der Testung von mehreren Kindern oder Jugendlichen lassen sich alle übersichtlich untereinander auflisten.

Webadresse: https://www.hpphysio.pro/20msrt/

Modifikation der Testdurchführung

Für jüngere oder weniger gut Ausdauertrainierte ist die Anfangsgeschwindigkeit des Tests gegebenenfalls zu hoch. Um verlässliche Ergebnisse zu erhalten, sollte er mindestens fünf Minuten dauern [368]. Dies wird jedoch oft nicht erreicht [332, 380]. Daher sind verschiedene Modifikationen entstanden, bei denen die Anfangsgeschwindigkeit beispielsweise nur 4 km/h beträgt [374].

Orientierungswerte

Tomkinson und seine Kollegen erhoben geschlechtsspezifische Leistungswerte von Neun- bis 17-jährigen Kindern und Jugendlichen aus weltweit 50 verschiedenen Ländern [380]. Dabei wurde erkenntlich, dass Jungen in jedem Alter eine bessere Ausdauerleistungsfähigkeit aufweisen als Mädchen. In den jüngeren Jahren war der Unterschied noch relativ gering. Mit zunehmendem Alter wurde dieser jedoch größer. Von neun bis 17 Jahren nahm bei Jungen die durchschnittliche Geschwindigkeit pro Jahr um 0,17 km/h zu. Der größte Anstieg erfolgte mit zwölf Jahren. Dort waren es 0,27 km/h. Hingegen nahm bei Mädchen die durchschnittliche Geschwindigkeit jährlich nur um 0,03 km/h zu. Ein deutlicher Anstieg war im Vergleich zu den Jungen nicht zu erkennen.

Tabelle 23 zeigt die durchschnittliche maximal erreichte Geschwindigkeit von Jungen und Mädchen in unterschiedlichem Alter, in der letzten vollständig absolvierten Stufe, auf der 10., 50. und 90. Perzentile.

Die Geschwindigkeiten auf der 50. Perzentile entsprechen der durchschnittlichen Geschwindigkeit aller getesteten Kinder und Jugendlichen. Die Geschwindigkeiten auf der 10. Perzentile bedeuten, dass zehn Prozent der Kinder und Jugendlichen langsamer waren, 90 Prozent jedoch schneller. Die Werte auf der 90. Perzentile zeigen hingegen, dass 90 Prozent langsamer waren und nur zehn Prozent schneller.

Alter	P10	P50	P90
Jungen			
9	8,94	10,03	11,13
10	8,95	10,13	11,31
11	8,97	10,25	11,53
12	9,05	10,47	11,89
13	9,18	10,73	12,29
14	9,32	10,96	12,61
15	9,42	11,13	12,84
16	9,51	11,27	13,03
17	9,60	11,41	13,23
Mädchen			
9	8,82	9,72	10,61
10	8,76	9,75	10,74
11	8,72	9,78	10,85
12	8,69	9,83	10,95
13	8,69	9,86	11,03
14	8,70	9,89	11,07
15	8,70	9,91	11,11
16	8,71	9,93	11,14
17	8,72	9,96	11,19

Tabelle 23: Maximal erreichte Geschwindigkeit in km/h (P10 = 10. Perzentile, P50 = 50. Perzentile, P90 = 90. Perzentile)

Abbildung 102 zeigt die in Tabelle 23 aufgeführten Werte grafisch aufbereitet bei Jungen und Abbildung 103 bei Mädchen.

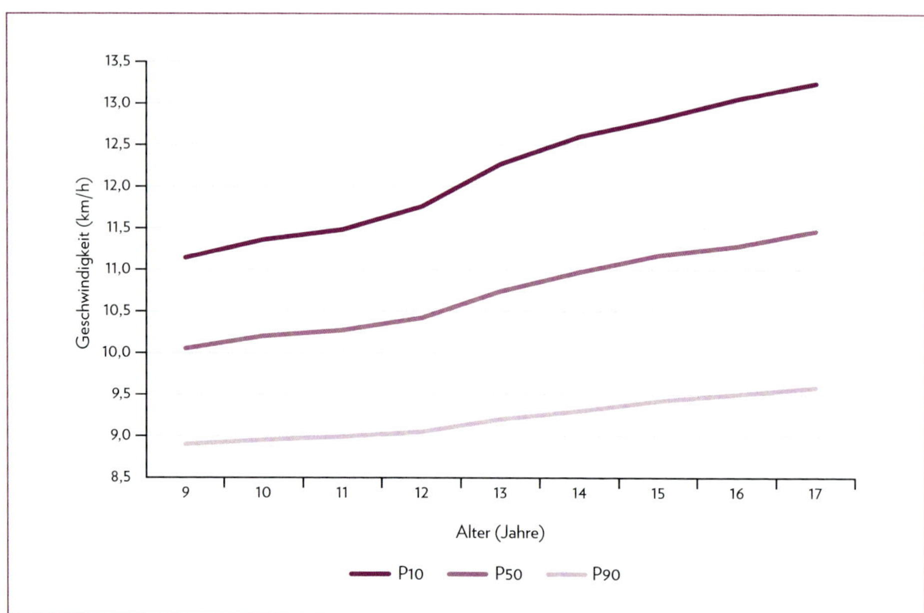

Abbildung 102: Grafisch dargestellte Werte von Jungen aus Tabelle 23

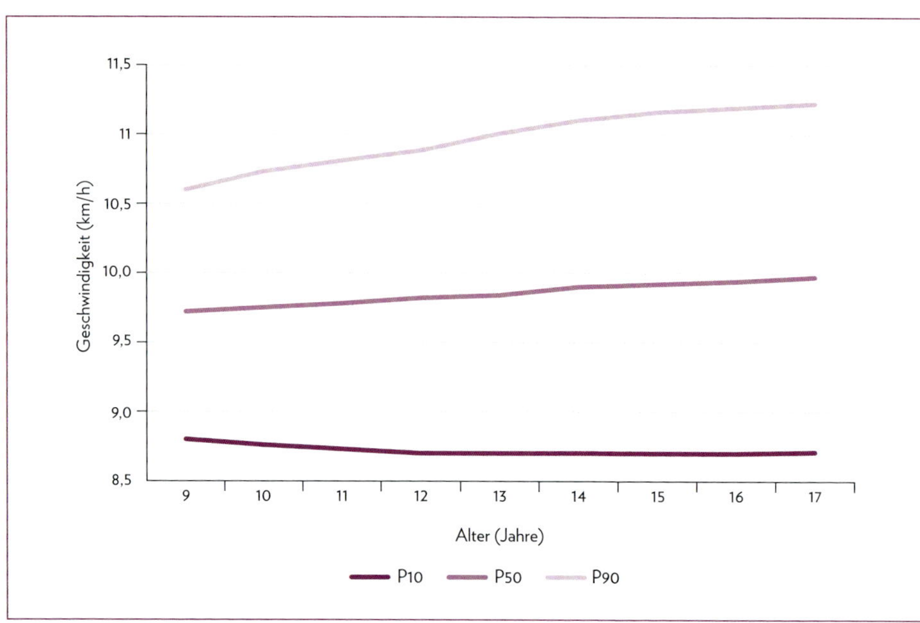

Abbildung 103: Grafisch dargestellte Werte von Mädchen aus Tabelle 23

Training der aeroben Fitness

Die aerobe Fitness ist mit unterschiedlichen Trainingsmethoden zu verbessern. Dazu zählen das „Moderate-Intensity Continuous Training“, „High-Intensity Interval Training“ und „Small-Sided Games“ [327, 349]. Das „Moderate-Intensity Continuous Training“ führt jedoch gerade in jungem Alter schnell zur Langeweile, weshalb die beiden anderen Methoden bei Kindern und Jugendlichen im Vorteil sein können. Aufgrund ihrer wechselhaften Belastungscharaktere sind sie oftmals ansprechender [327]. Nichtsdestotrotz können für eine Abwechslung im Training alle Methoden herangezogen werden.

8.2 MODERATE-INTENSITY CONTINUOUS TRAINING

Das „Moderate-Intensity Continuous Training“ (MICT) ist das altbekannte Ausdauertraining, bei dem mit mäßiger Intensität über eine längere Dauer trainiert wird. Alle Aktivitäten, bei denen das Herz-Kreislauf-System der limitierende Faktor ist, sind hierfür geeignet. Das können beispielsweise Laufen, Radfahren und Rudern sein. Bis heute ist nicht eindeutig bekannt, welche Trainingsdosierung die VO2max am besten steigert [324]. Bei Kindern und Jugendlichen ist jedenfalls, verglichen mit Erwachsenen, eine höhere Intensität erforderlich [323]. Die Dauer, Häufigkeit und der Zeitraum können der individuellen Situation angepasst werden.

Parameter

In Tabelle 24 sind Trainingsparameter aufgeführt, die als eine gute Möglichkeit zur Verbesserung der aeroben Fitness durch ein MICT angesehen werden. Daher wurden sie auch vom Internationalen Olympischen Komitee (IOC) in deren Konsenserklärung aufgenommen [320, 321, 372].

Intensität	85-90 % der maximalen Herzfrequenz
Dauer	40-60 Minuten pro Trainingseinheit
Häufigkeit	Mindestens drei- bis viermal pro Woche
Zeitraum	Mindestens zwölf Wochen

Tabelle 24: Trainingsparameter für ein „Moderate-Intensity Continuous Training“

Der Stufenlauf als Trainingsvariante

Da Kinder und Jugendliche für den klassischen Dauerlauf oft nur eine geringe Motivation aufbringen können, stellt bei ihnen für ein MICT der Stufenlauf eine gute Trainingsvariante dar (Abbildung 104). Dieser besteht aus drei Intensitätsstufen. Er hat zudem den Vorteil, dass Kinder und Jugendliche in unterschiedlichem Alter und mit unterschiedlichem Leistungslevel gemeinsam trainieren können. Trotzdem werden alle individuell belastet.

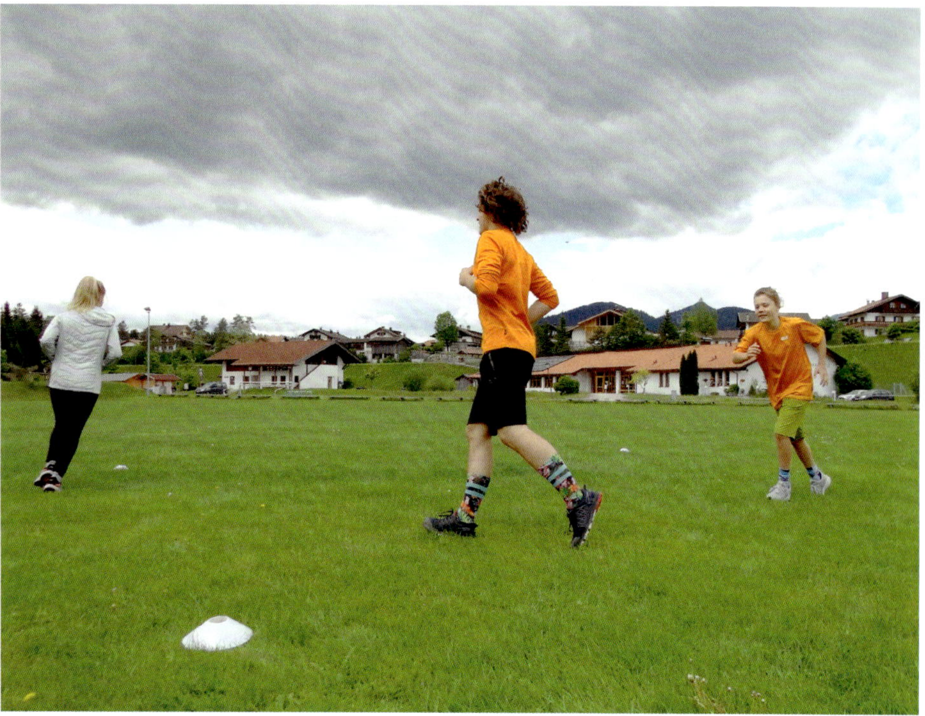

Abbildung 104: Stufenlauf mit Kindern und Jugendlichen in unterschiedlichem Alter

Abhängig von der Anzahl der Läufer wird ein Trainingsfeld abgesteckt, das groß genug ist, damit sich alle mit viel Platz darin bewegen können. Der Trainer steht außerhalb oder läuft innerhalb des Feldes mit. In unregelmäßigen Abständen ruft er laut „Stufe 1“, „Stufe 2“ oder „Stufe 3“ zu. In Stufe 1 laufen alle mit einer mäßigen Intensität, die über einen längeren Zeitraum gut durchgehalten werden kann. In Stufe 2 ist die Intensität deutlich höher, sodass die Atmung zunehmend schwerer fällt. In Stufe 3 ist die Intensität hingegen so hoch, dass das Tempo nur kurzfristig aufrechterhalten werden kann (vgl. Tabelle 25). Für das Ziel des MICT, hauptsächlich die aerobe Ausdauerleistungsfähigkeit zu verbessern, sollte die meiste Zeit des Trainings in Stufe 1 und 2 verbracht werden. Abhängig vom Leistungslevel der Kinder und Jugendlichen kann die Dauer der jeweiligen Stufen unterschiedlich lang sein. Stufe 3 sollte hingegen nur gelegentlich hinzugefügt werden.

Stufe	Stoffwechselbereich
Stufe 1	aerob
Stufe 2	aerob-anaerob
Stufe 3	anaerob

Tabelle 25: Angestrebter Stoffwechselbereich in den unterschiedlichen Stufen beim Stufenlauf

Anstatt des Zurufs kann der Trainer beispielsweise auch unterschiedliche Farben in die Höhe halten, die jeweils eine Stufe anzeigen. Des Weiteren kann ein Ball hinzugenommen werden, der mit der Hand oder dem Fuß gespielt werden muss. So lassen sich spielerische Elemente integrieren, welche die Motivation bei Kindern und Jugendlichen steigern. Die technischen Anforderungen sollten jedoch niedrig bleiben, sodass keine Unterbrechungen entstehen und alle Kinder und Jugendlichen stetig in Bewegung bleiben.

8.3 HIGH-INTENSITY INTERVAL TRAINING

Beim High-Intensity Interval Training (HIIT) wechseln sich kurze intensive Belastungsintervalle mit Pausen oder niedrig bis mäßig intensiven Erholungsintervallen ab. Die Dauer einer gesamten Trainingseinheit ist im Vergleich zu einem MICT deutlich kürzer, die Verbesserung der VO2max jedoch ähnlich oder sogar stärker [331, 336, 343, 361]. Das macht das HIIT zu einer sehr effizienten Trainingsmethode.

Weshalb das HIIT dem MICT in vielen Studien überlegen ist, konnte noch nicht vollständig geklärt werden [331]. Ein Grund könnte die damit verbundene stärkere Zunahme von Mitochondrien sein. Aber auch zentrale Anpassungen, wie ein höherer Anstieg des Herzschlagvolumens und des Blutvolumens durch ein HIIT, könnten dies beeinflussen.

Das HIIT wird bei Kindern und Jugendlichen häufig zur Steigerung der Ausdauer verwendet [357]. Darüber lassen sich sowohl die aerobe als auch die anaerobe Leistungsfähigkeit gleichzeitig erhöhen. Zudem kommt es zur deutlichen Verbesserung verschiedener gesundheitsrelevanter Parameter [329, 335, 336, 341-343, 362]. Die wechselhafte Belastungscharakteristik kommt Kindern und Jugendlichen geradezu gelegen. Verglichen mit der eines MICT entspricht sie mehr ihrem alltäglichen Bewegungsverhalten [318, 319]. Dadurch empfinden sie es häufig als natürlicher und spaßiger, was für die Entwicklung einer dauerhaften Motivation für ein Ausdauertraining bedeutend ist [361]. Zudem zeigen Kinder und Jugendliche eine höhere Ermüdungswiderstandsfähigkeit und schnellere Regeneration bei und nach einer solchen Belastung [342, 344, 375].

> Verglichen mit Erwachsenen zeigen Kinder und Jugendliche eine höhere Ermüdungswiderstandsfähigkeit und schnellere Regeneration bei bzw. nach einer intensiven Ausdauerbelastung.

Beispielsweise konnte eine Studie zeigen, dass Kinder nach einer maximalen anaeroben Ausbelastung nur zwei Minuten benötigen, um 96 Prozent ihrer ursprünglichen Leistung wieder zu erreichen. Erwachsene benötigen hingegen zehn Minuten, um auf 94 Prozent zu kommen. Nach nur einer Minute erlangen Kinder bereits 90, Erwachsene hingegen nur 71 Prozent [350].

> Kinder und Jugendliche können ihre absolute und auf das Körpergewicht bezogene Leistungsfähigkeit gegenüber Erwachsenen bei wiederholten hochintensiven Übungen besser aufrechterhalten. Die genauen biologischen Mechanismen hierfür sind bis dato nicht gänzlich geklärt. Vermutlich spielen eine Vielzahl von physiologischen, anatomischen und psychologischen Faktoren eine Rolle. Die Kombination aus einer geringeren Ermüdung während der Übung und schnelleren Regenerationsfähigkeit nach der Übung sind jedoch vermutlich zu einem großen Teil auf andere Muskeleigenschaften zurückzuführen.
>
> Kinder weisen eine geringere Muskelmasse auf, weshalb sie eine niedrigere absolute Leistung erbringen können. Sie zeigen verstärkt oxidative anstelle von glykolytischen Stoffwechselprozessen, was zu einer geringeren Ansammlung von leistungsmindernden Nebenprodukten führt. Des Weiteren können Kinder weniger gut Typ-II-Muskelfasern rekrutieren. Zusammen geht dies mit einem geringeren Ermüdungsempfinden aber auch mit einer tatsächlich geringeren Ermüdung einher.
>
> Weitere Faktoren sind beschrieben, welche die erhöhte Ermüdungsresistenz von Kindern bei sehr hohen Belastungen ebenfalls erklären können. Dies sind eine schnellere Kreatinphosphatresynthese, größere oxidative Kapazität, bessere Säure-Basenregulation, schnellere Rückkehr von kardiorespiratorischen Parametern in Richtung der Ausgangswerte sowie eine bessere Beseitigung von Stoffwechselendprodukten [375].

Parameter

Das HIIT ist nicht auf bestimmte Trainingsparameter festgelegt. In Studien zeigen unterschiedliche Trainingsprotokolle positive Resultate. Alle haben eines gemeinsam: Die Intensität ist immer hoch. Sie reicht von nahezu maximal bis maximal. In Tabelle 26 wird eine häufig verwendete Bandbreite der Trainingsparameter dargestellt. Die Dauer eines Belastungs- und Erholungsintervalls, die Dauer einer gesamten Trainingseinheit sowie die Belastungs-Erholungs-Ratio können in Abhängigkeit von individuellen Voraussetzungen und Zielen verändert werden. Letzteres wird beeinflusst durch die Dauer der einzelnen Intervalle und deren Anzahl [341, 342].

	Belastungsintervall	Erholungsintervall
Intensität	• 90 % HFmax • 90-100 % der max. Leistung („all-out")	• 50-70 % HFmax • passiv
Dauer eines Intervalls	Zehn Sekunden bis vier Minuten	Zehn Sekunden bis drei Minuten
Intervalle	3-40	
Dauer einer Trainingseinheit	4-60 Minuten	
Belastungs-Erholungs-Ratio	1:1 bis 1:3	
Häufigkeit	Zwei- bis dreimal pro Woche	
Zeitraum	Fünf bis zehn Wochen	

Tabelle 26: Trainingsparameter für ein „High-Intensity Interval Training"

Engel und seine Kollegen schlagen vor, Trainingsprotokolle in Abhängigkeit von deren Belastungs- und Erholungsdauer wie folgt einzuteilen [342]:

- **Protokoll mit kurzen Belastungs- und Erholungsintervallen (max. 15 Sekunden):** Beispiel: 15 Sekunden Belastung, 15 Sekunden passive Erholung, acht bis zehn Intervalle. Dauer der Trainingseinheit: vier bis fünf Minuten.
- **Protokoll mit mittleren Belastungs- und Erholungsintervallen (16-45 Sekunden):** Beispiel: 30 Sekunden Belastung, 30 Sekunden passive Erholung, 12-14 Intervalle. Dauer der Trainingseinheit: 12-14 Minuten.
- **Protokoll mit langen Belastungs- und Erholungsintervallen (46 Sekunden bis vier Minuten):** Beispiel: vier Minuten Belastung, vier Minuten aktive Erholung, vier bis sechs Intervalle. Dauer der Trainingseinheit: 32-48 Minuten.

Die kurzen Belastungsintervalle stellen aufgrund ihrer Dauer primär anaerob-alaktazide Belastungen, die mittleren anaerob-laktazide und die langen aerobe Belastungen dar. So können über die Veränderung der Trainingsparameter unterschiedliche Stoffwechselbereiche angesprochen und trainiert werden. Um eine Überlastung von Kindern und Jugendlichen zu vermeiden, sollte keine sprunghaft gesteigerte und dauerhaft hohe Belastung erfolgen [342].

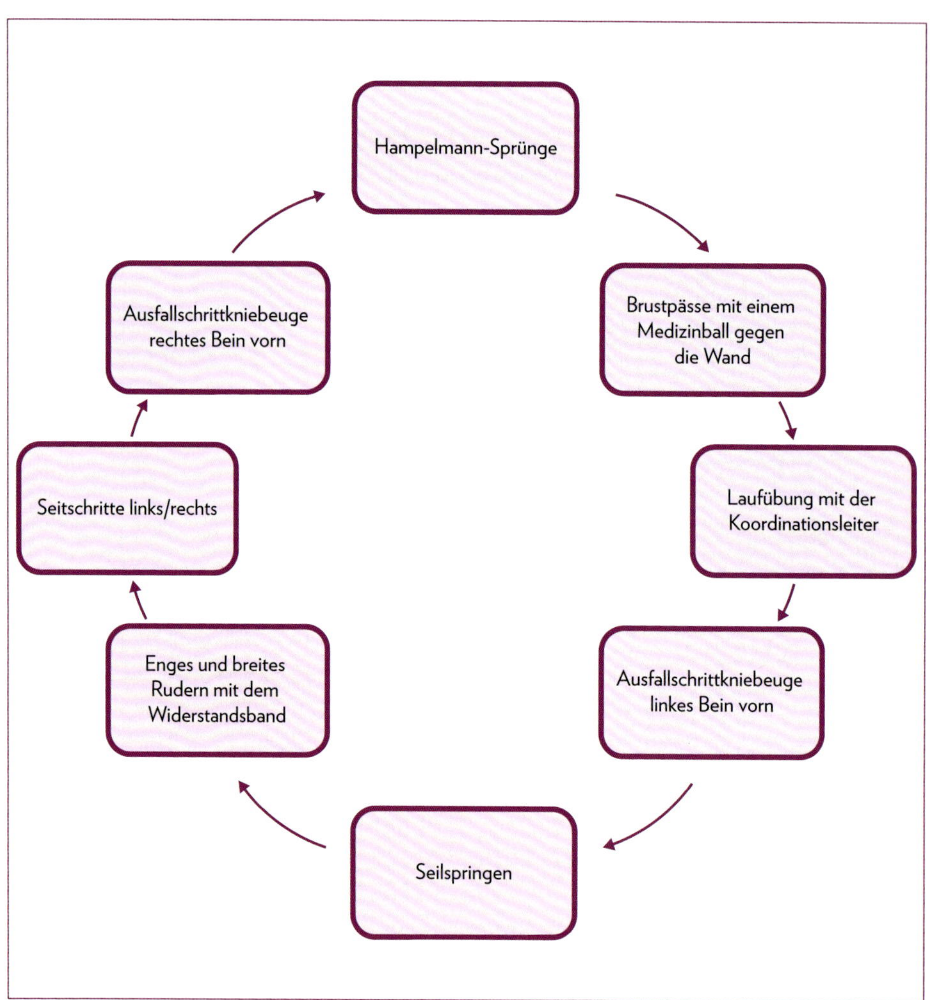

Abbildung 105: Trainingsprogramm für ein „High-Intensity Interval Training"

Übungen

Ein HIIT kann aus unterschiedlichen Übungen bestehen. Beispielsweise können Lauf-, Sprint- und Sprungübungen sowie Stabilisations- und Kräftigungsübungen alleinig, aber auch in der Kombination durchgeführt werden. Wichtig ist nur, dass möglichst viele und große Muskelgruppen gleichzeitig aktiv sind. Abbildung 108 zeigt eine exemplarische Übungsreihenfolge. Hierbei wechseln sich Übungen, die eine hohe Anforderung an das Herz-Kreislauf-System stellen und die Herzfrequenz deutlich ansteigen lassen mit Übungen ab, die hauptsächlich stabilisierend und kräftigend wirken. Folgende Übungen wurden gewählt:

(1) Hampelmann-Sprünge (Abbildung 106)

(2) Brustpässe mit einem Medizinball (Abbildung 107)

(3) Laufübung mit der Koordinationsleiter (Abbildung 108)

(4) Ausfallschrittkniebeuge linkes Bein vorn (Abbildung 109)

(5) Seilspringen (Abbildung 110)

(6) Enges und breites Rudern mit einem Widerstandsband (Abbildung 111)

(7) Seitschritte links/rechts (Abbildung 112)

(8) Ausfallschrittkniebeuge rechtes Bein vorn (Abbildung 113)

Hampelmann-Sprünge

Das Kind oder der Jugendliche steht aufrecht mit den Füßen direkt nebeneinander und den Armen neben dem Körper zum Boden zeigend. Während es/er in einen breiten Stand springt, werden die Arme zügig über den Kopf bewegt und die Handflächen klatschen ineinander.

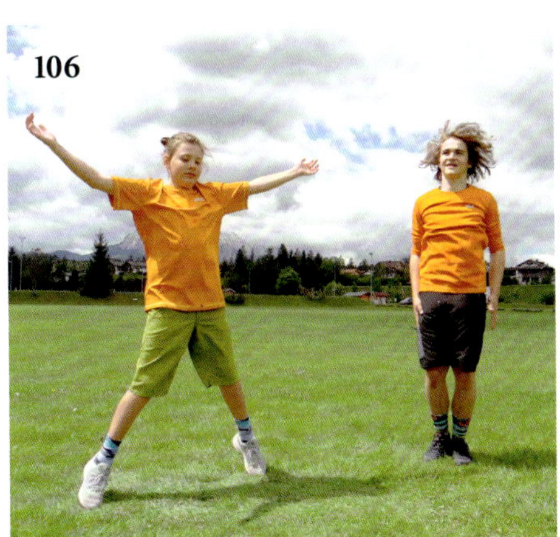

106

Brustpässe mit einem Medizinball

Das Kind oder der Jugendliche hält einen Medizinball vor der Brust und stößt ihn kraftvoll zu einem Partner. Dieser fängt ihn auf und stößt ihn wieder zurück. Es ist darauf zu achten, dass der Rumpf zu jeder Zeit stabil gehalten wird.

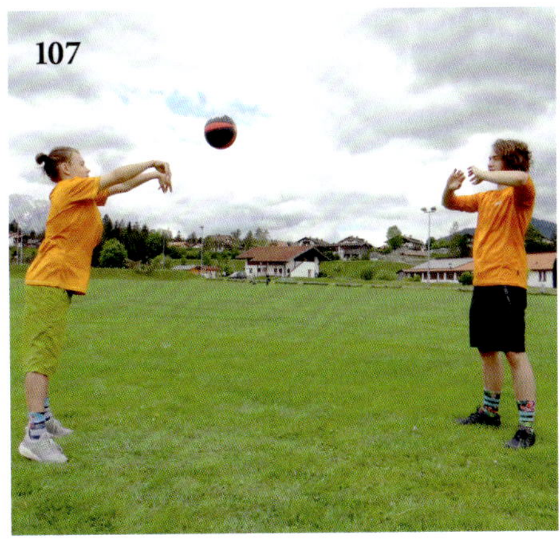

107

108

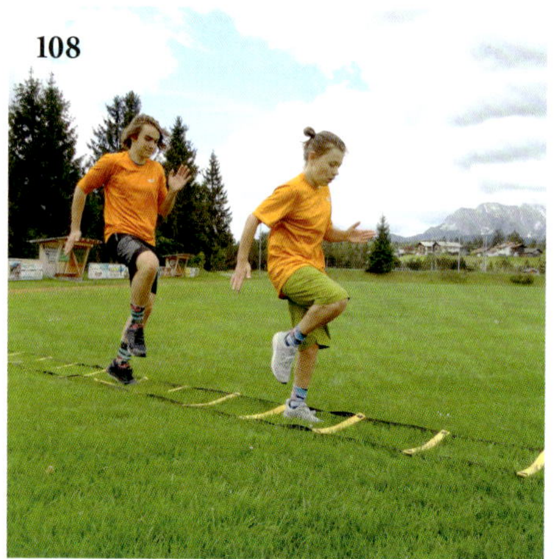

Laufübung mit der Koordinationsleiter

Das Kind oder der Jugendliche drippelt zügig auf den vorderen Fuß von einem Feld in das nächste. Die Knie werden dabei etwa bis auf Hüfthöhe angehoben und die Arme schwingen kraftvoll mit. Es ist darauf zu achten, dass zu jeder Zeit eine Körperspannung aufrecht gehalten wird.

109

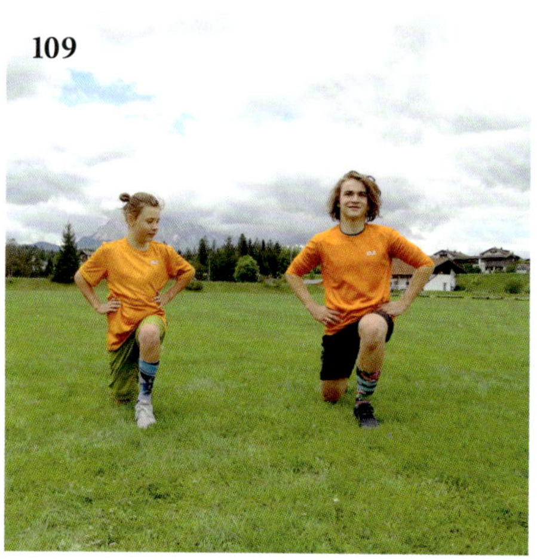

Ausfallschrittkniebeuge linkes Bein vorn

Das Kind oder der Jugendliche steht in einer Schrittstellung mit dem rechten Bein vorn, sodass in der unteren Umkehrposition in etwa 90-Grad-Winkel in den Sprung- und Kniegelenken entstehen. Das hintere Knie wird bis knapp zum Boden abgesenkt. Beide Knie befinden sich immer in einer Linie mit den Füßen.

110

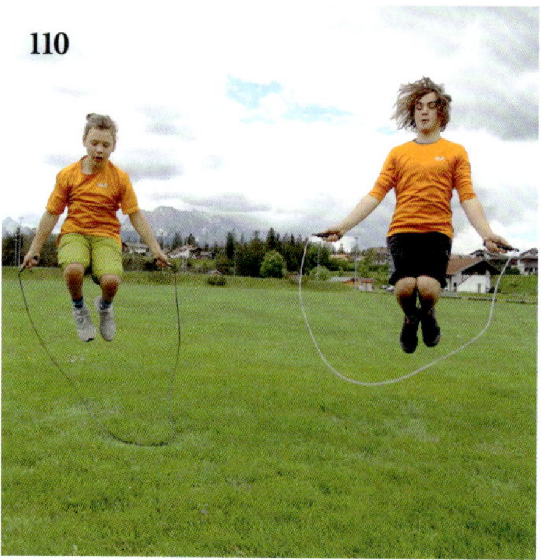

Seilspringen

Das Kind oder der Jugendliche hält ein Sprungseil mit seinen Griffen in etwa auf Hüfthöhe und schwingt es vor- oder rückwärts. Am unteren Umkehrpunkt springt es/er über das Seil. Es ist darauf zu achten, dass zu jeder Zeit eine Körperspannung aufrecht gehalten wird.

111

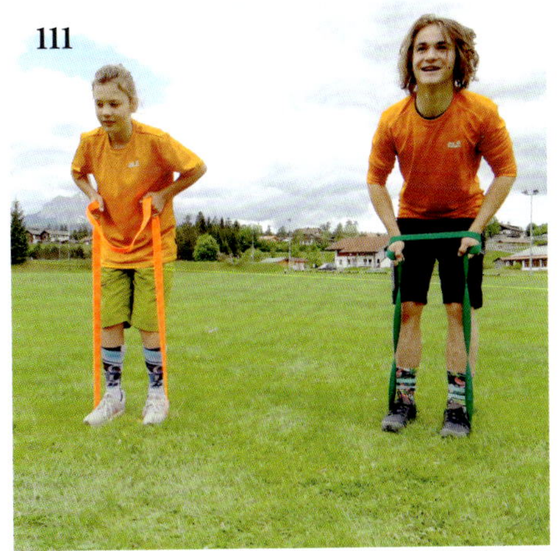

Enges und breites Rudern mit einem Widerstandsband

Das Kind oder der Jugendliche steht in etwa schulterbreit und in den Hüften nach vorn gebeugt auf einem Widerstandsband, das es/er zusätzlich mit den Händen umgreift. Aus der unteren Umkehrposition werden die Ellenbogen im Wechsel eng und breit nach oben gezogen, bis das Widerstandsband knapp den Rumpf berührt. Es ist darauf zu achten, dass der Rumpf zu jeder Zeit stabil gehalten wird.

112

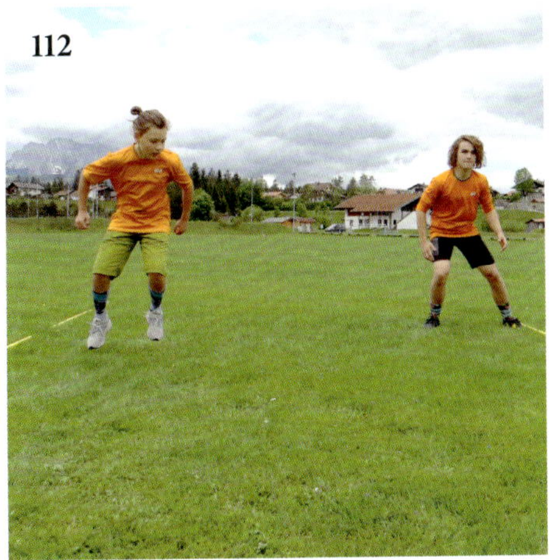

Seitschritte links/rechts

Das Kind oder der Jugendliche beschleunigt und läuft diagonal mit seitlich ausgerichteten Schritten zur nächsten Markierung, bremst dort abrupt ab und beschleunigt erneut in Richtung der nächsten diagonalen Markierung. Es ist darauf zu achten, dass zu jeder Zeit eine Körperspannung aufrecht gehalten wird.

113

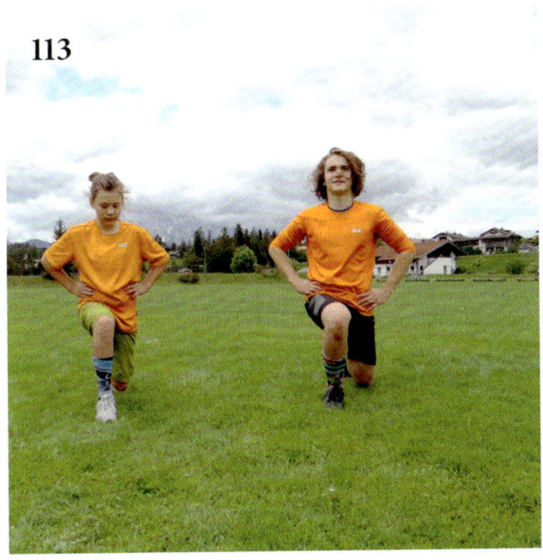

Ausfallschrittkniebeuge rechtes Bein vorn

Das Kind oder der Jugendliche steht in einer Schrittstellung mit dem linken Bein vorn, sodass in der unteren Umkehrposition in etwa 90-Grad-Winkel in den Sprung- und Kniegelenken entstehen. Das hintere Knie wird bis knapp zum Boden abgesenkt. Beide Knie befinden sich immer in einer Linie mit den Füßen.

8.4 SMALL-SIDED GAMES

Small-Sided Games (SSG) ist die englische Bezeichnung für Kleinfeldspiele. Im Spielsport werden sie häufig verwendet, um spezifische Techniken und Taktiken zu trainieren. In Abhängigkeit vom Spiel verbessern sie gleichzeitig aber auch die aerobe und anaerobe Ausdauerleistungsfähigkeit – und zwar in einem ähnlichen Ausmaß wie bei anderen Methoden des Ausdauertrainings. Darüber hinaus kommt es zur Verbesserung von Schnelligkeit, Agility sowie verschiedenen koordinativen Fähigkeiten. So sind SSG, ähnlich wie ein HIIT, sehr zeiteffektive Trainingsmaßnahmen [338, 339, 357, 363, 370, 373, 379].

> Small-Sided Games steigern, ähnlich wie ein HIIT, sehr zeiteffektiv die Ausdauerleistungsfähigkeit.

Bestimmte SSG können daher auch gut abseits einer bestimmten Sportart zur Verbesserung der allgemeinen Fitness genutzt werden. Der Vorteil gegenüber anderen Methoden des Ausdauertrainings ist, dass Kinder und Jugendliche von Natur aus gern spielen. Dadurch steht für sie nicht das vom Trainer beabsichtigte Ziel, die Ausdauer zu trainieren, im Vordergrund, sondern das Spiel und der damit verbundene Spaß [363].

Die Belastung lässt sich bei SSG in erster Linie über die Größe von Spielfläche, Spielregeln und Spieleranzahl verändern [352, 370, 379]. Je nach Auswahl dieser Parameter kann eine Belastungscharakteristik entstehen, die einem HIIT sehr ähnlich ist [353]. Die Regeln des Spiels sollten möglichst einfach sein und die technischen Anforderungen gering, sodass ein Spielfluss mit möglichst wenigen Unterbrechungen zustande kommt.

Parameter

Wie auch bei anderen Trainingsmethoden führt eine Veränderung der Trainingsparameter zu unterschiedlichen körperlichen Belastungen und Beanspruchungen. Mit den in der Tabelle 27 aufgeführten Parametern lassen sich SSG steuern und so den individuellen Voraussetzungen und Zielen anpassen.

Belastungsart

Meist werden SSG mit wechselhaften Belastungs- und Erholungsintervallen durchgeführt. Prinzipiell ist aber auch eine kontinuierliche Belastung möglich. Eine intervallartige Trainingssteuerung führt jedoch bei gleicher Gesamtbelastungszeit zu mehr und längeren Laufstrecken in einem hohen Tempo. Die Anzahl der Läufe mit einem niedrigen oder mäßigen Tempo sowie die Gesamtstrecke aller Läufe sind hingegen ähnlich.

Belastungsart	Intervallartig oder kontinuierlich	
Intensität	Wird von den anderen Parametern bestimmt	
Dauer	Intervallartige Belastung	Kontinuierliche Belastung
	3-15 Minuten pro Intervall	15-30 Minuten
Intervallpause	1-4 Minuten	–
Intervalle	2-5	–
Belastungs-Erholungs-Ratio	4:1 bis 1:1	–
Spielfeldgröße	Rechteckig	Quadratisch
	10x20 bis 40x50 Meter	10x10 bis 50x50 Meter
Spieler	1 gegen 1 bis 10 gegen 10 (auch eine ungleiche Anzahl an Teammitgliedern ist möglich)	
Häufigkeit	Zwei- bis dreimal pro Woche	
Zeitraum	Mindestens acht Wochen	

Tabelle 27: Trainingsparameter für Small-Sided Games

Intensität

Hauptsächlich ergibt sich die Intensität bei SSG aus der Anzahl der Spieler auf dem Spielfeld. Je weniger Spieler, desto höher ist die Herzfrequenz und anaerober die Belastung. Im Gegensatz dazu ist bei mehr Spielern die Herzfrequenz niedriger und die Belastung vorwiegend aerob [355, 330]. Beispielsweise betrug in der Untersuchung von Brand und seinen Kollegen bei einem Spiel zwei gegen zwei die durchschnittliche Herzfrequenz 186 S/min, die höchste Herzfrequenz 93 Prozent ihres Maximums und die Laktatkonzentration 5,5 mmol/l Blut. Bei einem Spiel vier gegen vier betrugen die Parameter hingegen 179 S/min, 90 Prozent und 4,4 mmol/l [330]. Bei Foster und seinen Kollegen betrug die durchschnittliche Herzfrequenz bei einem Spiel vier gegen vier 90,6 und bei einem Spiel sechs gegen sechs 86,2 Prozent der maximalen Herzfrequenz [345]. Am häufigsten bewegen sich die Spieler in einem Herzfrequenzbereich von 75-90 Prozent ihrer maximalen Herzfrequenz [315].

Ein weiterer Faktor, der auf die Höhe der Spielintensität wirkt, ist die Motivation der Spieler. Werden die Spielregeln der SSG so gestaltet, dass beispielsweise Spieler gegeneinander spielen und Punkte erzielen können, so steigt die Intensität an [351].

Die Spielfeldgröße hat hingegen kaum eine Auswirkung auf die durchschnittliche Belastung, wenn sich bei einer Vergrößerung der Fläche gleichzeitig auch mehr Spieler darauf befinden [316, 345]. Wird allerdings das Spielfeld vergrößert und die Anzahl der Spieler bleibt gleich, dann steigt die Intensität an. Bei einer Verkleinerung der Spielfeldgröße passiert hingegen das Gegenteil [348].

Dauer, Intervallpause, Intervalle und Belastungs-Erholungs-Ratio

Bei SSG beträgt die Belastungsdauer meist 15-30 Minuten. Bei einer intervallartigen Trainingssteuerung werden die Belastungs- und Erholungsintervalle in Abhängigkeit von den individuellen Voraussetzungen und Zielen aufeinander abgestimmt. Kürzere, aber dafür mehrere Intervalle, die von längeren Pausen unterbrochen werden, führen zu einer höheren Laufstrecke. Möglich ist hierfür beispielsweise die Methode „4 x 4 x 4". Dies bezieht sich auf ein vierminütiges Belastungsintervall gefolgt von einem vierminütigen Erholungsintervall, das zusammen viermal wiederholt wird. Hierbei beträgt der Belastungs-Erholungs-Ratio 1:1. Wird es auf beispielsweise 4:1 verändert (vier Minuten Belastung und eine Minute Erholung), dann ist die Laufstrecke aufgrund einer zunehmenden starken Ermüdung niedriger, die Herzfrequenz und somit die metabolische Gesamtbelastung sind jedoch höher [356].

Spielfeldgröße und Spieler

Die Größe des Spielfeldes und die Anzahl der Spieler wird ebenso von den individuellen Voraussetzungen und Zielen abhängig gemacht. Werden die Spieler auf einem bestimmten Spielfeld reduziert, erhöht sich die Spielintensität. Werden sie hingegen erhöht, so reduziert sie sich.

Häufigkeit und Zeitraum

Um bedeutende Verbesserungen bezüglich der Ausdauerleistungsfähigkeit zu erzielen, müssen unabhängig von der Trainingsmethode mindestens zwei bis drei Trainingseinheiten pro Woche über einen Zeitraum von mindestens acht Wochen absolviert werden.

Spiele

Bei vielen SSG werden neben der aeroben Fitness mehrere fundamentale Bewegungsfähigkeiten, wie Laufen, Sprinten, Springen, Werfen und Fangen trainiert. Nachfolgend sind einige Beispiele beschrieben.

Fähnchen-Fangen

Beim Fähnchen-Fangen muss man als Trainer gar nicht viel erklären. Das Spiel erschließt sich für die meisten Kinder und Jugendlichen schnell: Alle Spieler haben Fähnchen in ihren Hosen stecken, die sehr gut sichtbar sind. Entweder spielt jeder gegen jeden oder es werden mindestens zwei Teams gebildet. Die Aufgabe der Fänger ist es, die Fähnchen der Gegenspieler aus ihren Hosen zu ziehen und sich diese selbst einzustecken. Derjenige oder das Team, der oder das nach einer zuvor festgelegten Spieldauer die meisten Fähnchen gesammelt hat, ist der Sieger.

Abschießen

Beim Spiel Abschießen stehen sich zwei Teams gegenüber. An jedem Ende des Spielfeldes steht jeweils eine zum gegnerischen Team gehörende Person. Diese hat die Aufgabe, mit einem Ball einen Gegenspieler abzuwerfen. Der Ball, der sich dabei durch das Spielfeld bewegt, wird von der anderen Person am Spielfeldende aufgenommen; diese Person wiederholt den Ablauf. Das Team mit den meisten Treffern nach einer zuvor festgelegten Spieldauer ist Sieger.

Teamstaffel-Fangen

Beim Teamstaffel-Fangen werden zwei Teams gebildet. Das eine Team stellt die Fänger, das andere die Läufer. Die Fänger stehen hinter einem Hütchen aufgereiht, die Läufer sind verteilt auf einem abgesteckten Spielfeld. Die Fänger haben nun nacheinander die Aufgabe, möglichst viele Läufer zu fangen. Wurde ein Läufer berührt, kehrt der Fänger zu seinem Team zurück, schlägt den nächsten am Hütchen ab und es beginnt von vorn. Die Anzahl der Läufer, die innerhalb einer zuvor festgelegten Spieldauer gefangen wurde, wird notiert und die Teams wechseln ihre Rollen. Nun beginnt das Spiel von Neuem. Das Team, das die meisten Läufer gefangen hat, ist Sieger.

Power-Ball

Beim Spiel Power-Ball werden zwei gleich große Teams gebildet. In einem breiten Spielfeld steht ein Team, das einen Eimer mehr verteidigen muss als es Spieler darstellt. Das Angreifer-Team dringt von außerhalb in das Spielfeld ein und versucht, möglichst viele Tennisbälle über eine zuvor festgelegte Spieldauer in die Eimer zu werfen. Jeder Angreifer darf nur einen Ball gleichzeitig in den Händen halten. Gelingt es einem Verteidiger, einen Angreifer zu fangen, bevor dieser den Ball in einen Eimer geworfen hat, so ist dieser Ball für die restliche Spieldauer aus dem Spiel. Der Angreifer rennt zurück zum Balldepot und holt sich einen neuen Ball. Nach Spielende wechseln die Teams ihre Rollen. Das Team, das nach allen Spielen die meisten Bälle in die Eimer werfen konnte, ist Sieger.

Läufer und Werfer

Beim Spiel Läufer und Werfer werden an beiden Enden eines Spielfeldes Matten gelegt, die jeweils eine Insel darstellen. Innerhalb des Spielfeldes befinden sich alle Läufer und zwei Werfer. Nachdem sich die beiden Werfer zweimal einen Ball zugepasst haben, beginnt das Spiel: Die Läufer versuchen, zu einer der beiden Inseln zu rennen, ohne auf dem Weg dorthin von einem Werfer abgeworfen oder mit dem Ball berührt zu werden. Gelingt es dem Läufer, so hat er einen Punkt erreicht. Wenn nicht, dann läuft er weiter zur angestrebten Insel und es beginnt für ihn von vorn. Er darf jedoch keinen Punkt für sich verbuchen. Das Spiel endet nach einer zuvor festgelegten Spieldauer. Wer die meisten Punkte der Läufer erzielt hat, ist Sieger.

Könige und Bauern

Wer ein Spiel mit viel Körperkontakt und Gerangel sucht, kann Könige und Bauern spielen. Die Bezeichnung kommt durch die Ähnlichkeit zum Schach. Zwei Teams, bestehend aus jeweils einem König und mehreren Bauern, befinden sich am Ende ihres Spielfeldes. Der König steht und seine Bauern knien vor ihm, alle mit der Blickrichtung zum gegnerischen Team. Das Ziel des Spiels ist, dass der König sicher zum Ende der anderen Spielfeldseite gelangt. Die Bauern vom gegnerischen Team versuchen jedoch anzugreifen und ihn daran zu hindern. Seine Bauern versuchen hingegen, die Angreifer abzuwehren. Das Spiel geht so lange, bis es einem Team gelungen ist, seinen König zum Ziel zu bringen.

8.5 TRAINING DER GEISTIGEN LEISTUNGSFÄHIGKEIT

In der Vergangenheit wurde zur Steigerung der geistigen Leistungsfähigkeit hauptsächlich ein MICT über 30 bis 40 Minuten empfohlen. Moreau und seine Kollegen zeigten jedoch, dass auch ein HIIT die kognitive Leistung, Erinnerungsfähigkeit und Konzentration bei Kindern und Jugendlichen verbessert. Sie konnten diese Wirkungen bereits bei einem täglich zehnminütigen Training über sechs Wochen beobachten [371]. Costigian und seine Kollegen wiesen ähnliches sogar durch ein acht- bis zehnminütiges HIIT nach, das nur dreimal wöchentlich über acht Wochen durchgeführt wurde. In deren Untersuchung verbesserte sich darüber hinaus auch das psychische Wohlempfinden [337]. Demnach sind beide Methoden möglich. Sie können variiert und an die individuellen Voraussetzungen und Gegebenheiten angepasst werden.

> Ein High-Intensity Interval Training erfordert nur kurze Trainingseinheiten, um nachweislich die geistige Leistungsfähigkeit zu steigern.

Zusammenfassung

Die aerobe Fitness trägt in hohem Maße zur körperlichen und geistigen Gesundheit und bei vielen Sportarten zur Leistungsfähigkeit bei. Durch einen geringen Aktivitätsumfang im Alltag weisen heutzutage viele Kinder und Jugendliche ein erhebliches Defizit auf. Dadurch bewegen sie sich noch weniger und der Kreislauf geht im Erwachsenenalter weiter. Das Risiko für Herz-Kreislauf- und Stoffwechselerkrankungen steigt an.

Die maximale Sauerstoffaufnahme gilt als beste Messgröße zur Bestimmung der aeroben Fitness. Durch ein Ausdauertraining und der damit verbundenen Zunahme des Herzschlagvolumens lässt sich diese in jedem Alter verbessern. Verglichen mit Erwachsenen muss bei Kindern und Jugendlichen die Intensität des Trainings jedoch höher sein.

Verschiedene Tests stehen zur Bestimmung der maximalen Sauerstoffaufnahme und damit der aeroben Fitness zur Verfügung. Ein kostengünstiger und leicht durchführbarer Test ist der 20-Meter-Shuttle-Run-Test. Anhand der ermittelten Leistungsparameter lässt sich die maximale Sauerstoffaufnahme mittels mathematischer Formeln recht zuverlässig und aussagekräftig berechnen.

Verschiedene Methoden des Ausdauertrainings können genutzt werden, um die aerobe Fitness zu verbessern. Dazu gehören das „Moderate-Intensity Continuous Training", das „High-Intensity Training" und „Small-Sided Games". All diese steigern die maximale Sauerstoffaufnahme in ähnlicher Weise. Das „High-Intensity Training" hat gegenüber dem „Moderate-Intensity Continuous Training" jedoch den Vorteil, dass die Trainingsresultate mit deutlich kürzeren Trainingseinheiten erreicht werden können und Kinder und Jugendliche häufig mehr Spaß daran haben. Lauf-, Sprint-, Sprung-, Stabilisations- und Kräftigungsübungen können bei dieser Trainingsmethode miteinander kombiniert werden. „Small-Sided Games" können dem „High-Intensity Interval Training" sehr ähnlich sein. Aufgrund der sehr spielerischen Art des Trainings sind sie vor allem in jungen Jahren gut geeignet. In Abhängigkeit vom Spiel erzielen sie neben der Steigerung der aeroben Fitness auch Verbesserungen von verschiedenen koordinativen Fähigkeiten sowie der Kraft, Schnelligkeit und Agility.

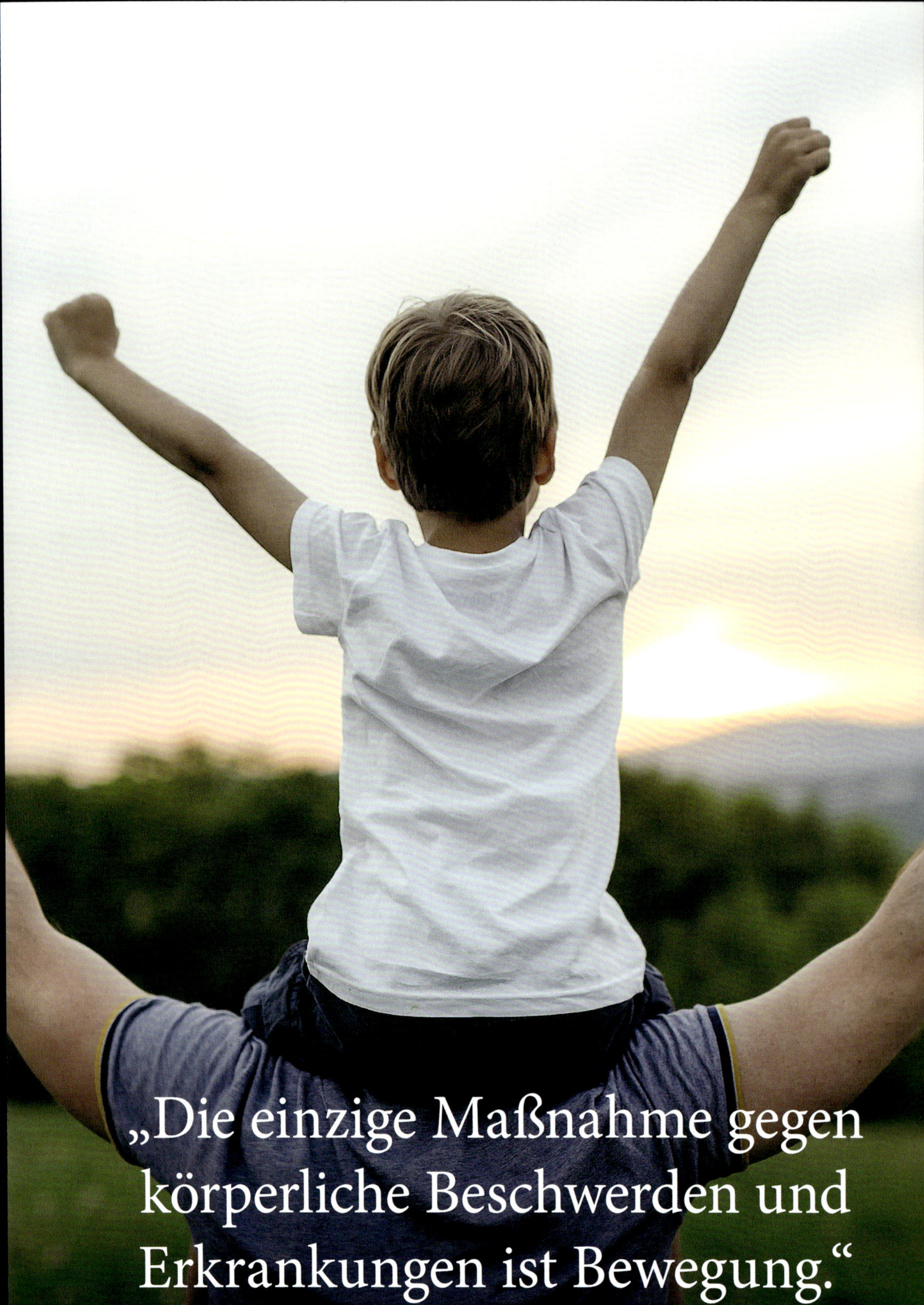
„Die einzige Maßnahme gegen
körperliche Beschwerden und
Erkrankungen ist Bewegung."

9. Schlussbemerkung und Ausblick

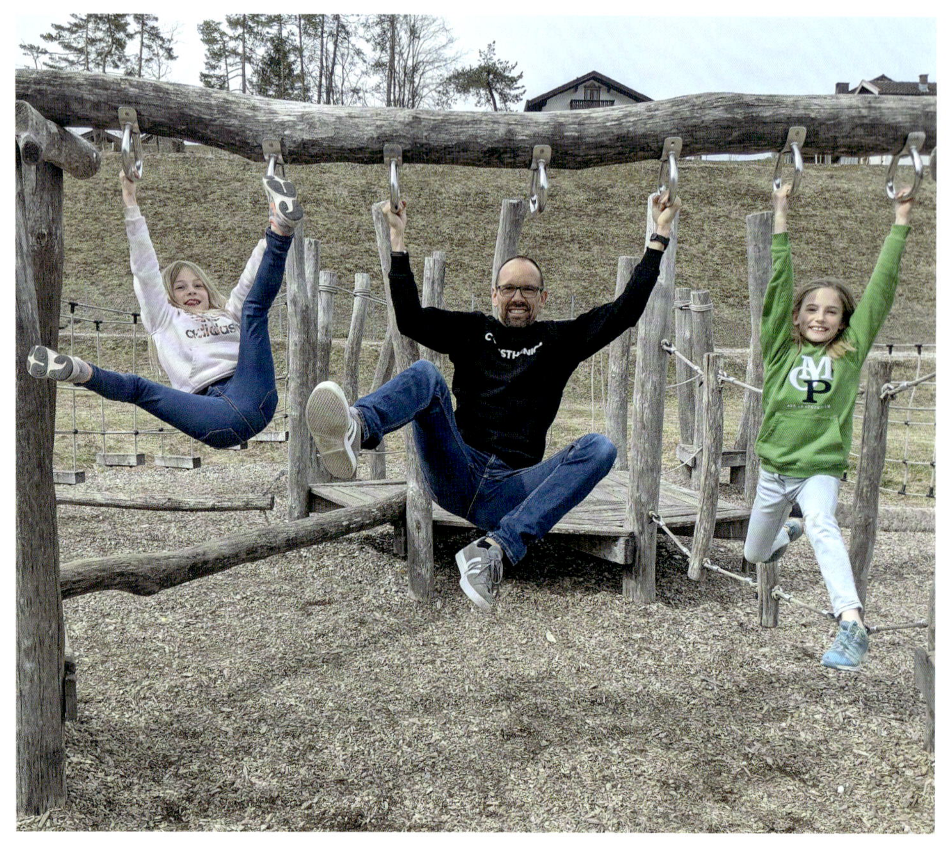

„Ein gut gesteuertes, progressives Training zeigt bedeutend mehr gesundheitsförderliche und leistungssteigernde Wirkungen als nachteilige."

Am Ende dieses Buches möchte ich die aus meiner Sicht wichtigsten Aspekte zum Training mit Kindern und Jugendlichen nochmals zusammenfassen.

Der weltweite Bewegungsmangel von Kindern und Jugendlichen, auch in Deutschland, trägt bereits in jungen Jahren zur Entstehung von Beschwerden und Erkrankungen bei, die in der Vergangenheit eher älteren Menschen zuzuordnen waren. Die einzige Maßnahme, die dem entgegenwirken kann, ist körperliche Bewegung. Auch wenn es viele für die gleichen Effekte als wesentlich bequemer erachten würden täglich einfach nur ein paar Pillen einzunehmen, so stehen diese nicht zur Verfügung.

Der Bewegungsumfang kann über ein gezieltes Training der Komponenten der körperlichen Fitness nachweislich gesteigert werden. Viele fühlen sich jedoch verunsichert und wissen nicht genau, welche Trainingsschwerpunkte in welchen Entwicklungsphasen gesetzt werden sollen. Das „Youth Physical Development Model" kann hierfür als Leitlinie betrachtet werden. Es orientiert sich an der „Peak Height Velocity" (PHV), dem beschleunigten pubertären Längenwachstum. So kann es an den individuellen Entwicklungsstand angepasst werden. Trainingsadaptionen vor dessen Eintritt sind größtenteils neuronal bedingt. Währenddessen und danach kommen morphologische Anpassungen durch hormonelle Veränderungen hinzu. Darauf abgestimmt müssen die entsprechenden Trainingsmethoden und -maßnahmen gewählt werden.

Bedenken, dass ein Training mit Kindern und Jugendlichen schädlich sein könnte, sind überflüssig – vorausgesetzt der Trainer weist eine hohe fachliche Kompetenz auf. Ein gut gesteuertes, progressives Training zeigt über alle Entwicklungsphasen hinweg bedeutend mehr gesundheitsförderliche und leistungssteigernde Wirkungen als nachteilige.

Wie beim Training mit Erwachsenen ist es jedoch auch bei Kindern und Jugendlichen erforderlich, immer zuerst nach dem Warum und dem Wie zu fragen, anstatt nach dem Was. Das bedeutet, dass zuerst das Trainingsziel und die Trainingsmethodik festgelegt werden müssen, bevor die einzelnen Trainingsmaßnahmen durchgeführt werden können. In der Praxis erkenne ich allerdings häufig, dass die ersten beiden Fragen ausgelassen werden und nur eine Ansammlung von Übungen durchgeführt wird. So ist es nahezu unmöglich, einen positiven Nutzen aus dem Training zu ziehen. Überlastungsbeschwerden oder Verletzungen können die Folgen sein.

In diesem Buch habe ich meinen aktuellen Wissensstand zum Training mit Kindern und Jugendlichen zusammengetragen. Auf meinem Blog Train to Develop (https://www.hpphysio.pro/train-to-develop) kannst du regelmäßig weiterführende Beiträge zu diesem Thema lesen. Er startet mit der Veröffentlichung dieses Buches.

Ich freue mich über dein konstruktives Feedback zum Buch und auch zum Blog.

Schreibe mir gerne eine E-Mail: ph@hpphysio.pro

Dein Patrick Hartmann

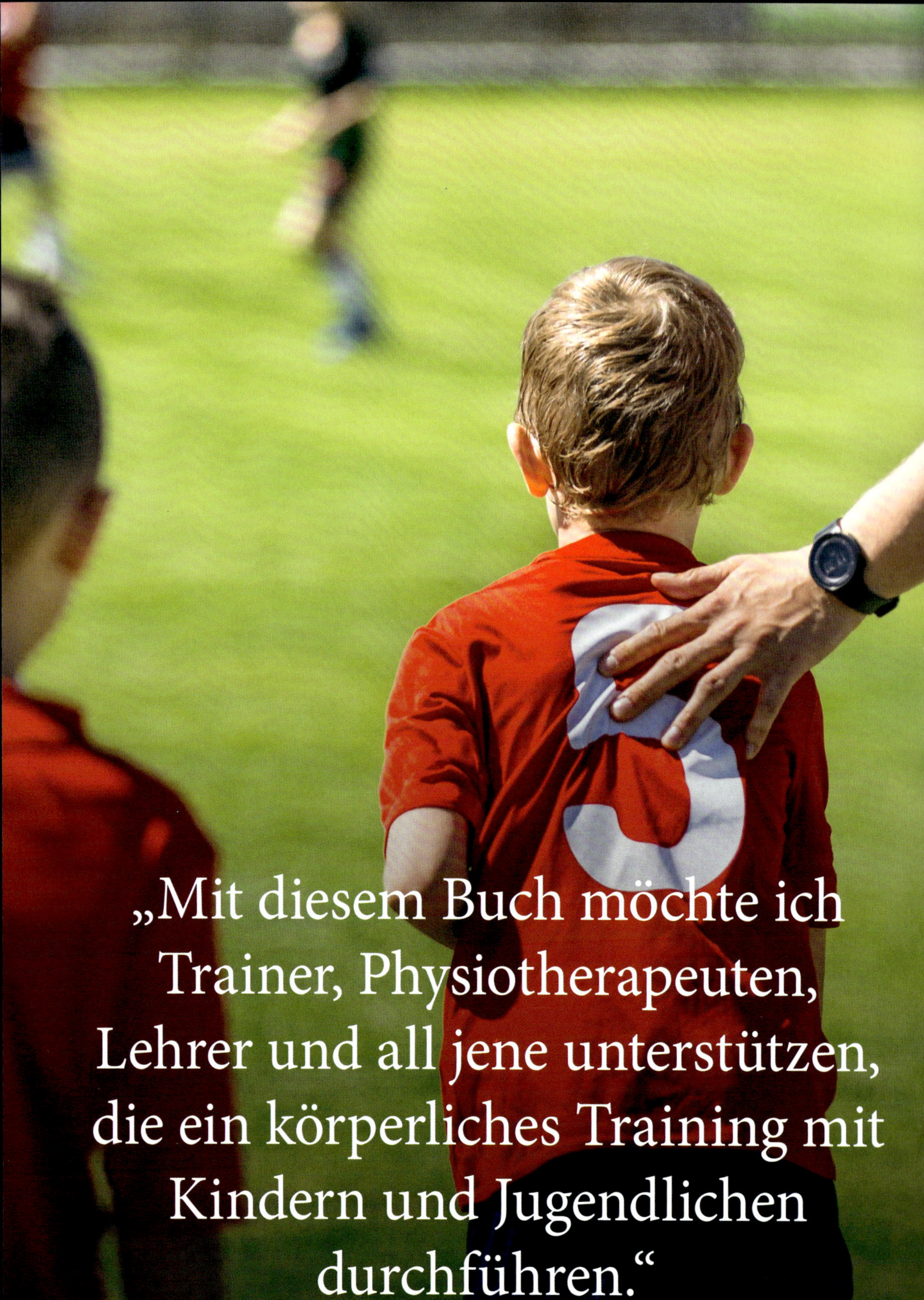

„Mit diesem Buch möchte ich Trainer, Physiotherapeuten, Lehrer und all jene unterstützen, die ein körperliches Training mit Kindern und Jugendlichen durchführen."

10. Anhang

10.1 Abkürzungen 216

10.2 Literaturverzeichnis 217

10.3 Bildverzeichnis 245

10.1 ABKÜRZUNGEN

AST = Athletic Skills Track
BMI = Body-Mass-Index
CR = contract-relax
CRAR = contract-relax-antagonist-contract
EDD = Exercise-Deficit Disorder
FBF = fundamentale Bewegungsfähigkeiten
FR = Foam Rolling
HFmax = maximale Herzfrequenz
HIIT = High-Intensity Interval Training
KTK = Koordinationstest für Kinder
MICT = Moderate-Intensity Interval Training
NRAF = nicht-reaktive Agility-Fähigkeit
PHV = Peak Height Velocity
PNF = Propriozeptive Neuromuskuläre Fazilitation
RAF = reaktive Agility-Fähigkeit
S/min = Schläge pro Minute
SBF = sportspezifische Bewegungsfähigkeiten
SF = Schrittfrequenz
SL = Schrittlänge
SSG = Small-Sided Games
USA = United States of America
VO2max = maximale Sauerstoffaufnahme
WHO = World Health Organization
YPDM = Youth Physical Development Model

10.2 LITERATURVERZEICHNIS

[1] Active Healthy Kids (2018). Global Matrix 3.0. https://www.activehealthykids.org/global-matrix/; Accessed 10 Jun 2019

[2] Albrecht C. (2016). Entwicklung und Einflussfaktoren der Entwicklung der motorischen Leistungsfähigkeit im Kindes- und Jugendalter – Befunde der MoMo Längsschnittstudie. Dissertation, Pädagogische Hochschule

[3] Aubert S, Barnes JD, Abdeta C, et al. (2018). Global Matrix 3.0 Physical Activity Report Card Grades for Children and Youth: Results and Analysis From 49 Countries. J Phys Act Health 15(S2): S251-S273

[4] Bass R, Eneli I. (2015). Severe childhood obesity: an under-recognised and growing health problem. Postgrad Med J 91(1081): 639–645

[5] Belcher BR, Berrigan D, Dodd KW, et al. (2010). Physical activity in US youth: effect of race/ethnicity, age, gender and weight status. Med Sci Sports Exerc 42(12): 2211–2221

[6] Britto PR, Lye SJ, Proulx K, et al. (2017). Nurturing care: promoting early childhood development. Lancet 389(10064): 91–102

[7] Carson V, Hunter S, Kuzik N, et al. (2016). Systematic review of sedentary behaviour and health indicators in school-aged children and youth: an update. Appl Physiol Nutr Metab 41(6 Suppl 3): S240-65

[8] Carson V, Lee E-Y, Hewitt L, et al. (2017). Systematic review of the relationships between physical activity and health indicators in the early years (0-4 years). BMC Public Health 17(Suppl 5): 854

[9] Caspersen CJ, Powell KE, Christenson GM. (1985). Physical activity, exercise and physical fitness: definitions and distinctions for health-related research. Public Health Rep 100(2): 126–131

[10] Chillón P, Evenson KR, Vaughn A, et al. (2011). A systematic review of interventions for promoting active transportation to school. Int J Behav Nutr Phys Act 8: 10

[11] Corder K, Crespo NC, van Sluijs EMF, et al. (2012). Parent awareness of young children's physical activity. Prev Med 55(3): 201–205

[12] Crutzen R. (2010) Adding effect sizes to a systematic review on interventions for promoting physical activity among European teenagers. Int J Behav Nutr Phys Act 7: 29

[13] Danielsson P, Kowalski J, Ekblom Ö, et al. (2012). Response of severely obese children and adolescents to behavioral treatment. Arch Pediatr Adolesc Med 166(12): 1103–1108

[14] DeBastiani SD, Carroll DD, Cunningham M, et al. (2014). Awareness and knowledge of the youth 2008 Physical Activity Guidelines for Americans. J Phys Act Health 11(3): 495–501

[15] Deere KC, Clinch J, Holliday K, et al. (2012). Obesity is a risk factor for musculoskeletal pain in adolescents: findings from a population-based cohort. Pain 153(9): 1932–1938

[16] Demetriou Y, Hebestreit A, Reimers AK, et al. (2018). Results from Germany's 2018 Report Card on Physical Activity for Children and Youth. J Phys Act Health 15(S2): S363-S365

[17] D'Hondt E, Deforche B, Gentier I, et al. (2014). A longitudinal study of gross motor coordination and weight status in children. Obesity (Silver Spring) 22(6): 1505–1511

[18] Dunton GF, Kaplan J, Wolch J, et al. (2009). Physical environmental correlates of childhood obesity: a systematic review. Obes Rev 10(4): 393–402

[19] Erkelenz N, Kobel S, Kettner S, et al. (2014). Parental Activity as Influence on Children's BMI Percentiles and Physical Activity. J Sports Sci Med 13(3): 645–650

[20] Faigenbaum AD, Stracciolini A, Myer GD. (2011). Exercise deficit disorder in youth: a hidden truth. Acta Paediatr 100(11): 1423-5; discussion 1425

[21] Faigenbaum AD, Gipson-Jones TL, Myer GD. (2012). Exercise deficit disorder in youth: an emergent health concern for school nurses. J Sch Nurs 28(4): 252–255

[22] Faigenbaum AD, Myer GD. (2012). Exercise deficit disorder in youth: play now or pay later. Curr Sports Med Rep 11(4): 196–200

[23] Faigenbaum AD, Chu DA, Paterno MV, et al. (2013). Responding to exercise-deficit disorder in youth: integrating wellness care into pediatric physical therapy. Pediatr Phys Ther 25(1): 2–6

[24] Faigenbaum AD, Best TM, MacDonald J, et al. (2014). Top 10 research questions related to exercise deficit disorder (EDD) in youth. Res Q Exerc Sport 85(3): 297–307

[25] Fakhouri T, Hughes J, Brody D, et al. (2013). Physical activity and screen-time viewing among elementary school-age children in the United States from 2009 - 2010. JAMA Pediatr (167): 223–229

[26] Finger JD, Varnaccia G, Borrmann A, et al. (2018). Körperliche Aktivität von Kindern und Jugendlichen in Deutschland – Querschnittergebnisse aus KiGGS Welle 2 und Trends. Journal of Health Monitoring 3(1): 24–31

[27] Fisberg M, Maximino P, Kain J, et al. (2016). Obesogenic environment - intervention opportunities. J Pediatr (Rio J) 92(3 Suppl 1): S30-9

[28] Flegal KM, Graubard BI, Williamson DF, et al. (2018). Excess Deaths Associated With Underweight, Overweight and Obesity: An Evaluation of Potential Bias. Vital Health Stat 3(42): 1–21

[29] Francis SL, Stancel MJ, Sernulka-George FD, et al. (2011). Tracking of TV and video gaming during childhood: Iowa Bone Development Study. Int J Behav Nutr Phys Act 8: 100

[30] Friedemann C, Heneghan C, Mahtani K, et al. (2012). Cardiovascular disease risk in healthy children and its association with body mass index: systematic review and meta-analysis. BMJ 345: e4759

[31] García-Hermoso A, Ramírez-Campillo R, Izquierdo M. (2019). Is Muscular Fitness Associated with Future Health Benefits in Children and Adolescents? A Systematic Review and Meta-Analysis of Longitudinal Studies. Sports Med 49(7): 1079–1094

[32] Gordon-Larsen P, The NS, Adair LS. (2010). Longitudinal trends in obesity in the United States from adolescence to the third decade of life. Obesity (Silver Spring) 18(9): 1801–1804

[33] Graf C, Beneke R, Bloch W, et al. (2014). Recommendations for promoting physical activity for children and adolescents in Germany. A consensus statement. Obes Facts 7(3): 178–190

[34] Guagliano JM, Rosenkranz RR, Kolt GS. (2013). Girls' physical activity levels during organized sports in Australia. Med Sci Sports Exerc 45(1): 116–122

[35] Guthold R, Cowan MJ, Autenrieth CS, et al. (2010). Physical activity and sedentary behavior among schoolchildren: a 34-country comparison. J Pediatr 157(1): 43-49.e1

[36] Hallal PC, Andersen LB, Bull FC, et al. (2012). Global physical activity levels: surveillance progress, pitfalls, and prospects. Lancet 380(9838): 247–257

[37] Hands B. (2008). Changes in motor skill and fitness measures among children with high and low motor competence: a five-year longitudinal study. J Sci Med Sport 11(2): 155–162

[38] Hanssen-Doose A, Albrecht C, Schmidt SCE, et al. (2018). Quantitative und qualitative Merkmale des Schulsports in Deutschland im Zusammenhang mit der Gesundheit der Schülerinnen und Schüler. Ger J Exerc Sport Res 48(4): 530–543

[39] Institute for Health Metrics and Evaluation (2017). Global burden of disease data visualisation, Washington

[40] Janssen I, Leblanc AG. (2010). Systematic review of the health benefits of physical activity and fitness in school-aged children and youth. Int J Behav Nutr Phys Act 7: 40

[41] Kahlmeier S, Wijnhoven TMA, Alpiger P, et al. (2015). National physical activity recommendations: systematic overview and analysis of the situation in European countries. BMC Public Health 15: 133

[42] Karlsruher Institut für Technologie Das Motorik-Modul. Physical fitness and physical activity as determinants of health development in children and adolescents. http://www.sport.kit.edu/MoMo/index.php. Accessed 6 Jun 2019

[43] Knox ECL, Esliger DW, Biddle SJH, et al. (2013). Lack of knowledge of physical activity guidelines: can physical activity promotion campaigns do better? BMJ Open 3(12): e003633

[44] Kobel S, Kettner S, Kesztyüs D, et al. (2015.) Correlates of habitual physical activity and organized sports in German primary school children. Public Health 129(3): 237–243

[45] Kriemler S, Meyer U, Martin E, et al. (2011). Effect of school-based interventions on physical activity and fitness in children and adolescents: a review of reviews and systematic update. Br J Sports Med 45(11): 923–930

[46] Krug S, Finger JD, Lange C, et al. (2018). Sport- und Ernährungsverhalten bei Kindern und Jugendlichen in Deutschland – Querschnittergebnisse aus KiGGS Welle 2 und Trends. Journal of Health Monitoring 3(2): 3–22

[47] Kwon S, Janz KF, Letuchy EM, et al. (2015). Active lifestyle in childhood and adolescence prevents obesity development in young adulthood. Obesity (Silver Spring) 23(12): 2462–2469

[48] Langford R, Bonell CP, Jones HE, et al. (2014). The WHO Health Promoting School framework for improving the health and well-being of students and their academic achievement. Cochrane Database Syst Rev(4): CD008958

[49] Leek D, Carlson JA, Cain KL, et al. (2011). Physical activity during youth sports practices. Arch Pediatr Adolesc Med 165(4): 294–299

[50] Lees C, Hopkins J. (2013 Oct 24). Effect of aerobic exercise on cognition, academic achievement and psychosocial function in children: a systematic review of randomized control trials, United States

[51] Ling J, Robbins LB, Wen F, et al. (2015). Interventions to Increase Physical Activity in Children Aged 2-5 Years: A Systematic Review. Pediatr Exerc Sci 27(3): 314–333

[52] Llewellyn A, Simmonds M, Owen CG, et al. (2016). Childhood obesity as a predictor of morbidity in adulthood: a systematic review and meta-analysis. Obes Rev 17(1): 56–67

[53] Longmuir PE, Colley RC, Wherley VA, et al. (2014). Canadian Society for Exercise Physiology position stand: Benefit and risk for promoting childhood physical activity. Appl Physiol Nutr Metab 39(11): 1271–1279

[54] Marsh S, Foley LS, Wilks DC, et al. (2014 Feb). Family-based interventions for reducing sedentary time in youth: a systematic review of randomized controlled trials, vol 2, England

[55] Mead E, Brown T, Rees K, et al. (2017). Diet, physical activity and behavioural interventions for the treatment of overweight or obese children from the age of 6 to 11 years. Cochrane Database Syst Rev 6: CD012651

[56] Mehtälä MAK, Sääkslahti AK, Inkinen ME, et al. (2014). A socio-ecological approach to physical activity interventions in childcare: a systematic review. Int J Behav Nutr Phys Act 11: 22

[57] Myer GD, Faigenbaum AD, Stracciolini A, et al. (2013). Exercise deficit disorder in youth: a paradigm shift toward disease prevention and comprehensive care. Curr Sports Med Rep 12(4): 248–255

[58] Nader PR, Bradley RH, Houts RM, et al. (2008). Moderate-to-vigorous physical activity from ages 9 to 15 years. JAMA 300(3): 295–305

[59] Narasimhan S, Weinstock RS. (2014). Youth-onset type 2 diabetes mellitus: lessons learned from the TODAY study. Mayo Clin Proc 89(6): 806–816

[60] Ng M, Fleming T, Robinson M, et al. (2014). Global, regional, and national prevalence of overweight and obesity in children and adults during 1980–2013: a systematic analysis for the Global Burden of Disease Study 2013. Lancet 384(9945): 766–781

[61] Ng QX, Ho CYX, Chan HW, et al. (2017). Managing childhood and adolescent attention-deficit/hyperactivity disorder (ADHD) with exercise: A systematic review. Complement Ther Med 34: 123–128

[62] O'Donovan G, Blazevich AJ, Boreham C, et al. (2010). The ABC of Physical Activity for Health: a consensus statement from the British Association of Sport and Exercise Sciences. J Sports Sci 28(6): 573–591

[63] Onis M de, Martorell R, Garza C, et al. (2006). WHO Child Growth Standards based on length/height, weight and age. Acta Paediatr Suppl 450: 76–85

[64] Onis M de, Onyango AW, Borghi E, et al. (2007). Development of a WHO growth reference for school-aged children and adolescents. Bull World Health Organ 85(9): 660–667

[65] Pereira JR, Cliff DP, Sousa-Sá E, et al. (2019). Prevalence of objectively measured sedentary behavior in early years: Systematic review and meta-analysis. Scand J Med Sci Sports 29(3): 308–328

[66] Poitras VJ, Gray CE, Janssen X, et al. (2017). Systematic review of the relationships between sedentary behaviour and health indicators in the early years (0-4 years). BMC Public Health 17(Suppl 5): 868

[67] Puhl RM, King KM. (2013). Weight discrimination and bullying. Best Pract Res Clin Endocrinol Metab 27(2): 117–127

[68] Quitério ALD. (2013). School physical education: The effectiveness of health-related interventions and recommendations for health-promotion practice. Health Education Journal 72(6): 716–732

[69] Rauner A, Jekauc D, Mess F, et al. (2015). Tracking physical activity in different settings from late childhood to early adulthood in Germany: the MoMo longitudinal study. BMC Public Health 15: 391

[70] Robert Koch-Institut KiGGS. Studie zur Gesundheit von Kindern und Jugendlichen in Deutschland. https://www.kiggs-studie.de/deutsch/home.html. Accessed 6 Jun 2019

[71] Rütten A, Pfeifer K. (2016). Nationale Empfehlungen für Bewegung und Bewegungsförderung

[72] Salvy S-J, Bowker JC, Germeroth L, et al. (2012). Influence of peers and friends on overweight/obese youths' physical activity. Exerc Sport Sci Rev 40(3): 127–132

[73] Schienkiewitz A, Damerow S, Mauz E, et al. (2018). Entwicklung von Übergewicht und Adipositas bei Kindern – Ergebnisse der KiGGS-Kohorte. Journal of Health Monitoring 3(76-80)

[74] Schienkiewitz A, Damerow S, Schaffrath Rosario A. (2018). Prevalence of underweight, overweight and obesity among children and adolescents in Germany. KiGGS Wave 2 results according to international reference systems. Journal of Health Monitoring 3(3): 56–68

[75] Schienkiewitz A, Brettschneider A-K, Damerow S, et al. (2018). Übergewicht und Adipositas im Kindes- und Jugendalter in Deutschland – Querschnittergebnisse aus KiGGS Welle 2 und Trends. Journal of Health Monitoring 3(1): 16–22

[76] Schienkiewitz A, Brettschneider A-K, Damerow S, et al. (2018). Übergewicht und Adipositas im Kindes- und Jugendalter in Deutschland – Querschnittergebnisse aus KiGGS Welle 2 und Trends. Journal of Health Monitoring 3(1): 16–23

[77] Schmidt SCE, Henn A, Albrecht C, et al. (2017). Physical Activity of German Children and Adolescents 2003-2012: The MoMo-Study. Int J Environ Res Public Health 14(11)

[78] Schoeppe S, Duncan MJ, Badland H, et al. (2013). Associations of children's independent mobility and active travel with physical activity, sedentary behaviour and weight status: a systematic review. J Sci Med Sport 16(4): 312–319

[79] Schoeppe S, Liersch S, Röbl M, et al. (2016). Mothers and Fathers Both Matter: The Positive Influence of Parental Physical Activity Modelling on Children's Leisure-Time Physical Activity. Pediatr Exerc Sci 28(3): 466–472

[80] Shape America - Society of Health and Physical Educators (2009). Active Start: A Statement of Physical Activity Guidelines for Children from Birth to Age 5, 2nd Edition. American Alliance for Health, Physical Education, Recreation and Dance, Sewickley (Pennsylvania)

[81] Simmonds M, Llewellyn A, Owen CG, et al. (2016). Predicting adult obesity from childhood obesity: a systematic review and meta-analysis. Obes Rev 17(2): 95–107

[82] Skinner AC, Skelton JA. (2014). Prevalence and trends in obesity and severe obesity among children in the United States, 1999-2012. JAMA Pediatr 168(6): 561–566

[83] Smith JJ, Eather N, Morgan PJ, et al. (2014 Sep). The health benefits of muscular fitness for children and adolescents: a systematic review and meta-analysis, vol 9, New Zealand

[84] Starrett K, Cordoza G. (2016). Sitzen ist das neue Rauchen. Das Trainingsprogramm, um lebensstilbedingten Haltungsschäden vorzubeugen und unsere natürliche Mobilität zurückzugewinnen. Riva, München

[85] Stracciolini A, Myer GD, Faigenbaum AD. (2013). Exercise-deficit disorder in children: are we ready to make this diagnosis? Phys Sportsmed 41(1): 94–101

[86] Telama R, Yang X, Leskinen E, et al. (2014). Tracking of physical activity from early childhood through youth into adulthood. Med Sci Sports Exerc 46(5): 955–962

[87] Timmons BW, Leblanc AG, Carson V, et al. (2012). Systematic review of physical activity and health in the early years (aged 0-4 years). Appl Physiol Nutr Metab 37(4): 773–792

[88] Tremblay MS, Colley RC, Saunders TJ, et al. (2010). Physiological and health implications of a sedentary lifestyle. Appl Physiol Nutr Metab 35(6): 725–740

[89] Tremblay MS, Warburton DER, Janssen I, et al. (2011). New Canadian physical activity guidelines. Appl Physiol Nutr Metab 36(1): 36-46; 47-58

[90] Tremblay MS, Leblanc AG, Carson V, et al. (2012). Canadian Physical Activity Guidelines for the Early Years (aged 0-4 years). Appl Physiol Nutr Metab 37(2): 345–369

[91] Tremblay MS, Gray CE, Akinroye K, et al. (2014). Physical activity of children: a global matrix of grades comparing 15 countries. J Phys Act Health 11 Suppl 1: S113-25

[92] Troiano RP, Berrigan D, Dodd KW, et al. (2008). Physical activity in the United States measured by accelerometer. Med Sci Sports Exerc 40(1): 181–188

[93] Tsiros MD, Olds T, Buckley JD, et al. (2009). Health-related quality of life in obese children and adolescents. Int J Obes (Lond) 33(4): 387–400

[94] Tucker JS, Martin S, Jackson AW, et al. (2014). Relations between sedentary behavior and FITNESSGRAM healthy fitness zone achievement and physical activity. J Phys Act Health 11(5): 1006–1011

[95] Tudor-Locke C, Johnson WD, Katzmarzyk PT. (2010). Accelerometer-determined steps per day in US children and youth. Med Sci Sports Exerc 42(12): 2244–2250

[96] Tudor-Locke C, Craig CL, Beets MW, et al. (2011). How many steps/day are enough? for children and adolescents. Int J Behav Nutr Phys Act 8: 78

[97] U.S. Department of Health and Human Services (2012). Youth risk behavior surveillance - United States. Morbidity and Mortality Weekly Report(61): 35–36

[98] van Sluijs EMF, McMinn AM, Griffin SJ. (2008). Effectiveness of interventions to promote physical activity in children and adolescents: systematic review of controlled trials. Br J Sports Med 42(8): 653–657

[99] Villa-González E, Barranco-Ruiz Y, Evenson KR, et al. (2018). Systematic review of interventions for promoting active school transport. Prev Med 111: 115–134

[100] Ward DS, Vaughn A, McWilliams C, et al. (2010). Interventions for increasing physical activity at child care. Med Sci Sports Exerc 42(3): 526–534

[101] White RL, Babic MJ, Parker PD, et al. (2017). Domain-Specific Physical Activity and Mental Health: A Meta-analysis. Am J Prev Med 52(5): 653–666

[102] Will N, Schmid S, Woll A. (2016). Intensität und soziale Disparität sportlicher Aktivität in Schule und Verein: Die Motorik Modul-Studie (MoMo). Sportunterricht 65(8): 239–244

[103] World Health Organization (2010). Global recommendations on physical activity for health. WHO Press: 17–22

[104] World Health Organization (2016). Report of the Commission on Ending Childhood Obesity

[105] Xu H, Wen LM, Rissel C. (2015). Associations of parental influences with physical activity and screen time among young children: a systematic review. J Obes 2015: 546925.

[106] Lloyd RS, Oliver JL. (2012). The Youth Physical Development Model. Strength and Conditioning Journal 34(3): 61–72

[107] Bult HJ, Barendrecht M, Tak IJR. (2018). Injury Risk and Injury Burden Are Related to Age Group and Peak Height Velocity Among Talented Male Youth Soccer Players. Orthop J Sports Med 6(12): 2325967118811042

[108] Ford P, Ste Croix M de, Lloyd R, et al. (2011). The long-term athlete development model: physiological evidence and application. J Sports Sci 29(4): 389–402

[109] Lloyd RS, Oliver JL. (2012). The Youth Physical Development Model. Strength and Conditioning Journal 34(3): 61–72

[110] Lloyd RS, Faigenbaum AD, Stone MH, et al. (2014). Position statement on youth resistance training: the 2014 International Consensus. Br J Sports Med 48(7): 498–505

[111] Malina RM, Bouchard C, Bar-Or O. (2004). Growth, Maturation, and Physical Activity. Human Kinetics, Champaign, IL

[112] Mills K, Baker D, Pacey V, et al. (2017 Jun). What is the most accurate and reliable methodological approach for predicting peak height velocity in adolescents? A systematic review, vol 6, Australia

[113] Mirwald RL, Baxter-Jones ADG, Bailey DA, et al. (2002). An assessment of maturity from anthropometric measurements. Med Sci Sports Exerc 34(4): 689–694

[114] Sherar LB, Mirwald RL, Baxter-Jones ADG, et al. (2005). Prediction of adult height using maturity-based cumulative height velocity curves. J Pediatr 147(4): 508–514

[115] Simpkin AJ, Sayers A, Gilthorpe MS, et al. (2017). Modelling height in adolescence: a comparison of methods for estimating the age at peak height velocity. Ann Hum Biol 44(8): 715–722.

[116] ACT Government Fundamental Movement Skills. Kids at Play - Active Play. https://www.health.act.gov.au/about-our-health-system/healthy-living/kids-play-active-play/early-childhood-educators/fundamental. Accessed 27 Dec 2019

[117] Bandura A. (1977). Self-efficacy: Toward a unifying theory of behavioral change. Psychological Review 84(2): 191–215

[118] Barnett LM, Lai SK, Veldman SLC, et al. (2016 Nov). Correlates of Gross Motor Competence in Children and Adolescents: A Systematic Review and Meta-Analysis, vol 11, New Zealand

[119] Behringer M, Vom Heede A, Matthews M, et al. (2011). Effects of strength training on motor performance skills in children and adolescents: a meta-analysis. Pediatr Exerc Sci 23(2): 186–206

[120] Bremer E, Cairney J. (2018). Fundamental Movement Skills and Health-Related Outcomes: A Narrative Review of Longitudinal and Intervention Studies Targeting Typically Developing Children. Am J Lifestyle Med 12(2): 148–159

[121] Cale L, Harris J, Chen MH. (2014). Monitoring health, activity and fitness in physical education: its current and future state of health. Sport, Education and Society 19(4): 376–397

[122] Cattuzzo MT, Dos Santos Henrique R, Re AHN, et al. (2016 Feb). Motor competence and health related physical fitness in youth: A systematic review, vol 2, Australia

[123] Clark JE, Metcalfe JS. (2002). The Mountain Of Motor Development: A Metaphor. Motor development: Research and reviews 2: 163–190

[124] Collins H, Booth JN, Duncan A, et al. (2019). The effect of resistance training interventions on fundamental movement skills in youth: a meta-analysis. Sports Med Open 5(1): 17

[125] Cools W, Martelaer K de, Samaey C, et al. (2009). Movement Skill Assessment of Typically Developing Preschool Children: A Review of Seven Movement Skill Assessment Tools. J Sports Sci Med 8(2): 154–168

[126] Department of Education, Victoria, Australia (2009). Fundamental Motor Skills. A Manual for Classroom Teachers. https://www.education.vic.gov.au/Documents/school/teachers/teachingresources/social/physed/fmsteacher.pdf. Accessed 22 Jan 2020

[127] D'Hondt E, Deforche B, Gentier I, et al. (2013). A longitudinal analysis of gross motor coordination in overweight and obese children versus normal-weight peers. Int J Obes (Lond) 37(1): 61–67

[128] D'Hondt E, Deforche B, Gentier I, et al. (2014). A longitudinal study of gross motor coordination and weight status in children. Obesity (Silver Spring) 22(6): 1505–1511

[129] Duncan MJ, Eyre ELJ, Oxford SW. (2018). The Effects of 10-week Integrated Neuromuscular Training on Fundamental Movement Skills and Physical Self-efficacy in 6-7-Year-Old Children. J Strength Cond Res 32(12): 3348–3356

[130] Engel AC, Broderick CR, van Doorn N, et al. (2018 Aug). Exploring the Relationship Between Fundamental Motor Skill Interventions and Physical Activity Levels in Children: A Systematic Review and Meta-analysis, vol 8, New Zealand

[131] Faigenbaum AD, Kraemer WJ, Blimkie CJR, et al. (2009). Youth resistance training: updated position statement paper from the national strength and conditioning association. J Strength Cond Res 23(5 Suppl): S60-79

[132] Faigenbaum AD, Myer GD. (2012). Exercise deficit disorder in youth: play now or pay later. Curr Sports Med Rep 11(4): 196–200

[133] Field SC, Temple VA. (2017). The Relationship between Fundamental Motor Skill Proficiency and Participation in Organized Sports and Active Recreation in Middle Childhood. Sports (Basel) 5(2)

[134] Figueroa R, An R. (2017). Motor Skill Competence and Physical Activity in Preschoolers: A Review. Matern Child Health J 21(1): 136–146

[135] Gallahue DL, Ozmun JC, Goodway JD. (2012). Understanding motor development. Infants, children, adolescents, adults, 7th ed. McGraw-Hill, New York

[136] Goodway JD, Ozmun JC, Gallahue DL. (2019). Understanding Motor Development. Infants, children, adolescents, adults, 8th ed. JONES & BARTLETT LEARNING, Burlington

[137] Griffiths A, Toovey R, Morgan PE, et al. (2018). Psychometric properties of gross motor assessment tools for children: a systematic review. BMJ Open 8(10): e021734

[138] Haapala EA. (2013). Cardiorespiratory fitness and motor skills in relation to cognition and academic performance in children - a review. J Hum Kinet 36: 55–68

[139] Han A, Fu A, Cobley S, et al. (2018 Jan). Effectiveness of exercise intervention on improving fundamental movement skills and motor coordination in overweight/obese children and adolescents: A systematic review, vol 1, Australia

[140] Hardy LL, Reinten-Reynolds T, Espinel P, et al. (2012). Prevalence and correlates of low fundamental movement skill competency in children. Pediatrics 130(2): e390-8

[141] Harries SK, Lubans DR, Callister R. (2012 Nov). Resistance training to improve power and sports performance in adolescent athletes: a systematic review and meta-analysis, vol 6, Australia

[142] Hills AP, King NA, Armstrong TP. (2007). The contribution of physical activity and sedentary behaviours to the growth and development of children and adolescents: implications for overweight and obesity. Sports Med 37(6): 533–545

[143] Hoeboer J, Vries S de, Krijger-Hombergen M, et al. (2016). Validity of an Athletic Skills Track among 6- to 12-year-old children. J Sports Sci 34(21): 2095–2105

[144] Hoeboer J, Krijger-Hombergen M, Savelsbergh G, et al. (2018). Reliability and concurrent validity of a motor skill competence test among 4- to 12-year old children. J Sports Sci 36(14): 1607–1613

[145] Hoeboer JJAAM, Ongena G, Krijger-Hombergen M, et al. (2018). The Athletic Skills Track: Age- and gender-related normative values of a motor skills test for 4- to 12-year-old children. J Sci Med Sport 21(9): 975–979

[146] Jaakkola T, Yli-Piipari S, Huotari P, et al. (2016). Fundamental movement skills and physical fitness as predictors of physical activity: A 6-year follow-up study. Scand J Med Sci Sports 26(1): 74–81

[147] Johnstone A, Hughes AR, Martin A, et al. (2018 Jun 26). Utilising active play interventions to promote physical activity and improve fundamental movement skills in children: a systematic review and meta-analysis, vol 1, England

[148] Klingberg B, Schranz N, Barnett LM, et al. (2019). The feasibility of fundamental movement skill assessments for pre-school aged children. J Sports Sci 37(4): 378–386

[149] Klingberg B, Hoeboer JJAAM, Schranz N, et al. (2019). Validity and feasibility of an obstacle course to assess fundamental movement skills in a pre-school setting. J Sports Sci 37(13): 1534–1542

[150] Lander N, Morgan PJ, Salmon JO, et al. (2017). Improving Early Adolescent Girls' Motor Skill: A Cluster Randomized Controlled Trial. Med Sci Sports Exerc 49(12): 2498–2505

[151] Lesinski M, Prieske O, Granacher U. (2016). Effects and dose-response relationships of resistance training on physical performance in youth athletes: a systematic review and meta-analysis. Br J Sports Med 50(13): 781–795

[152] Lloyd M, Saunders TJ, Bremer E, et al. (2014). Long-term importance of fundamental motor skills: a 20-year follow-up study. Adapt Phys Activ Q 31(1): 67–78

[153] Lloyd RS, Faigenbaum AD, Stone MH, et al. (2014). Position statement on youth resistance training: the 2014 International Consensus. Br J Sports Med 48(7): 498–505

[154] Logan SW, Robinson LE, Wilson AE, et al. (2012). Getting the fundamentals of movement: a meta-analysis of the effectiveness of motor skill interventions in children. Child Care Health Dev 38(3): 305–315

[155] Logan SW, Ross SM, Chee K, et al. (2018). Fundamental motor skills: A systematic review of terminology. J Sports Sci 36(7): 781–796

[156] Loprinzi PD, Davis RE, Fu Y-C. (2015). Early motor skill competence as a mediator of child and adult physical activity. Prev Med Rep 2: 833–838

[157] Lubans DR, Morgan PJ, Cliff DP, et al. (2010). Fundamental movement skills in children and adolescents: review of associated health benefits. Sports Med 40(12): 1019–1035

[158] Malina RM. (2004). Motor Development during Infancy and Early Childhood: Overview and Suggested Directions for Research. Int. J. Sport Health Sci. 2: 50–66

[159] Morgan PJ, Barnett LM, Cliff DP, et al. (2013). Fundamental movement skill interventions in youth: a systematic review and meta-analysis. Pediatrics 132(5): e1361-83

[160] Negra Y, Chaabene H, Stöggl T, et al. (2016). Effectiveness and time-course adaptation of resistance training vs. plyometric training in prepubertal soccer players. Journal of Sport and Health Science

[161] Riethmuller AM, Jones R, Okely AD. (2009). Efficacy of interventions to improve motor development in young children: a systematic review. Pediatrics 124(4): e782-92

[162] Robinson LE, Stodden DF, Barnett LM, et al. (2015). Motor Competence and its Effect on Positive Developmental Trajectories of Health. Sports Med 45(9): 1273–1284

[163] Salehi SK, Sheikh M, Talebrokni FS. (2017). Comparison Exam of Gallahue's Hourglass Model and Clark and Metcalfe's the Mountain of Motor Development Metaphor. APE 07(03): 217–233

[164] Shape America - Society of Health and Physical Educators (2009). Active Start: A Statement of Physical Activity Guidelines for Children from Birth to Age 5, 2nd Edition. American Alliance for Health, Physical Education, Recreation and Dance, Sewickley (Pennsylvania)

[165] Smyth TR. (1992). Impaired motor skill (clumsiness) in otherwise normal children: a review. Child Care Health Dev 18(5): 283–300

[166] Sport New Zealand Developing Fundamental Movement Skills. Balance. https://sportnz.org.nz/assets/Uploads/attachments/managing-sport/young-people/fundamental-movement-balance.pdf. Accessed 22 Jan 2020

[167] Sport New Zealand Developing Fundamental Movement Skills. Introduction. https://sportnz.org.nz/assets/Uploads/attachments/managing-sport/young-people/Developing-Fundamental-Movement-Skills-Manual-Introduction.pdf. Accessed 22 Jan 2020

[168] Sport New Zealand Developing Fundamental Movement Skills. Jumping. https://sportnz.org.nz/assets/Uploads/attachments/managing-sport/young-people/fundamental-movement-jumping.pdf. Accessed 22 Jan 2020

[169] Sport New Zealand Developing Fundamental Movement Skills. Throwing and Catching. https://sportnz.org.nz/assets/Uploads/attachments/managing-sport/young-people/fundamental-movement-throwing-1-of-2.pdf. Accessed 22 Jan 2020

[170] Stratton G, Jones M, Fox KR, et al. (2004). BASES position statement on guidelines for resistance exercise in young people. J Sports Sci 22(4): 383–390

[171] Tester G, Ackland TR, Houghton L. (2014). A 30-Year Journey of Monitoring Fitness and Skill Outcomes in Physical Education: Lessons Learned and a Focus on the Future. APE 04(03): 127–137

[172] Tompsett C, Sanders R, Taylor C, et al. (2017). Pedagogical Approaches to and Effects of Fundamental Movement Skill Interventions on Health Outcomes: A Systematic Review. Sports Med 47(9): 1795–1819

[173] Tremblay MS, Gray CE, Akinroye K, et al. (2014). Physical activity of children: a global matrix of grades comparing 15 countries. J Phys Act Health 11 Suppl 1: S113-25

[174] van Capelle A, Broderick CR, van Doorn N, et al. (2017 Jul). Interventions to improve fundamental motor skills in pre-school aged children: A systematic review and meta-analysis, vol 7, Australia

[175] Veldman SLC, Jones RA, Okely AD. (2016). Efficacy of gross motor skill interventions in young children: an updated systematic review. BMJ Open Sport Exerc Med 2(1): e000067

[176] Wick K, Leeger-Aschmann CS, Monn ND, et al. (2017). Interventions to Promote Fundamental Movement Skills in Childcare and Kindergarten: A Systematic Review and Meta-Analysis. Sports Med 47(10): 2045–2068.

[177] Apostolopoulos N, Metsios GS, Flouris AD, et al. (2015). The relevance of stretch intensity and position-a systematic review. Front Psychol 6: 1128

[178] Aune AAG, Bishop C, Turner AN, et al. (2019). Acute and chronic effects of foam rolling vs eccentric exercise on ROM and force output of the plantar flexors. J Sports Sci 37(2): 138–145

[179] Behm DG, Blazevich AJ, Kay AD, et al. (2016 Jan). Acute effects of muscle stretching on physical performance, range of motion, and injury incidence in healthy active individuals: a systematic review, vol 1, Canada

[180] Borges MO, Medeiros DM, Minotto BB, et al. (2018). Comparison between static stretching and proprioceptive neuromuscular facilitation on hamstring flexibility: systematic review and meta-analysis. European Journal of Physiotherapy 20(1): 12–19

[181] Bushell JE, Dawson SM, Webster MM. (2015). Clinical Relevance of Foam Rolling on Hip Extension Angle in a Functional Lunge Position. J Strength Cond Res 29(9): 2397–2403

[182] Cayco CS, Labro AV, Gorgon EJR. (2019 Jan). Hold-relax and contract-relax stretching for hamstrings flexibility: A systematic review with meta-analysis, England

[183] Cheatham SW, Kolber MJ, Cain M, et al. (2015). The Effects Of Self-Myofascial Release Using A Foam Roll Or Roller Massager On Joint Range Of Motion, Muscle Recovery, And Performance: A Systematic Review. Int J Sports Phys Ther 10(6): 827–838

[184] Cheatham SW, Stull KR. (2018). Comparison of a foam rolling session with active joint motion and without joint motion: A randomized controlled trial. J Bodyw Mov Ther 22(3): 707–712

[185] Cheatham SW, Stull KR, Kolber MJ. (2018). Comparison of a Vibration Roller and a Nonvibration Roller Intervention on Knee Range of Motion and Pressure Pain Threshold: A Randomized Controlled Trial. J Sport Rehabil: 1–7

[186] Cheatham SW, Stull KR. (2018). Comparison Of Three Different Density Type Foam Rollers On Knee Range Of Motion And Pressure Pain Threshold: A Randomized Controlled Trial. Int J Sports Phys Ther 13(3): 474–482

[187] Decoster LC, Cleland J, Altieri C, et al. (2005). The effects of hamstring stretching on range of motion: a systematic literature review. J Orthop Sports Phys Ther 35(6): 377–387

[188] Freitas SR, Mil-Homens P. (2015). Effect of 8-week high-intensity stretching training on biceps femoris architecture. J Strength Cond Res 29(6): 1737–1740

[189] Freitas SR, Mendes B, Le Sant G, et al. (2018 Mar). Can chronic stretching change the muscle-tendon mechanical properties? A review, vol 3, Denmark

[190] Garcia-Gutierrez MT, Guillen-Rogel P, Cochrane DJ, et al. (2018). Cross transfer acute effects of foam rolling with vibration on ankle dorsiflexion range of motion. J Musculoskelet Neuronal Interact 18(2): 262–267

[191] Guillot A, Kerautret Y, Queyrel F, et al. (2019). Foam Rolling and Joint Distraction with Elastic Band Training Performed for 5-7 Weeks Respectively Improve Lower Limb Flexibility. J Sports Sci Med 18(1): 160–171

[192] Hall M, Chadwick Smith J. (2018). The Effects Of An Acute Bout Of Foam Rolling On Hip Range of Motion On Different Tissues. Int J Sports Phys Ther 13(4): 652–660

[193] Harvey L, Herbert R, Crosbie J. (2002). Does stretching induce lasting increases in joint ROM? A systematic review. Physiother Res Int 7(1): 1–13

[194] Kelly S, Beardsley C. (2016). Specific And Cross-Over Effects Of Foam Rolling On Ankle Dorsiflexion Range Of Motion. Int J Sports Phys Ther 11(4): 544–551

[195] Killen BS, Zelizney KL, Ye X. (2019). Crossover Effects of Unilateral Static Stretching and Foam Rolling on Contralateral Hamstring Flexibility and Strength. J Sport Rehabil 28(6): 533–539

[196] Lempke L, Wilkinson R, Murray C, et al. (2018). The Effectiveness of PNF Versus Static Stretching on Increasing Hip-Flexion Range of Motion. J Sport Rehabil 27(3): 289–294

[197] MacDonald GZ, Penney MDH, Mullaley ME, et al. (2013). An acute bout of self-myofascial release increases range of motion without a subsequent decrease in muscle activation or force. J Strength Cond Res 27(3): 812–821

[198] Madoni SN, Costa PB, Coburn JW, et al. (2018). Effects of Foam Rolling on Range of Motion, Peak Torque, Muscle Activation, and the Hamstrings-to-Quadriceps Strength Ratios. J Strength Cond Res 32(7): 1821–1830

[199] Markovic G (2015) Acute effects of instrument assisted soft tissue mobilization vs. foam rolling on knee and hip range of motion in soccer players. J Bodyw Mov Ther 19(4): 690–696

[200] Medeiros DM, Cini A, Sbruzzi G, et al. (2016 Aug). Influence of static stretching on hamstring flexibility in healthy young adults: Systematic review and meta-analysis, vol 6, England

[201] Medeiros DM, Martini TF. (2018 Mar). Chronic effect of different types of stretching on ankle dorsiflexion range of motion: Systematic review and meta-analysis, Scotland

[202] Mohr AR, Long BC, Goad CL. (2014). Effect of foam rolling and static stretching on passive hip-flexion range of motion. J Sport Rehabil 23(4): 296–299

[203] Monteiro ER, Vigotsky AD, Novaes JdS, et al. (2018). Acute Effects Of Different Anterior Thigh Self-Massage On Hip Range-Of-Motion In Trained Men. Int J Sports Phys Ther 13(1): 104–113

[204] Monteiro ER, Costa PB, Correa Neto VG, et al. (2019). Posterior Thigh Foam Rolling Increases Knee Extension Fatigue and Passive Shoulder Range-of-Motion. J Strength Cond Res 33(4): 987–994

[205] Monteiro ER, da Silva Novaes J, Cavanaugh MT, et al. (2019). Quadriceps foam rolling and rolling massage increases hip flexion and extension passive range-of-motion. J Bodyw Mov Ther 23(3): 575–580

[206] Opplert J, Babault N. (2018). Acute Effects of Dynamic Stretching on Muscle Flexibility and Performance: An Analysis of the Current Literature. Sports Med 48(2): 299–325

[207] Page P. (2012). Current concepts in muscle stretching for exercise and rehabilitation. Int J Sports Phys Ther 7(1): 109–119

[208] Sharman MJ, Cresswell AG, Riek S. (2006). Proprioceptive neuromuscular facilitation stretching: mechanisms and clinical implications. Sports Med 36(11): 929–939

[209] Smith JC, Pridgeon B, Hall MC. (2018). Acute Effect of Foam Rolling and Dynamic Stretching on Flexibility and Jump Height. J Strength Cond Res 32(8): 2209–2215

[210] Smith JC, Washell BR, Aini MF, et al. (2019). Effects of Static Stretching and Foam Rolling on Ankle Dorsiflexion Range of Motion. Med Sci Sports Exerc 51(8): 1752–1758

[211] Thomas E, Bianco A, Paoli A, et al. (2018). The Relation Between Stretching Typology and Stretching Duration: The Effects on Range of Motion. Int J Sports Med 39(4): 243–254

[212] Weppler CH, Magnusson SP. (2010). Increasing muscle extensibility: a matter of increasing length or modifying sensation? Phys Ther 90(3): 438–449

[213] Wilke J, Muller A-L, Giesche F, et al. (2019). Acute Effects of Foam Rolling on Range of Motion in Healthy Adults: A Systematic Review with Multilevel Meta-analysis. Sports Med

[214] Wilke J, Niemeyer P, Niederer D, et al. (2019). Influence of Foam Rolling Velocity on Knee Range of Motion and Tissue Stiffness: A Randomized, Controlled Crossover Trial. J Sport Rehabil 28(7): 711–715

[215] Willy RW, Kyle BA, Moore SA, et al. (2001). Effect of cessation and resumption of static hamstring muscle stretching on joint range of motion. J Orthop Sports Phys Ther 31(3): 138–144.

[216] Alvarez-San Emeterio C, Antuñano NP-G, López-Sobaler AM, et al. (2011). Effect of strength training and the practice of Alpine skiing on bone mass density, growth, body composition, and the strength and power of the legs of adolescent skiers. J Strength Cond Res 25(10): 2879–2890

[217] Balyi I, Hamilton A. (2004). Long-Term Athlete Development: Trainability in Childhood and Adolescence. Windows of Opportunity. Optimal Trainability, Victoria: National Coaching Institute British Columbia & Advanced Training and Performance Ltd.

[218] Bass SL. (2000). The prepubertal years: a uniquely opportune stage of growth when the skeleton is most responsive to exercise? Sports Med 30(2): 73–78

[219] Behm DG, Faigenbaum AD, Falk B, et al. (2008). Canadian Society for Exercise Physiology position paper: resistance training in children and adolescents. Appl Physiol Nutr Metab 33(3): 547–561

[220] Behringer M, Vom Heede A, Yue Z, et al. (2010). Effects of resistance training in children and adolescents: a meta-analysis. Pediatrics 126(5): e1199-210

[221] Behringer M, Vom Heede A, Matthews M, et al. (2011). Effects of strength training on motor performance skills in children and adolescents: a meta-analysis. Pediatr Exerc Sci 23(2): 186–206

[222] Benson AC, Torode ME, Fiatarone Singh MA. (2008). The effect of high-intensity progressive resistance training on adiposity in children: a randomized controlled trial. Int J Obes (Lond) 32(6): 1016–1027

[223] Bloemers F, Collard D, Paw MCA, et al. (2012). Physical inactivity is a risk factor for physical activity-related injuries in children. Br J Sports Med 46(9): 669–674

[224] Collins H, Fawkner S, Booth JN, et al. (2018). The effect of resistance training interventions on weight status in youth: a meta-analysis. Sports Med Open 4(1): 41

[225] Collins H, Booth JN, Duncan A, et al. (2019). The Effect of Resistance Training Interventions on 'The Self' in Youth: a Systematic Review and Meta-analysis. Sports Med Open 5(1): 29

[226] Conroy BP, Kraemer WJ, Maresh CM, et al. (1993). Bone mineral density in elite junior Olympic weightlifters. Med Sci Sports Exerc 25(10): 1103–1109

[227] Davis JN, Tung A, Chak SS, et al. (2009). Aerobic and strength training reduces adiposity in overweight Latina adolescents. Med Sci Sports Exerc 41(7): 1494–1503

[228] Dietz P, Hoffmann S, Lachtermann E, et al. (2012). Influence of exclusive resistance training on body composition and cardiovascular risk factors in overweight or obese children: a systematic review, vol 4, Switzerland

[229] Emery CA, Meeuwisse WH. (2010). The effectiveness of a neuromuscular prevention strategy to reduce injuries in youth soccer: a cluster-randomised controlled trial. Br J Sports Med 44(8): 555–562

[230] Faigenbaum AD, Westcott WL, Loud RL, et al. (1999). The effects of different resistance training protocols on muscular strength and endurance development in children. Pediatrics 104(1): e5

[231] Faigenbaum AD, Kraemer WJ, Blimkie CJR, et al. (2009). Youth resistance training: updated position statement paper from the national strength and conditioning association. J Strength Cond Res 23(5 Suppl): S60-79

[232] Faigenbaum AD, Myer GD. (2010). Resistance training among young athletes: safety, efficacy and injury prevention effects. Br J Sports Med 44(1): 56–63

[233] Faigenbaum AD, Farrell AC, Fabiano M, et al. (2013). Effects of detraining on fitness performance in 7-year-old children. J Strength Cond Res 27(2): 323–330

[234] Faigenbaum AD, Lloyd RS, MacDonald J, et al. (2016). Citius, Altius, Fortius: beneficial effects of resistance training for young athletes: Narrative review. Br J Sports Med 50(1): 3–7

[235] Falk B, Tenenbaum G. (1996). The effectiveness of resistance training in children. A meta-analysis. Sports Med 22(3): 176–186

[236] Falk B, Eliakim A. (2003). Resistance training, skeletal muscle and growth. Pediatr Endocrinol Rev 1(2): 120–127

[237] Ford KR, Shapiro R, Myer GD, et al. (2010). Longitudinal sex differences during landing in knee abduction in young athletes. Med Sci Sports Exerc 42(10): 1923–1931

[238] Ford KR, Myer GD, Hewett TE. (2011). Longitudinally Decreased Knee Abduction and Increased Hamstrings Strength in Females with Self-Reported Resistance Training. Med Sci Sports Exerc 43(Suppl 1): 77

[239] Granacher U, Lesinski M, Busch D, et al. (2016). Effects of Resistance Training in Youth Athletes on Muscular Fitness and Athletic Performance: A Conceptual Model for Long-Term Athlete Development. Front Physiol 7: 164

[240] Gunter KB, Almstedt HC, Janz KF. (2012). Physical activity in childhood may be the key to optimizing lifespan skeletal health. Exerc Sport Sci Rev 40(1): 13–21

[241] Hamill BP. (1994). Relative safety of weightlifting and weight training. J Strength Cond Res 8(1): 53–57

[242] Hewett TE, Stroupe AL, Nance TA, et al. (1996). Plyometric training in female athletes. Decreased impact forces and increased hamstring torques. Am J Sports Med 24(6): 765–773

[243] Hewett TE, Myer GD, Ford KR. (2004). Decrease in neuromuscular control about the knee with maturation in female athletes. J Bone Joint Surg Am 86-A(8): 1601–1608

[244] Hewett TE, Myer GD, Ford KR, et al. (2005) Biomechanical measures of neuromuscular control and valgus loading of the knee predict anterior cruciate ligament injury risk in female athletes: a prospective study. Am J Sports Med 33(4): 492–501

[245] Ingle L, Sleap M, Tolfrey K. (2006). The effect of a complex training and detraining programme on selected strength and power variables in early pubertal boys. J Sports Sci 24(9): 987–997

[246] Lauersen JB, Bertelsen DM, Andersen LB. (2014 Jun). The effectiveness of exercise interventions to prevent sports injuries: a systematic review and meta-analysis of randomised controlled trials, vol 11, England

[247] Legerlotz K, Marzilger R, Bohm S, et al. (2016). Physiological Adaptations following Resistance Training in Youth Athletes-A Narrative Review. Pediatr Exerc Sci 28(4): 501–520

[248] Lillegard WA, Brown EW, Wilson DJ, et al. (1997). Efficacy of strength training in prepubescent to early postpubescent males and females: effects of gender and maturity. Pediatr Rehabil 1(3): 147–157

[249] Lloyd RS, Faigenbaum AD, Stone MH, et al. (2014). Position statement on youth resistance training: the 2014 International Consensus. Br J Sports Med 48(7): 498–505

[250] Malina RM. (2006). Weight training in youth-growth, maturation, and safety: an evidence-based review. Clin J Sport Med 16(6): 478–487

[251] McCambridge TM, Stricker PR. (2008). Strength training by children and adolescents. Pediatrics 121(4): 835–840

[252] McGuigan MR, Tatasciore M, Newton RU, et al. (2009). Eight weeks of resistance training can significantly alter body composition in children who are overweight or obese. J Strength Cond Res 23(1): 80–85

[253] McHugh MP. (2010). Oversized young athletes: a weighty concern. Br J Sports Med 44(1): 45–49

[254] Moran J, Sandercock GRH, Ramirez-Campillo R, et al. (2017). A meta-analysis of maturation-related variation in adolescent boy athletes' adaptations to short-term resistance training. J Sports Sci 35(11): 1041–1051

[255] Moran JJ, Sandercock GRH, Ramirez-Campillo R, et al. (2017). Age-Related Variation in Male Youth Athletes' Countermovement Jump After Plyometric Training: A Meta-Analysis of Controlled Trials. J Strength Cond Res 31(2): 552–565

[256] Myer GD, Ford KR, Palumbo JP, et al. (2005). Neuromuscular training improves performance and lower-extremity biomechanics in female athletes. J Strength Cond Res 19(1): 51–60

[257] Myer GD, Ford KR, Brent JL, et al. (2006). The effects of plyometric vs. dynamic stabilization and balance training on power, balance, and landing force in female athletes. J Strength Cond Res 20(2): 345–353

[258] Myer GD, Ford KR, Brent JL, et al. (2007). Differential neuromuscular training effects on ACL injury risk factors in"high-risk" versus "low-risk" athletes. BMC Musculoskelet Disord 8: 39

[259] Myer GD, Quatman CE, Khoury J, et al. (2009). Youth versus adult "weightlifting" injuries presenting to United States emergency rooms: accidental versus nonaccidental injury mechanisms. J Strength Cond Res 23(7): 2054–2060

[260] Myer GD, Ford KR, Barber Foss KD, et al. (2010). The incidence and potential pathomechanics of patellofemoral pain in female athletes. Clin Biomech (Bristol, Avon) 25(7): 700–707

[261] Myer GD, Faigenbaum AD, Chu DA, et al. (2011). Integrative training for children and adolescents: techniques and practices for reducing sports-related injuries and enhancing athletic performance. Phys Sportsmed 39(1): 74–84

[262] Myer GD, Lloyd RS, Brent JL, et al. (2013). How Young is "Too Young" to Start Training? ACSMs Health Fit J 17(5): 14–23

[263] Myer GD, Sugimoto D, Thomas S, et al. (2013). The influence of age on the effectiveness of neuromuscular training to reduce anterior cruciate ligament injury in female athletes: a meta-analysis. Am J Sports Med 41(1): 203–215

[264] Myers AM, Beam NW, Fakhoury JD. (2017). Resistance training for children and adolescents. Transl Pediatr 6(3): 137–143

[265] Naylor LH, Watts K, Sharpe JA, et al. (2008). Resistance training and diastolic myocardial tissue velocities in obese children. Med Sci Sports Exerc 40(12): 2027–2032

[266] Nichols DL, Sanborn CF, Love AM. (2001). Resistance training and bone mineral density in adolescent females. J Pediatr 139(4): 494–500

[267] Ozmun JC, Mikesky AE, Surburg PR. (1994). Neuromuscular adaptations following prepubescent strength training. Med Sci Sports Exerc 26(4): 510–514

[268] Padilla-Moledo C, Ruiz JR, Ortega FB, et al. (2012). Associations of muscular fitness with psychological positive health, health complaints, and health risk behaviors in Spanish children and adolescents. J Strength Cond Res 26(1): 167–173

[269] Payne VG, Morrow JR, JR, Johnson L, et al. (1997). Resistance training in children and youth: a meta-analysis. Res Q Exerc Sport 68(1): 80–88

[270] Pfeiffer RD, Francis RS. (1986). Effects of Strength Training on Muscle Development in Prepubescent, Pubescent, and Postpubescent Males. Phys Sportsmed 14(9): 134–143

[271] Sadres E, Eliakim A, Constantini N, et al. (2001). The Effect of Long-Term Resistance Training on Anthropometric Measures, Muscle Strength, and Self Concept in Pre-Pubertal Boys. Pediatr Exerc Sci 13(4): 357–372

[272] Schranz N, Tomkinson G, Olds T. (2013 Sep). What is the effect of resistance training on the strength, body composition and psychosocial status of overweight and obese children and adolescents? A Systematic review and meta-analysis, vol 9, New Zealand

[273] Schwingshandl J, Sudi K, Eibl B, et al. (1999). Effect of an individualised training programme during weight reduction on body composition: a randomised trial. Arch Dis Child 81(5): 426–428

[274] Shaibi GQ, Cruz ML, Ball GDC, et al. (2006). Effects of resistance training on insulin sensitivity in overweight Latino adolescent males. Med Sci Sports Exerc 38(7): 1208–1215

[275] Sothern MS, Loftin JM, Udall JN, et al. (2000). Safety, feasibility, and efficacy of a resistance training program in preadolescent obese children. Am J Med Sci 319(6): 370–375

[276] Stratton G, Jones M, Fox KR, et al. (2004). BASES position statement on guidelines for resistance exercise in young people. J Sports Sci 22(4): 383–390

[277] Suh S, Jeong I-K, Kim MY, et al. (2011). Effects of resistance training and aerobic exercise on insulin sensitivity in overweight korean adolescents: a controlled randomized trial. Diabetes Metab J 35(4): 418–426

[278] Valovich McLeod TC, Decoster LC, Loud KJ, et al. (2011). National Athletic Trainers' Association position statement: prevention of pediatric overuse injuries. J Athl Train 46(2): 206–220

[279] van der Heijden G-J, Wang ZJ, Chu Z, et al. (2010). Strength Exercise Improves Muscle Mass and Hepatic Insulin Sensitivity in Obese Youth. Med Sci Sports Exerc 42(11): 1973–1980

[280] Vicente-Rodríguez G. (2006). How does exercise affect bone development during growth? Sports Med 36(7): 561–569

[281] Virvidakis K, Georgiou E, Korkotsidis A, et al. (1990). Bone mineral content of junior competitive weightlifters. Int J Sports Med 11(3): 244–246

[282] Watts K, Beye P, Siafarikas A, et al. (2004). Exercise training normalizes vascular dysfunction and improves central adiposity in obese adolescents. J Am Coll Cardiol 43(10): 1823–1827

[283] Weltman A, Janney C, Rians CB, et al. (1986). The effects of hydraulic resistance strength training in pre-pubertal males. Med Sci Sports Exerc 18(6): 629–638

[284] Wilson G, Bird S, O'Connor D, et al. (2017). Resistance Training for Children and Youth - A Position Stand from the Australian Strength and conditioning Association (ASCA)

[285] Witzke KA, Snow CM. (2000). Effects of plyometric jump training on bone mass in adolescent girls. Med Sci Sports Exerc 32(6): 1051–1057

[286] Zwolski C, Quatman-Yates C, Paterno MV. (2017). Resistance Training in Youth: Laying the Foundation for Injury Prevention and Physical Literacy. Sports Health 9(5): 436–443.

[287] Behringer M, Vom Heede A, Matthews M, et al. (2011). Effects of strength training on motor performance skills in children and adolescents: a meta-analysis. Pediatr Exerc Sci 23(2): 186–206

[288] Chelly SM, Denis C. (2001). Leg power and hopping stiffness: relationship with sprint running performance. Med Sci Sports Exerc 33(2): 326–333

[289] Cronin JB, Hansen KT. (2005). Strength and power predictors of sports speed. J Strength Cond Res 19(2): 349–357

[290] Farley CT, González O. (1996). Leg stiffness and stride frequency in human running. J Biomech 29(2): 181–186

[291] Ford P, Ste Croix M de, Lloyd R, et al. (2011). The long-term athlete development model: physiological evidence and application. J Sports Sci 29(4): 389–402

[292] Gevat C, Taskin H, Arslan F, et al. (2012). The effects of 8-week speed training program on the acceleration ability and maximum speed running at 11 years athletes. Coll Antropol 36(3): 951–958

[293] Gravina L, Gil SM, Ruiz F, et al. (2008). Anthropometric and physiological differences between first team and reserve soccer players aged 10-14 years at the beginning and end of the season. J Strength Cond Res 22(4): 1308–1314

[294] Johnson BA, Salzberg CL, Stevenson DA. (2011 Sep). A systematic review: plyometric training programs for young children, vol 9, United States

[295] Lloyd RS, Oliver JL, Hughes MG, et al. (2012). Age-related differences in the neural regulation of stretch-shortening cycle activities in male youths during maximal and sub-maximal hopping. J Electromyogr Kinesiol 22(1): 37–43

[296] Lloyd RS, Read P, Oliver JL, et al. (2013). Considerations for the Development of Agility During Childhood and Adolescence. Strength and Conditioning Journal 35(3): 2–11

[297] Lockie RG, Murphy AJ, Knight TJ, et al. (2011). Factors that differentiate acceleration ability in field sport athletes. J Strength Cond Res 25(10): 2704–2714

[298] Lockie RG, Murphy AJ, Schultz AB, et al. (2012). The effects of different speed training protocols on sprint acceleration kinematics and muscle strength and power in field sport athletes. J Strength Cond Res 26(6): 1539–1550

[299] Malina RM, Bouchard C, Bar-Or O. (2004). Growth, Maturation, and Physical Activity. Human Kinetics, Champaign, IL

[300] Meyers RW, Oliver JL, Hughes MG, et al. (2015). Maximal sprint speed in boys of increasing maturity. Pediatr Exerc Sci 27(1): 85–94

[301] Moran J, Sandercock G, Rumpf MC, et al. (2017). Variation in Responses to Sprint Training in Male Youth Athletes: A Meta-analysis. Int J Sports Med 38(1): 1–11

[302] Oliver JL, Lloyd RS, Rumpf MC (2013) Developing Speed Throughout Childhood and Adolescence. Strength and Conditioning Journal 35(3): 42–48

[303] Papaiakovou G, Giannakos A, Michailidis C, et al. (2009). The effect of chronological age and gender on the development of sprint performance during childhood and puberty. J Strength Cond Res 23(9): 2568–2573

[304] Philippaerts RM, Vaeyens R, Janssens M, et al. (2006). The relationship between peak height velocity and physical performance in youth soccer players. J Sports Sci 24(3): 221–230

[305] Reilly T, Williams AM, Nevill A, et al. (2000). A multidisciplinary approach to talent identification in soccer. J Sports Sci 18(9): 695–702

[306] Rumpf MC, Cronin JB, Pinder SD, et al. (2012). Effect of different training methods on running sprint times in male youth. Pediatr Exerc Sci 24(2): 170–186

[307] Rumpf MC, Cronin JB, Mohamad IN, et al. (2015). The effect of resisted sprint training on maximum sprint kinetics and kinematics in youth. Eur J Sport Sci 15(5): 374–381

[308] Rumpf MC, Lockie RG, Cronin JB, et al. (2016). Effect of Different Sprint Training Methods on Sprint Performance Over Various Distances: A Brief Review. J Strength Cond Res 30(6): 1767–1785

[309] Salo AIT, Bezodis IN, Batterham AM, et al. (2011). Elite sprinting: are athletes individually step-frequency or step-length reliant? Med Sci Sports Exerc 43(6): 1055–1062

[310] Schepens B, Willems PA, Cavagna GA. (1998). The mechanics of running in children. J Physiol 509 (Pt 3): 927–940

[311] Sheppard JM, Young WB. (2006). Agility literature review: classifications, training and testing. J Sports Sci 24(9): 919–932

[312] van Beurden E, Zask A, Barnett LM, et al. (2002). Fundamental movement skills — How do primary school children perform? The 'Move it Groove it' program in rural Australia. J Sci Med Sport 5(3): 244–252

[313] Viru A, Loko J, Harro M, et al. (1999). Critical Periods in the Development of Performance Capacity During Childhood and Adolescence. European Journal of Physical Education 4(1): 75–119

[314] Weyand PG, Sternlight DB, Bellizzi MJ, et al. (2000). Faster top running speeds are achieved with greater ground forces not more rapid leg movements. J Appl Physiol (1985) 89(5): 1991–1999.

[315] Abrantes CI, Nunes MI, Maçãs VM, et al. (2012). Effects of the number of players and game type constraints on heart rate, rating of perceived exertion, and technical actions of small-sided soccer games. J Strength Cond Res 26(4): 976–981

[316] Aguiar MVD, Botelho GMA, Gonçalves BSV, et al. (2013). Physiological responses and activity profiles of football small-sided games. J Strength Cond Res 27(5): 1287–1294

[317] Andrade Gonçalves EC de, Augusto Santos Silva D, Gimenes Nunes HE. (2015). Prevalence and Factors Associated With Low Aerobic Performance Levels in Adolescents: A Systematic Review. Curr Pediatr Rev 11(1): 56–70

[318] Armstong N, McNarry M. (2016). Aerobic Fitness and Trainability in Healthy Youth: Gaps in Our Knowledge. Pediatr Exerc Sci 28(2): 171–177

[319] Armstrong N, Welsman JR. (2006). The physical activity patterns of European youth with reference to methods of assessment. Sports Med 36(12): 1067–1086

[320] Armstrong N, Tomkinson G, Ekelund U. (2011). Aerobic fitness and its relationship to sport, exercise training and habitual physical activity during youth. Br J Sports Med 45(11): 849–858

[321] Armstrong N, Barker AR. (2011). Endurance training and elite young athletes. Med Sport Sci 56: 59–83

[322] Armstrong N. (2013). Aerobic fitness and physical activity in children. Pediatr Exerc Sci 25(4): 548–560

[323] Armstrong N. (2017). Pediatric Aerobic Fitness and Trainability. Pediatr Exerc Sci 29(1): 8–13

[324] Armstrong N. (2017). Top 10 Research Questions Related to Youth Aerobic Fitness. Res Q Exerc Sport 88(2): 130–148

[325] Armstrong N, Welsman J. (2019). Clarity and Confusion in the Development of Youth Aerobic Fitness. Front Physiol 10: 979

[326] Baquet G, van Praagh E, Berthoin S. (2003). Endurance training and aerobic fitness in young people. Sports Med 33(15): 1127–1143

[327] Baquet G, Gamelin F-X, Mucci P, et al. (2010). Continuous vs. interval aerobic training in 8- to 11-year-old children. J Strength Cond Res 24(5): 1381–1388

[328] Blair SN. (2009). Physical inactivity: the biggest public health problem of the 21st century. Br J Sports Med 43(1): 1–2

[329] Bond B, Weston KL, Williams CA, et al. (2017). Perspectives on high-intensity interval exercise for health promotion in children and adolescents. Open Access J Sports Med 8: 243–265

[330] Brandes M, Heitmann A, Müller L. (2012). Physical responses of different small-sided game formats in elite youth soccer players. J Strength Cond Res 26(5): 1353–1360

[331] Cao M, Quan M, Zhuang J. (2019). Effect of High-Intensity Interval Training versus Moderate-Intensity Continuous Training on Cardiorespiratory Fitness in Children and Adolescents: A Meta-Analysis. Int J Environ Res Public Health 16(9)

[332] Castro-Piñeiro J, Ortega FB, Keating XD, et al. (2011). Percentile values for aerobic performance running/walking field tests in children aged 6 to 17 years: influence of weight status. Nutr Hosp 26(3): 572–578

[333] Chaddock-Heyman L, Hillman CH, Cohen NJ, et al. (2014). III. The importance of physical activity and aerobic fitness for cognitive control and memory in children. Monogr Soc Res Child Dev 79(4): 25–50

[334] Chaddock L, Pontifex MB, Hillman CH, et al. (2011). A review of the relation of aerobic fitness and physical activity to brain structure and function in children. J Int Neuropsychol Soc 17(6): 975–985

[335] Cooper SB, Dring KJ, Nevill ME. (2016). High-Intensity Intermittent Exercise: Effect on Young People's Cardiometabolic Health and Cognition. Curr Sports Med Rep 15(4): 245–251

[336] Costigan SA, Eather N, Plotnikoff RC, et al. (2015). High-intensity interval training for improving health-related fitness in adolescents: a systematic review and meta-analysis. Br J Sports Med 49(19): 1253–1261

[337] Costigan SA, Eather N, Plotnikoff RC, et al. (2016). High-Intensity Interval Training for Cognitive and Mental Health in Adolescents. Med Sci Sports Exerc 48(10): 1985–1993

[338] Delextrat A, Martinez A. (2014). Small-sided game training improves aerobic capacity and technical skills in basketball players. Int J Sports Med 35(5): 385–391

[339] Delextrat A, Gruet M, Bieuzen F. (2018). Effects of Small-Sided Games and High-Intensity Interval Training on Aerobic and Repeated Sprint Performance and Peripheral Muscle Oxygenation Changes in Elite Junior Basketball Players. J Strength Cond Res 32(7): 1882–1891

[340] Dencker M, Andersen LB. (2011). Accelerometer-measured daily physical activity related to aerobic fitness in children and adolescents. J Sports Sci 29(9): 887–895

[341] Eddolls WTB, McNarry MA, Stratton G, et al. (2017 Nov). High-Intensity Interval Training Interventions in Children and Adolescents: A Systematic Review, vol 11, New Zealand

[342] Engel FA, Sperlich B. (2014). High-intensity interval training for young athletes ((Hoch-)intensives Intervalltraining mit Kindern und Jugendlichen im Nachwuchsleistungssport). Wien Med Wochenschr 164(11-12): 228–238

[343] Engel FA, Ackermann A, Chtourou H, et al. (2018). High-Intensity Interval Training Performed by Young Athletes: A Systematic Review and Meta-Analysis. Front Physiol 9: 1012

[344] Falk B, Dotan R. (2006). Child-adult differences in the recovery from high-intensity exercise. Exerc Sport Sci Rev 34(3): 107–112

[345] Foster CD, Twist C, Lamb KL, et al. (2010). Heart rate responses to small-sided games among elite junior rugby league players. J Strength Cond Res 24(4): 906–911

[346] Geithner CA, Thomis MA, Vanden Eynde B, et al. (2004). Growth in peak aerobic power during adolescence. Med Sci Sports Exerc 36(9): 1616–1624

[347] Gondoh Y, Sensui H, Kinomura S, et al. (2009). Effects of aerobic exercise training on brain structure and psychological well-being in young adults. J Sports Med Phys Fitness 49(2): 129–135

[348] Halouani J, Chtourou H, Gabbett T, et al. (2014). Small-sided games in team sports training: a brief review. J Strength Cond Res 28(12): 3594–3618

[349] Harrison CB, Gill ND, Kinugasa T, et al. (2015). Development of Aerobic Fitness in Young Team Sport Athletes. Sports Med 45(7): 969–983

[350] Hebestreit H, Bar-Or O. (2001). Exercise and the child born prematurely. Sports Med 31(8): 591–599

[351] Hill-Haas SV, Coutts AJ, Dawson BT, et al. (2010). Time-motion characteristics and physiological responses of small-sided games in elite youth players: the influence of player number and rule changes. J Strength Cond Res 24(8): 2149–2156

[352] Hill-Haas SV, Dawson B, Impellizzeri FM, et al. (2011). Physiology of small-sided games training in football: a systematic review. Sports Med 41(3): 199–220

[353] Hoffmann JJ, Reed JP, Leiting K, et al. (2014). Repeated sprints, high-intensity interval training, small-sided games: theory and application to field sports. Int J Sports Physiol Perform 9(2): 352–357

[354] Hogan M, Kiefer M, Kubesch S, et al. (2013). The interactive effects of physical fitness and acute aerobic exercise on electrophysiological coherence and cognitive performance in adolescents. Exp Brain Res 229(1): 85–96

[355] Köklü Y, Aşçi A, Koçak FU, et al. (2011). Comparison of the physiological responses to different small-sided games in elite young soccer players. J Strength Cond Res 25(6): 1522–1528

[356] Köklü Y, Alemdaroğlu U, Dellal A, et al. (2015). Effect of different recovery durations between bouts in 3-a-side games on youth soccer players' physiological responses and technical activities. J Sports Med Phys Fitness 55(5): 430–438

[357] Kunz P, Engel FA, Holmberg H-C, et al. (2019). A Meta-Comparison of the Effects of High-Intensity Interval Training to Those of Small-Sided Games and Other Training Protocols on Parameters Related to the Physiology and Performance of Youth Soccer Players. Sports Med Open 5(1): 7

[358] Lees C, Hopkins J. (2013 Oct 24). Effect of aerobic exercise on cognition, academic achievement, and psychosocial function in children: a systematic review of randomized control trials, United States

[359] Léger LA, Lambert J. (1982). A maximal multistage 20-m shuttle run test to predict VO2 max. Eur J Appl Physiol Occup Physiol 49(1): 1–12

[360] Léger LA, Mercier D, Gadoury C, et al. (1988). The multistage 20 metre shuttle run test for aerobic fitness. J Sports Sci 6(2): 93–101

[361] Logan GRM, Harris N, Duncan S, et al. (2014). A review of adolescent high-intensity interval training. Sports Med 44(8): 1071–1085

[362] Logan GRM, Harris N, Duncan S, et al. (2016). Low-Active Male Adolescents: A Dose Response to High-Intensity Interval Training. Med Sci Sports Exerc 48(3): 481–490

[363] Los Arcos A, Vázquez JS, Martín J, et al. (2015). Effects of Small-Sided Games vs. Interval Training in Aerobic Fitness and Physical Enjoyment in Young Elite Soccer Players. PLoS One 10(9): e0137224

[364] Marta CC, Marinho DA, Izquierdo M, et al. (2014). Differentiating maturational influence on training-induced strength and endurance adaptations in prepubescent children. Am J Hum Biol 26(4): 469–475

[365] Matsuzaka A, Takahashi Y, Yamazoe M, et al. (2004). Validity of the Multistage 20-M Shuttle-Run Test for Japanese Children, Adolescents, and Adults. Pediatr Exerc Sci 16(2): 113–125

[366] Mayorga-Vega D, Aguilar-Soto P, Viciana J. (2015). Criterion-Related Validity of the 20-M Shuttle Run Test for Estimating Cardiorespiratory Fitness: A Meta-Analysis. J Sports Sci Med 14(3): 536–547

[367] Menezes Júnior FJ de, Jesus ÍC de, Leite N. (2019). Predictive Equations of Maximum Oxygen Consumption by Shutle Run Test in Children and Adolescents: A Systematic Review. Rev Paul Pediatr 37(2): 241–251

[368] Midgley AW, Bentley DJ, Luttikholt H, et al. (2008). Challenging a dogma of exercise physiology: does an incremental exercise test for valid VO 2 max determination really need to last between 8 and 12 minutes? Sports Med 38(6): 441–447

[369] Monti JM, Hillman CH, Cohen NJ. (2012). Aerobic fitness enhances relational memory in preadolescent children: the FITKids randomized control trial. Hippocampus 22(9): 1876–1882

[370] Moran J, Blagrove RC, Drury B, et al. (2019). Effects of Small-Sided Games vs. Conventional Endurance Training on Endurance Performance in Male Youth Soccer Players: A Meta-Analytical Comparison. Sports Med 49(5): 731–742

[371] Moreau D, Kirk IJ, Waldie KE. (2017). High-intensity training enhances executive function in children in a randomized, placebo-controlled trial. Elife 6

[372] Mountjoy M, Armstrong N, Bizzini L, et al. (2008). IOC consensus statement on training the elite child athlete. Clin J Sport Med 18(2): 122–123

[373] Paul DJ, Marques JB, Nassis GP. (2019). The effect of a concentrated period of soccer-specific fitness training with small-sided games on physical fitness in youth players. J Sports Med Phys Fitness 59(6): 962–968

[374] Quinart S, Mougin F, Simon-Rigaud M-L, et al. (2014). Evaluation of cardiorespiratory fitness using three field tests in obese adolescents: validity, sensitivity and prediction of peak VO2. J Sci Med Sport 17(5): 521–525

[375] Ratel S, Duche P, Williams CA. (2006). Muscle fatigue during high-intensity exercise in children. Sports Med 36(12): 1031–1065

[376] Ruiz JR, Castro-Pinero J, Artero EG, et al. (2009 Dec). Predictive validity of health-related fitness in youth: a systematic review, vol 12, England

[377] Ruiz JR, Huybrechts I, Cuenca-García M, et al. (2015). Cardiorespiratory fitness and ideal cardiovascular health in European adolescents. Heart 101(10): 766–773

[378] Scudder MR, Drollette ES, Szabo-Reed AN, et al. (2016). Tracking the relationship between children's aerobic fitness and cognitive control. Health Psychol 35(9): 967–978

[379] Stone NM, Kilding AE. (2009). Aerobic conditioning for team sport athletes. Sports Med 39(8): 615–642

[380] Tomkinson GR, Lang JJ, Tremblay MS, et al. (2017). International normative 20 m shuttle run values from 1 142 026 children and youth representing 50 countries. Br J Sports Med 51(21): 1545–1554

[381] Tomkinson GR, Lang JJ, Blanchard J, et al. (2019). The 20-m Shuttle Run: Assessment and Interpretation of Data in Relation to Youth Aerobic Fitness and Health. Pediatr Exerc Sci 31(2): 152–163.

[382] Goldsmith W. Sports Skills. The 7 Sports Skills Steps You Must Master in Every Sport. Zugriff am 03.03.2021: url.rpv.media/2sd

10.3 BILDVERZEICHNIS

S. 4 Patrick Hartmann

S. 12 Robert Kneschke / shutterstock.com

S. 14 Iakov Filimonov / shutterstock.com

S. 18 matimix / shutterstock.com

S. 26 LightField Studios / shutterstock.com

S. 30 New Africa / Shutterstock.com

S. 32 ShutterStockStudio / shutterstock.com

S. 34 2xSamara.com / shutterstock.com

S. 42 WoodysPhotos / shutterstock.com

S. 45 NadyaEugene / shutterstock.com

S. 46 ARD / rbb

S. 53 Weblogiq / shutterstock.com

S. 54 Microgen / shutterstock.com

S. 56 LightField Studios / shutterstock.com

S. 58 Rawpixel.com / shutterstock.com

S. 59 noicherrybeans / shutterstock.com

S. 62 Richard Pflaum Verlag GmbH & Co. KG

S. 66 4 PM production / shutterstock.com

S. 68 Evgeny Atamanenko / shutterstock.com

S. 75 Dziurek / shutterstock.com

S. 91 Pasuwan / shutterstock.com

S. 96 BAZA Production / shutterstock.com

S. 98 fizkes / shutterstock.com

S. 105 Robert Kneschke / shutterstock.com

S. 111 Just Life / shutterstock.com

S. 117 alexkatkov / shutterstock.com

S. 118 LightField Studios / shutterstock.com

S. 120 savitskaya iryna / shutterstock.com

S. 127 BAZA Production / shutterstock.com

S. 138 Ververidis Vasilis / shutterstock.com

S. 157 RomanR / shutterstock.com

S. 158 Mark and Anna Photography / shutterstock.com

S. 160 LightField Studios / shutterstock.com

S. 168 Manny DaCunha / shutterstock.com

S. 173 hxdbzxy / shutterstock.com

S. 174 Sammy Minkoff / Zoll Ski Team

S. 181 Carlos Charlez / shutterstock.com

S. 182 a katz / shutterstock.com

S. 184 Pavel1964 / shutterstock.com

S. 210 Lopolo / shutterstock.com

S. 212 Patrick Hartmann

S. 216 matimix / shutterstock.com

Alle Übungsbilder: Patrick Hartmann